응용관교의치기공학

TESCERA COMPOSITE RESIN
수복물을 중심으로

명문출판사

인 사 말

치과기공사로서의 lab 생활이 벌써 50년을 넘었다. 그리고 lab 생활의 반 이상을 심미치과보철의 한 영역인 컴포짓레진 분야의 수복물만을 전문적으로 제작하면서 많은 연구와 시행착오 그리고 경험 등을 지금도 쌓아가고 있다. 약25년 전에는 많은 단점을 가진 컴포짓레진 수복물 이었지만, 오늘날에는 지속적인 단점 보완으로 우수한 물성을 가진 심미수복재료로서 사용되고 있다. 여기에 나 자신의 연구결과들이 추가되면서 무한한 자부심도 가진다. 그리고 지금은 아시아지역 비스코회사의 인스트럭터로 또한 세계의 여러 나라들에서, 학술대회, 그리고 각종세미나를 통해 TESCERA ATL INDIRECT COMPOSITE PROCESSING SYSTEM을 치과기공사들에게 전수하고 있다. 그러던 중 2008년 신흥대학에 전공심화과정이 개설되어 응용관교의치기공학의 한 분야로서 컴포짓레진의 이론과 실습강의를 맡아 지도하던 중 황경숙교수로부터 테세라를 응용한 각종 수복물 제작에 대한 단계별 과정을 책으로 출판하자는 권유를 받았다.

20년 이상의 축적된 노하우를 강의실내 후학들 뿐만 아니라 강의실 접근이 어려운 모든 치과기공사들에게 공개하고 전수할 수 있도록 유익한 교재를 만들어 보자는 것이다. 그동안 나에게 여러 후배들이 이러한 제안을 해왔지만 엄두를 내지 못하였으나, 황경숙교수의 적극적인 노력과 도움에 용기를 얻어 함께 편찬하게 되었고, 마침 다년간 친교하던 경희치대 박용덕교수는 이 책에 대한 감수와 영문번역을 기꺼이 맡기로 하여 본 작업을 시작하였다.

지금까지 쌓여진 자료들이 너무나 방대하여 어디서부터 어디까지를 간추려야 할지 큰 고민이었다. 그러나 이 부분에 대해서도 처음부터 완벽하게 하고자 하면 아마도 출간할 수 없으니 초판에서는 컴포짓에 대한 전반적인 이해와 각종의 수복물 제작 과정을 한 단계씩 따라서 할 수 있도록 중요한 포인트를 중심으로 수록하고, 개정판에서 부족한 부분들을 보완하는 것으로 하자는 의견에 더 큰 용기를 낼 수 있었다.

이 책의 구성은 1장 총론에서는 복합수지 이론으로서 복합수지(Composite resin)의 개요, 구성, 성질, 중합방식, 종류, 특징 그리고 치과용 광중합기에 대해서 간략히 수록하였으며, 제2장에서는 Tescera ATL Indirect Composite Processing System의 원리와 이론에 대해서 수록하였다. 끝으로 본 교재의 가장 큰 핵심인 제3장에서는 Tescera ATL Indirect Composite Processing System 응용편으로서 1) Inlay Class Ⅰ, 2) Inlay Class Ⅱ, 3) Inlay Bridge, 4) Laminate Veneer System, 5) Composite Resin Jacket Crown, 6) Crown and Bridge(Veneers of Metal Supported Restorations Using Tescera Unit), 7) Porcelain Bonding System, 8) Using Tescera Composite Resin on Galvano Crown, 9) Stainless Steel Crown(Bonding Composite), 10) Implant (Metal Free)상부수복물 제작, 11) Bite Raising and Splint의 각 단계별 제작과정을 상세하게 수록하여 전공심화과정 학생들의 교재로 사용될 뿐만 아니라 컴포짓 수복물을 제작하는 모든 임상가들에게 도움이 될 수 있도록 하였기 때문에 우리 치과기공계에서 꼭 필요로 했던 교재로 널리 쓰여지게 되길 바란다.

끝으로 짧은 교재편찬 작업으로 미처 수록하지 못한 중요부분과 최신의 연구결과들을 후속편으로 계속 보완할 것을 약속드리며, 이 책이 나오기까지 호의와 노력을 아끼지 않으신 명문출판사 안영택사장님과 그리고 편집부 직원선생님들의 노고에 감사드린다.

2010년 2월

저자 한동만, 황경숙

Contents

3 Tescera ATL Indirect Composite Processing System 응용 29

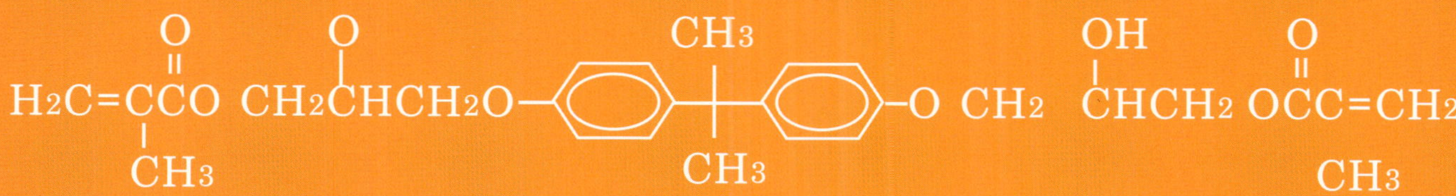

Ⅰ. 복합수지 이론

1. 복합수지(Composite resin)의 개요
2. 복합수지(Composite resin)의 구성
3. 복합수지(Composite resin)의 성질
4. 복합수지(Composite resin)의 중합방식
5. 복합수지(Composite resin)의 종류
6. 복합수지(Composite resin)의 장 · 단점
7. 치과용 광중합기

Chapter I

복합수지 이론

1. 복합수지(Composite resin)의 개요

치의학에서 심미적 수복물에 대한 욕구가 커감에 따라 다양한 수복 재료의 발전이 거듭되고 있다. 치의학에서 수복용 심미재료로는 내마모성, 중합수축억제, 접착력 등에서 여러 특징이 복합적으로 보완되어 발전이 진행되고 있다.

실리케이트 시멘트(silicate cement)는 치아와 유사한 색조를 지니는 심미치과용 직접 수복재로서 20세기 중반까지 널리 사용되는 유일한 재료였다. 치아우식을 예방하는 불소성분을 방출하는 특징이 있지만 구강내 충전 후 시간이 지남에 따라 변색과 착색이 진행되어 불투명성이 증가되고, 탈수현상이 동반되어 심미성이 저하되는 단점을 가졌으며, 더욱이 마도 저항력에 취약하여 직접충전 재료로서 한계를 지녔다. 이러한 단점이 보완된 아크릴릭 레진(Acrylic resin, 합성수지, Polymethyl methacrylate, PMMA, Unfilled resin)도 경화시 온도상승에 따라 부피 변화가 크며, 치아보다 훨씬 높은 열팽창계수로 인해 미세부분인 접착 변연 부위에 삼투현상이 발생하여 미세누출현상이 발생하는 점이 지적되었다. 또한, 강도 경도가 낮아 마모저항성이 낮고 치질 접착성이 떨어져서 2차 치아우식증을 일으킬 수 있는 단점도 있다. 더욱이 수지계면에 타액성분의 흡착과 김치, 당근, 커피, 오렌지쥬스, 카레 등의 색소흡수로 인한 변색이 나타나며, 치석의 침착과 치은에 좋지 않은 영향을 끼친다. 따라서 아크릴릭 레진은 영구 보철수복재로 사용되기에는 부적합하다. 그러므로 이러한 아크릴릭 레진에 불활성 보강재(filler)로서 미세한 석영분말 등을 첨가함으로서 열팽창 뿐만 아니라 중합중 수축도 감소된 복합수지가 개발되어 영구보철 심미수복재로서 구치부 교합면수복, 소와열구용 전색, 고정성보철물의 접착 및 수복, 임플란트 상부구조물 수복 등의 치과영역에서 다양하게 사용되고 있다.

2. 복합수지(Composite resin)의 구성

심미치과용 수복물 형성에 사용하는 복합수지 를 구성하는 성분은 세 가지이다. 연속적인 상을 이루며 필러입자와 결합하는 플라스틱 레진인 기질(matrix), 기질 내에 섞여서 레진의 강도를 증가시키는 필러(filler), 그리고 필러에 피복되어 필러와 기질 간의 결합력을 증가시키는 커플링제(coupling agent)로 구성된다.

1) 기질(Matrix)의 종류

Methylmethacrylate(MMA)는 가시광선, 자외선 혹은 열에 의해서 중합이 개시될 수 있지만, 치의학 영역에서는 화학개시제를 사용하여 일반적으로 중합한다. 순수한 MMA 단량체 액체는 중합 동안에 약 21%의 부피수축이 발생하기 때문에 분말형태로 제공되는 고분자와 혼합하여 사용한다. 따라서 고도로 가교화된 중합체 구조를 형성하는 치과용 composite resin의 기질로 BIS-GMA와 UDMA, TEGDMA 등이 사용된다.

(1) BIS-GMA(Bisphenol A & Glycidyl Methacrylate; Dimethacrylate)

분자의 양쪽 끝에 기능성 메타크릴레이트기가 부착된 에폭시 레진과 유사한 기본 사슬구조를 갖는다. 따라서 두 개의 고리에 의해서 제한된 회전으로 중심부 변형이 어려워 변형이 작다.

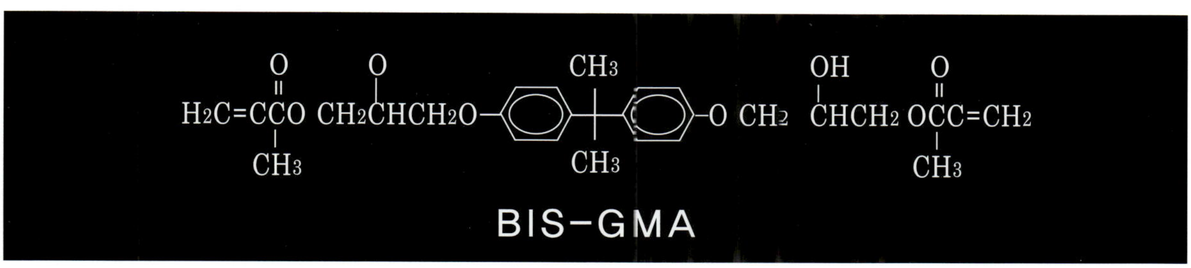

(2) UDMA(Urethane Dimethacrylate)

두개의 우레탄 그룹을 가지는 UDMA분자 구조로서 우레탄 그룹 때문에 변형이 적다.

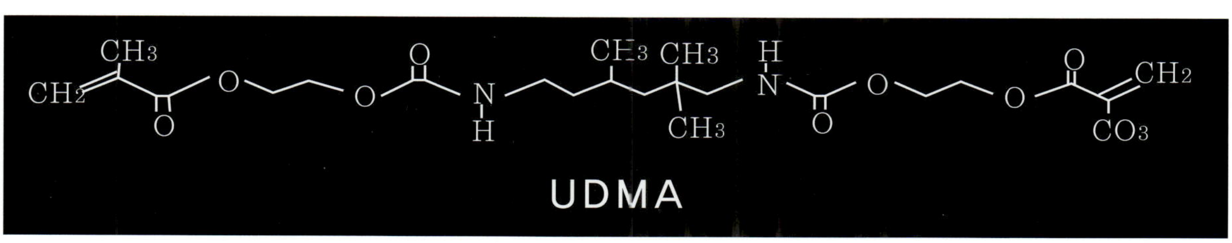

(3) TEGDMA(Triethylene Glycol Dimethacrylate)

중심사슬의 구조가 유연하여 중합하는 동안 분자 간 상호작용을 쉽게 하고 중합도를 높힌다.

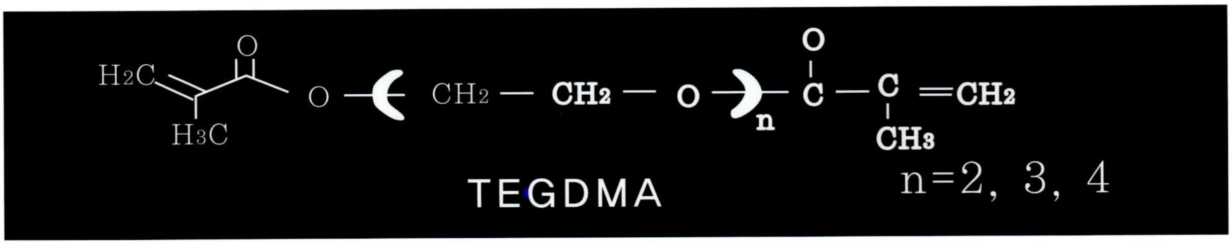

2) Filler의 종류

필러를 레진 기질에 첨가하는 주목적은 복합수지를 강화시키고, 기질의 양을 줄이는 것이다. 이러한 목적을 이루기 위해서는 필러입자와 기질 사이에 효과적인 결합이 매우 중요하다. 이러한 결합의 중요성 때문에 필러를 피폭한 커플링제를 사용함으로써 기질 내에서 결합력을 증가시킨다. 따라서 필러를 사용함으로써 얻을 수 있는 장점은 점도증가로 인한 작업성 개선, 낮은 수분흡수, 착색의 감소, 레진 기질의 강화(경도와 강도의 강화, 마모의 감소), 중합수축의 감소, 열팽창수축의 감소, 그리고 방사선 불투과성을 향상시켜 방사선 진단의 향상을 가져온다. 보강재로서 필러에는 quartz, colloidal silica, lithium aluminum silicate, barium(Ba), strontium(Sr), zinc(Zn) or ytterbium(Yb), zirconium(Zr) 등이 쓰인다.

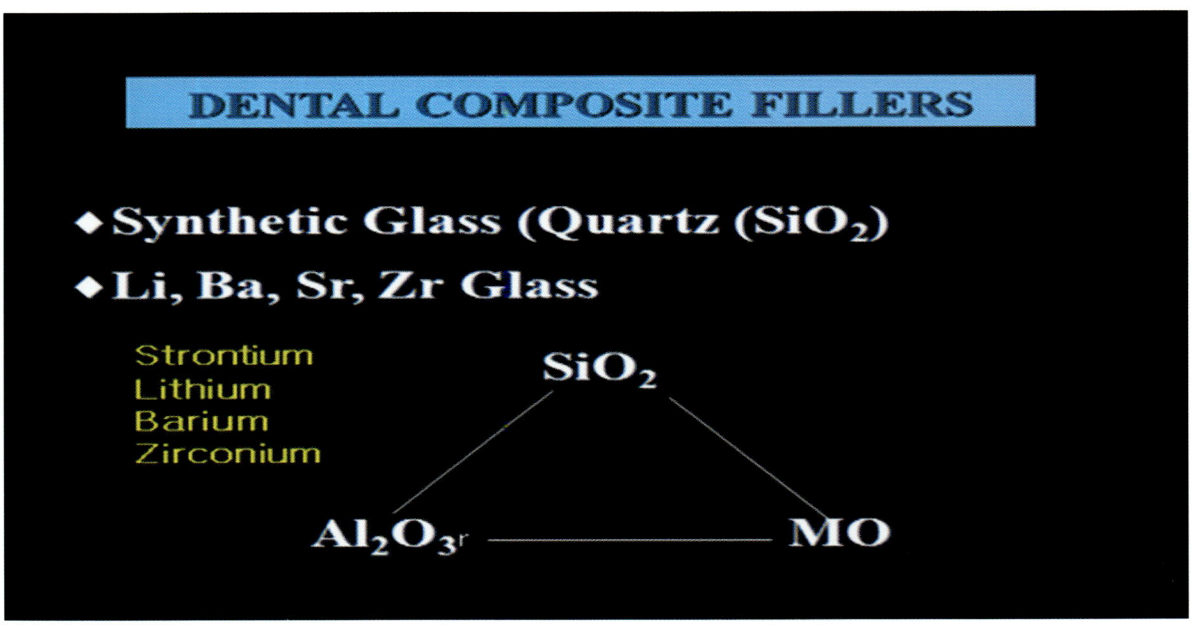

3) 결합제(Coupling agent)

Composite resin의 두 종류 이상 사이의 결합은 커플링제에 의해 이루어진다. 필러에 적절하게 코팅된 커플링제는 물리적, 기계적 결합 성질을 향상시키며, 필러-레진계면에 액체가 침투하는 것을 차단함으로써 삼출을 억제한다. 주로 유기실란(organosilane)이 사용되며, 중합할 때 레진과 공유결합을 형성하여 결합한다.

3. 복합수지(Composite resin)의 성질

Composite resin의 성질은 아크릴릭 레진에 비하여 낮은 중합수축, 낮은 수분흡수도, 치질과 비슷한 열팽창계수, 높은 파절저항성, 높은 마모저항성, 방사선 불투과성, 법랑질과 상아질에 높은 결합력, 치질과의 색조조화, 조작 용이, 쉬운 마무리 연마 등이다.

4. 복합수지(Composite resin)의 중합방식

중합방식의 종류에는 화학중합, 광중합, 광·열중합이 있다.

1) 화학중합

화학중합은 화학반응에 의해 일어나는 중합으로서 peroxide-amine system에 의해 이루어지며, 개시제(initiator)인 benzoyle peroxide는 분말에, 활성제(activator)인 tertiary amine은 액에 함유되어 있다. 분말과 액이 혼합되면 자유라디칼(free radical)을 형성하여 레진 기질의 중합을 일으킨다. 제품은 분말과 액 또는 universal paste와 catalyst paste로 제공되며, 중합반응은 유기아민과 유기과산화물이 반응하여 자유라디칼을 생성함에 따라 진행된다.

2) 광중합

광중합형 제품은 하나의 paste 형태로 제공되며, 중합반응은 청색광 영역의 빛에 조사되어 자유라디칼을 생성하는 광증감제와 유기아민 사이의 반응으로 진행된다. 초기에는 320~400 nm 자외선 영역의 빛에 조사되어 자유라디칼을 형성하는 자외선 중합형 레진이 사용되었지만 현재는 중합두께와 생물학적 위해성 문제로 인해 420~480 nm 가시광선 영역의 빛에 조사되어 자유라디칼을 형성하는 가시광선 중합형 레진이 사용되고 있다.

화학중합형 복합수지에 비해 광중합형 복합수지가 갖는 장점은 다음과 같다.

(1) 광조사에 의해 경화되므로 작업시간이 길고 경화시간이 짧다.

(2) 혼합이 필요하지 않으므로 기포혼입에 의한 강도 저하가 일어나지 않는다.

(3) 광조사 표면의 경도가 화학중합형에 비해 높으므로 내마모성이 개선된다.

(4) 색조 안전성이 우수하다.

(5) 불필요한 재료 낭비가 적다.

반면 다음과 같은 단점이 있다.

(1) 중합깊이의 한계가 있으므로 레진층의 두께는 2.5 mm 이하가 되어야 한다.

(2) 구치부와 인접면 부위에서는 광선도달이 어려워 중합이 불충분하게 이루어 질 수 있다.

(3) 레진의 색조에 따라 광조사 시간을 조절해야 한다.

(4) 광선에 의한 눈 손상(홍채 화상) 및 발생한 열에 의한 치수 위해성이 있다.

3) 광 · 열 중합

먼저 가시광선으로 중합시키고 완전한 중합은 열을 가해서 이루어지도록 하는 방법이다.

5. 복합수지(Composite resin)의 종류

복합수지(composite resin)에는 비교적 큰 필러 입자로 보강되어 있는 재래형 복합수지(conventional composite resin)와 작은 입자의 필러로 보강되어 있는 미세입자형 복합수지(micro filled composite resin) 큰 필러입자와 작은 필러입자가 혼합된 혼합형 복합수지(hybrid composite resin) 등이 있다.

1) 재래형 복합수지(Conventional Composite resin)

재래형 복합수지 필러의 입자크기는 20 ㎛ 이며, 무기질 필러의 양은 전체 중량의 70~80%를 차지하고 있다. 필러의 양이 많은 만큼 강도와 경도가 높지만, 필러가 기질보다 단단하므로 시간이 경과함에 따라 생긴 마모에 따라 돌출된 필러가 생긴다. 따라서 시간이 더욱 경과되면 기질 표면에서 필러가 뽑혀 나가고 이 부위에 기포를 형성하게 된다.

2) 미세입자형 복합수지(Microfilled Composite resin)

필러의 입자크기는 0.04~0.06 ㎛이며, 무기질 필러의 양은 전체 중량의 30~35%를 차지한다. 필러의 양이 적은 만큼 강도나 경도가 낮지만, 시간이 경과함에 따라 재래형 복합수지(conventional composite resin)에 비해서 필러 입자 돌출 필러가 적으며, 또한 필러가 뽑혀나간다고 하더라도 입자크기가 매우 작아 기포처럼 나타나지 않기 때문에 표면이 매끄럽다. 그러므로 임상에서는 재래형 복합수지(conventional composite resin)의 사용보다는 미세입자형 복합수지(microfilled composite resin)의 사용이 더 많다.

3) 혼합형 복합수지(Hybrid Composite resin)

복합수지(composite resin)의 가장 최신 유형은 혼합형이다. 레진의 물리적 기계적 성질은 재래형이나 소립자형 composite resin의 중간정도이고, 미세입자형에 비하면 우수하다. 분쇄충진재 입자로 방사선 불투과성 유리가 사용되므로 혼합형은 구치부 적용에 바람직한 방사선 불투과성을 지닌다. 매끄러운 표면과 우수한 강도로 Ⅳ급와동을 포함한 전치부 수복에 쓰인다(표1-1).

표 1-1

유 형	소분류	입자크기	적 응 증
재래형	큰입자	1~50 ㎛ 글라스	높은 응력부위
미세입자형	균질형	0.04 ㎛ 실리카	높은 광택과 연마성이 요구되는 응력이 낮은 부위와 치은연하부위
	불균질형	(1) 0.04 ㎛ 실리카 (2) 0.04 ㎛ 실리카를 함유한 미리중합된 resin입자	낮은 중합수축이 필수적인 응력이 낮은 부위와 치은연하두위
하이브리드형 I	큰입자	(1) 1~20 ㎛ 글라스 (2) 0.04 ㎛ 실리카	높은 응력부위
	중간입자	(1) 0.1~10 ㎛ 글라스 (2) 0.04 ㎛ 실리카	높은 응력부위
	소입자	(1) 0.1~2 ㎛ 글라스 (2) 0.04 ㎛ 실리카	중간 정도 응력부위
하이브리드형 II	응축형	Midifiller/minifiller 하이브리드 낮은 필러함양	저작압에 견디는 교합면부위(attrition)
	유동형	Midifiller 하이브리드 더 미세한 입자 분포	마모되는 곳(abrasion)

6. 복합수지(Composite resin)의 장 · 단점

복합수지의 장점은 **첫째**, 심미적인 색조재현이 가능하므로 대합치와의 조화를 이루며 **둘째**, 구강내에서 심미 보철수복물의 파절시 composite resin을 이용하여 간단히 수리제작이 가능하다. **세째**, 도재 소성관에 비해 조작이 간편하며 제작시간이 짧으며 **네째**, 어떤 금속(귀금속, 비귀금속 합금, 치과용 합금)에서도 사용이 가능하다. **다섯째**, 도재소성용 합금에 비해 고온가열이 아니기 때문에 적합 정밀도가 높고 **여섯째**, 수지가 enamel 보다 내마모성이 떨어지므로 자연치의 손상이 적다. **일곱째**, 임플란트의 제작에서 상악의 경우, 도재에 비해 무게가 가벼워 치조골에 교합하중을 줄일 수 있을 뿐만 아니라 임플란트와 골조직간에 응력이 적어 골융합이 좋은 점이 큰 장점이 되고 있다. 단점으로는 자연치에 비하여 다소 강도가 충분하지 않다는 점이다.

7. 치과용 광중합기

1) 할로겐 중합기

할로겐 중합기는 텅스텐-할로겐 램프에서 발생하는 자외선과 백색광을 필터에 통과시켜 청색범위의 넓은 파장대(400~500 nm) 빛만을 조사한다. 따라서 0.5%만의 낮은 에너지 효율로서 나머지 99.5%는 열로 전환된다. 저렴한 가격으로 널리 사용되며, 모든 개시제의 중합이 가능하다. 그러나 시간에 따른 광도가 저하되고, 열발생이 커서 냉각팬이 필요하다.

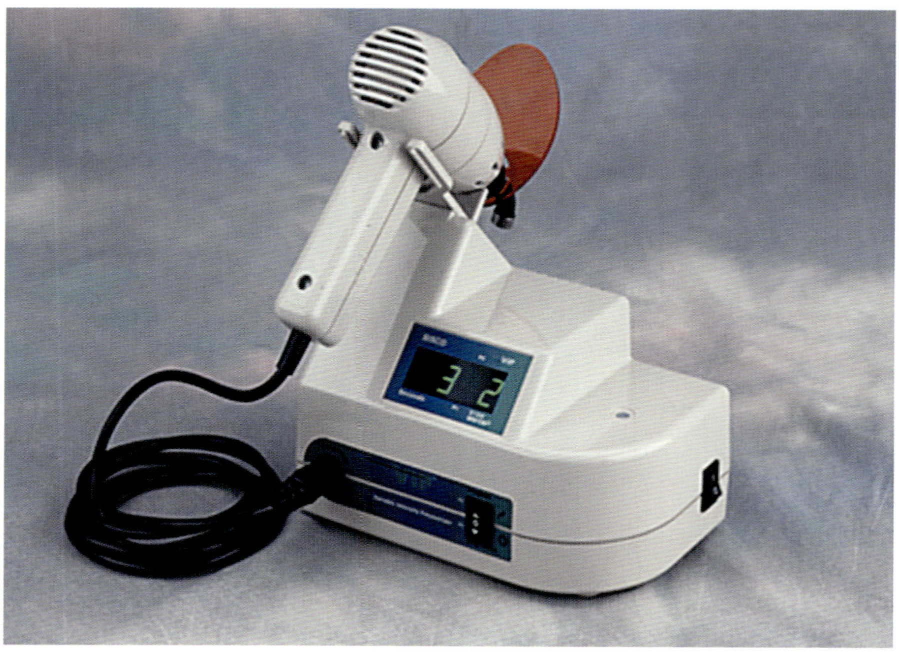

2) LED 중합기

LED 중합기는 반도체를 사용하여 440~480 nm의 청색광만을 방출하므로 필터를 필요로하지 않는다. 열발생이 적으므로 냉각팬이 불필요하고, 긴 수명과 무선사용이 가능하지만 거리에 따른 광량의 감소로 일부 레진 중합으로 제한되어 사용된다.

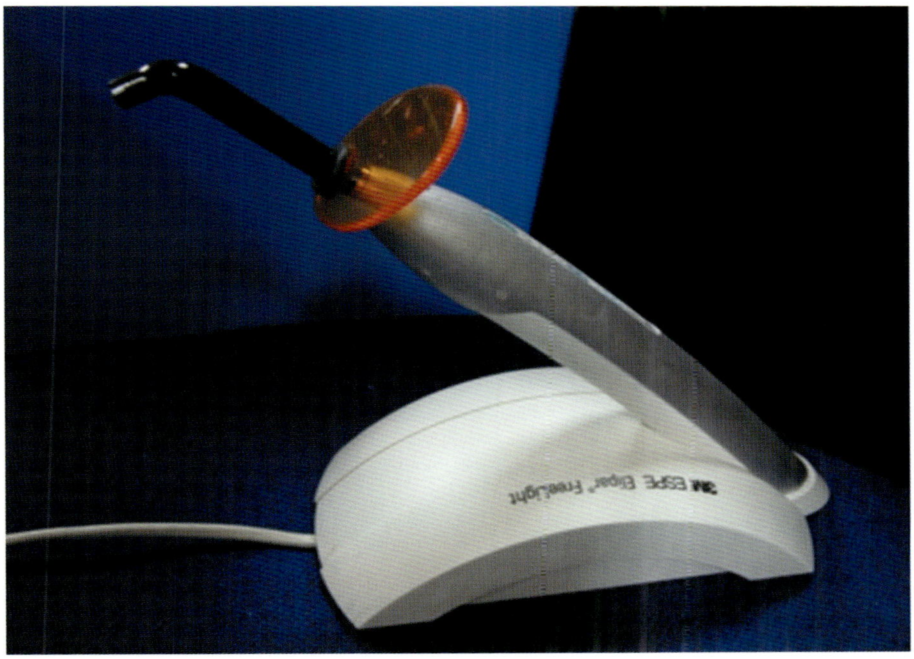

3) 플라즈마 아크중합기

플라즈마 아크중합기는 이온화되어 플라즈마를 발생하는 제논가스를 이용하며, 청색광만을 방출하기 위해 높은 강도의 백색광을 필터로 여과한다. 강력한 광원을 사용하므로 짧은 중합시간이 특징이나 높은 열발생으로 냉각팬이 필요하고 저효율대 파장으로 그다지 널리 사용되지는 않는다.

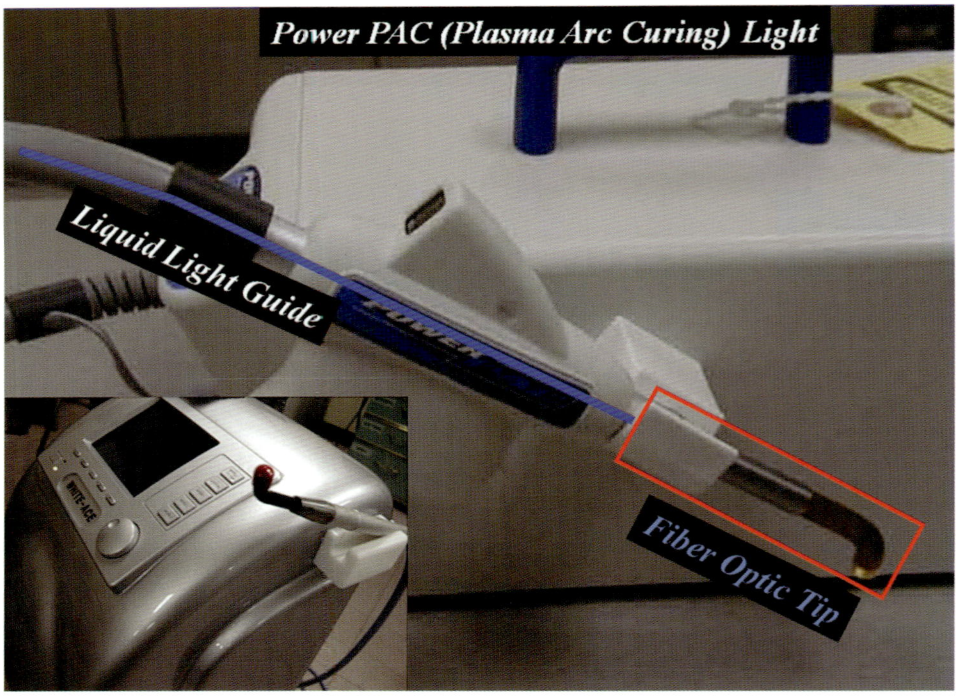

4) 아르곤 레이저 중합기

아르곤 레이저 중합기는 레이저의 파장에너지에 의한 발광으로 단일파장의 가장 높은 광도의 청색광을 방출한다. 좁은 파장대(450~490 nm)가 이용되며, 심도 있는 광중합에 이용되고, 적외선 방출이 제한되므로 열발생이 거의 없지만 고가이며 일부 레진 중합에 제한적으로만 사용된다.

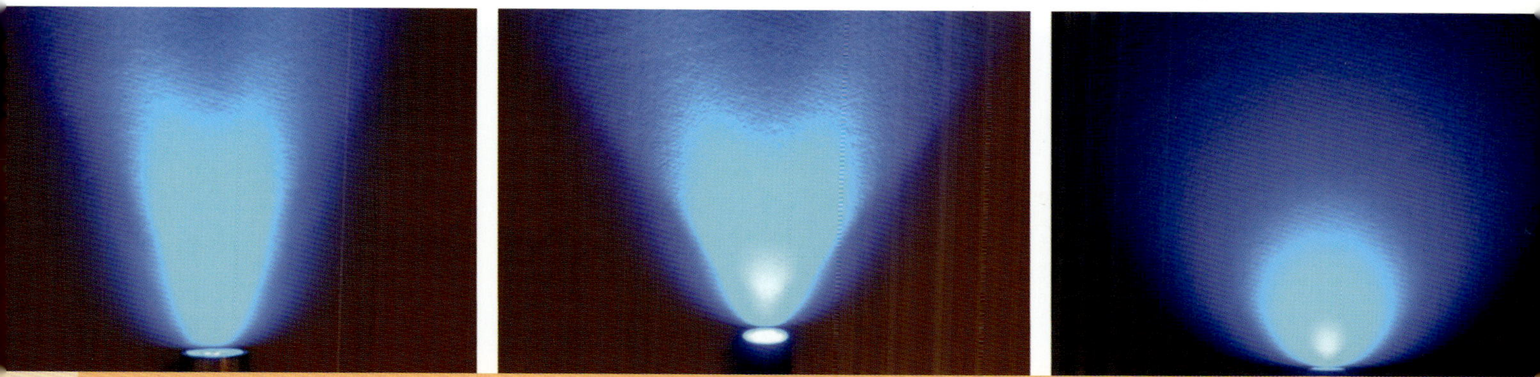

Ⅱ. Tescera ATL Indirect Composite Processing System의 원리와 이론

Chapter II

Tescera ATL Indirect Composite Processing System의 원리와 이론

Tescera ATL이란 Aqua Thermal Light의 약자이며 물속에서 압력이 먼저 가해진 후 광중합과 열중합이 동시에 이루어지는 간접시스템 원리로서 각종 수복물의 단계별 축성과정이 완성되면 먼저 60~80 psi의 압력을 가하여 기포를 제거한 뒤 light cup과 heat cup에 광 · 열중합하여 완벽하게 중합시킨다(그림2-1~25).

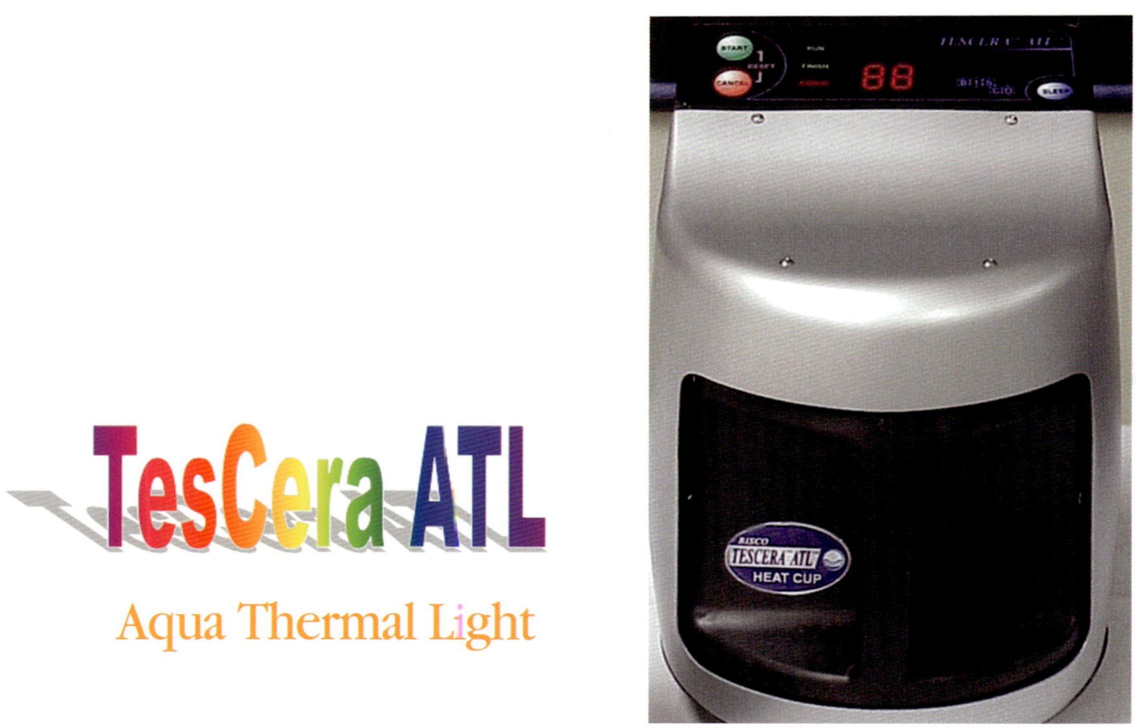

그림 2-1 Tescera ATL Indirect Composite Processing System

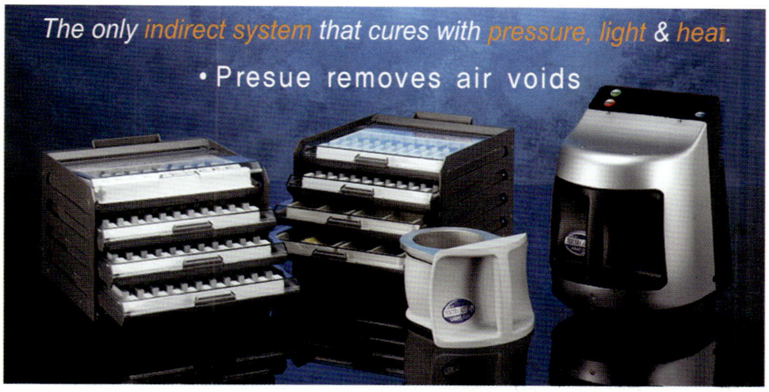

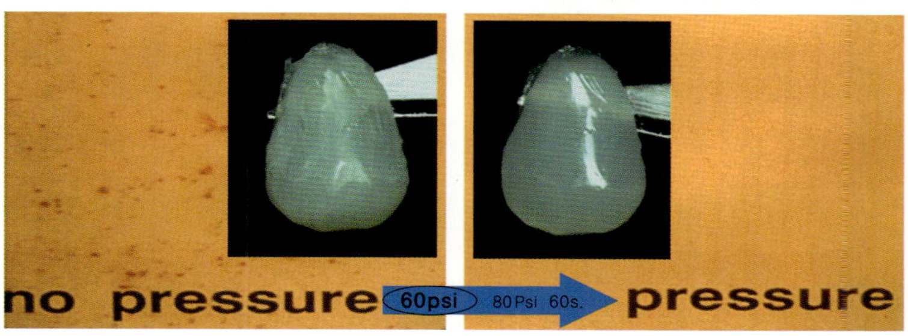

그림 2-2

Tescera ATL Indirect Composite Processing System의 가장 큰 장점이 광 · 열 중합이 이루어 지기 전 먼저 start 버튼에 의하여 60~80 psi의 압력이 가해지면서 수복물 내의 기포를 제거시키므로 강도와 마모저항성을 최상으로 할 뿐만 아니라 투명성과 색조안정성이 우수하다.

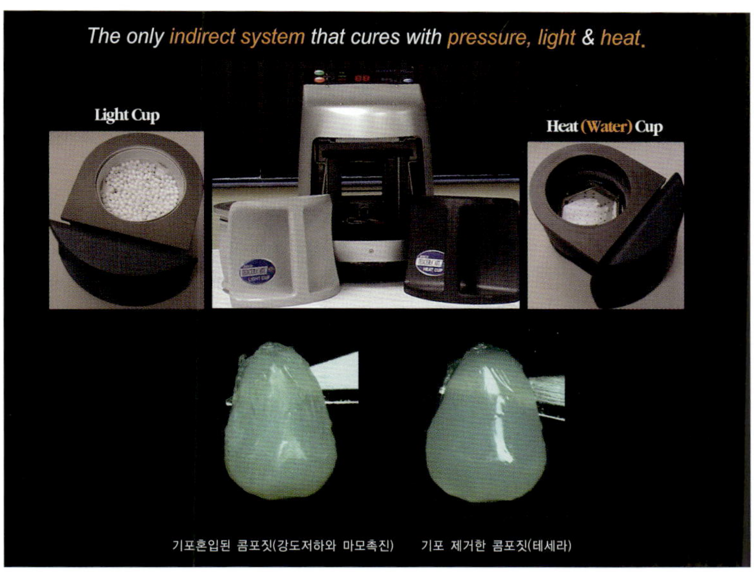

그림 2-3

60~80 psi의 압력을 가하여 기포를 제거한 후, light cup과 heat cup에 광 · 열중합하여 완벽하게 중합시키는 간접시스템이다.

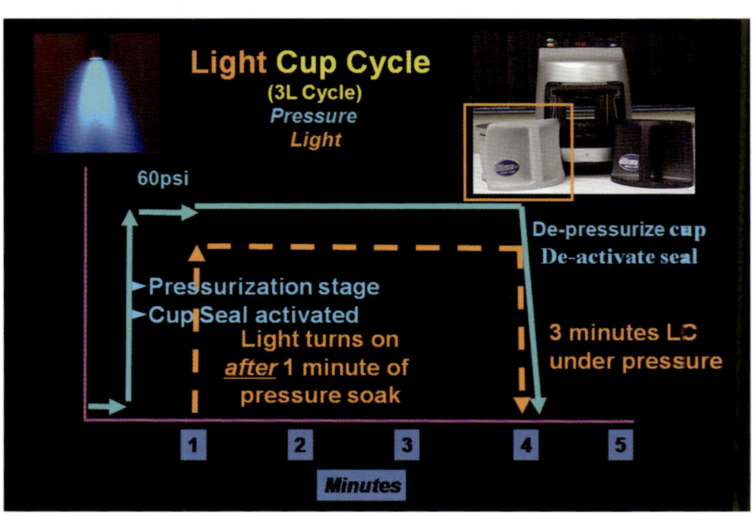

그림 2-4

light cup cycle은 300W의 QTH(할로겐램프)를 이용하여 광조사를 하며, 시간은 2분, 3분, 5분을 할 수 있는데, 먼저 1분간은 압력이 가해지면서 수복물 내의 기포를 제거시킨다.

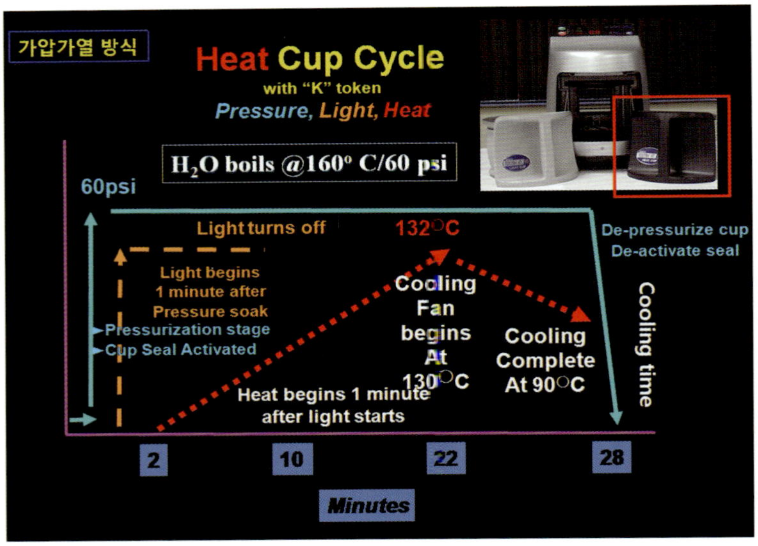

그림 2-5

heat cup cycle은 132° C의 물속에서 22분간 열이 가해지게 되며, 이때에도 먼저 1분간은 압력이 가해지면서 수복물의 기포를 제거시킨 후 300W의 광중합과 132° C의 열중합이 동시에 이루어지면서 완전한 중합이 된다.

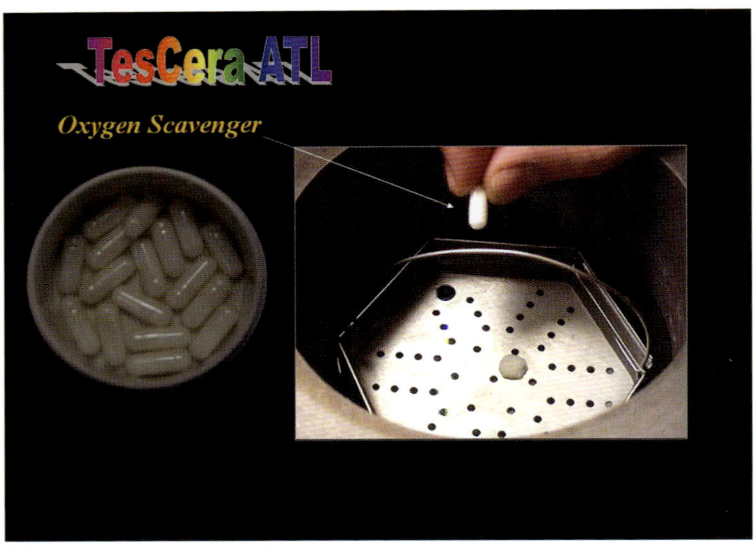

그림 2-6

heat cup에 열중합시 물속에 있는 용존산소를 제거하는 oxygen scavenger(용존산소 제거제)를 넣으므로 수복물 표면의 oxygen inhibit layer를 만들지 않아 완전한 중합이 이루어진다.

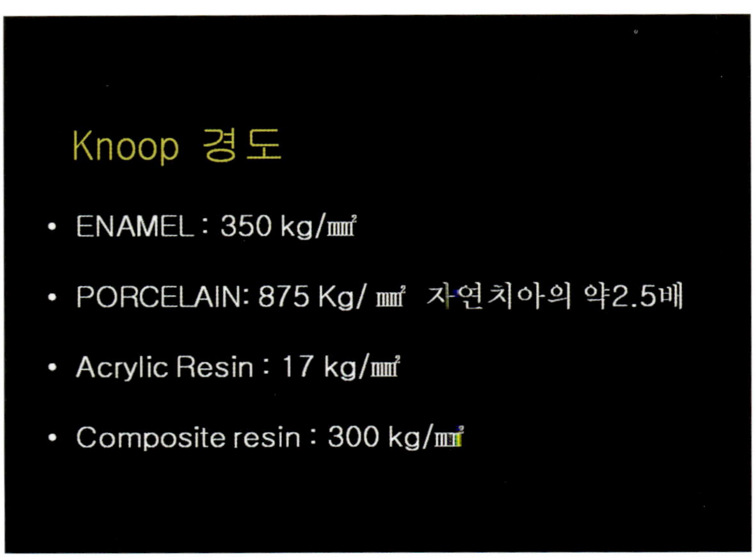

그림 2-7

composite resin의 knoop 경도는 enamel(350 kg/㎟), porcelain(875 Kg/㎟, 자연치의 2.5배) acrylic resin(17 kg/㎟), composite resin(300 kg/㎟) 이다. 그러므로 자연치와 가장 유사한 경도를 갖는 것은 composite resin이다.

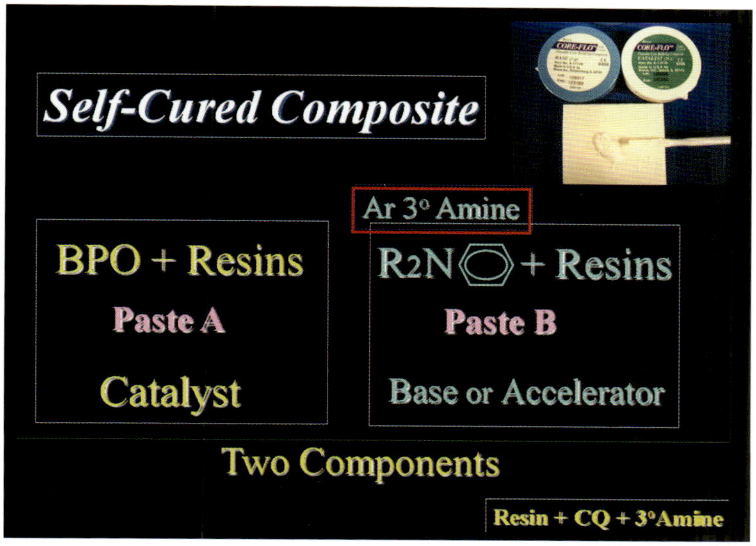

그림 2-8
화학중합 peroxide amine system : 제품은 분말과 객 또는 universal base와 catalyst paste로 제공되며, 중합반응은 유기아민과 유기과산화물이 반응하여 자유라디칼을 생성함에 따라 진행된다.

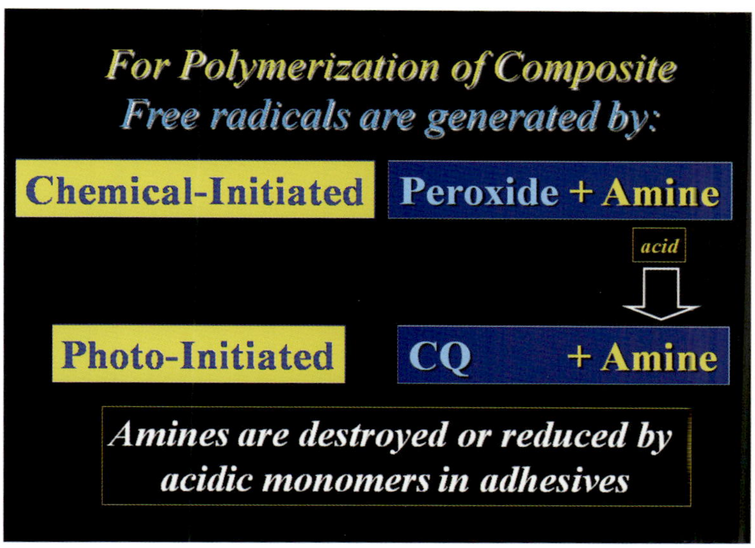

그림 2-9
광중합 CQ amine system : CQ는 광감광제로서 빛을 흡수할 수 있는 분자이고, 삼차아민에 청색빛이 조사됨으로서 자유라디칼을 형성하여 광중합이 이루어진다. 이때 광개시제 CQ는 450~480 nm의 흡수파장을 가진다.

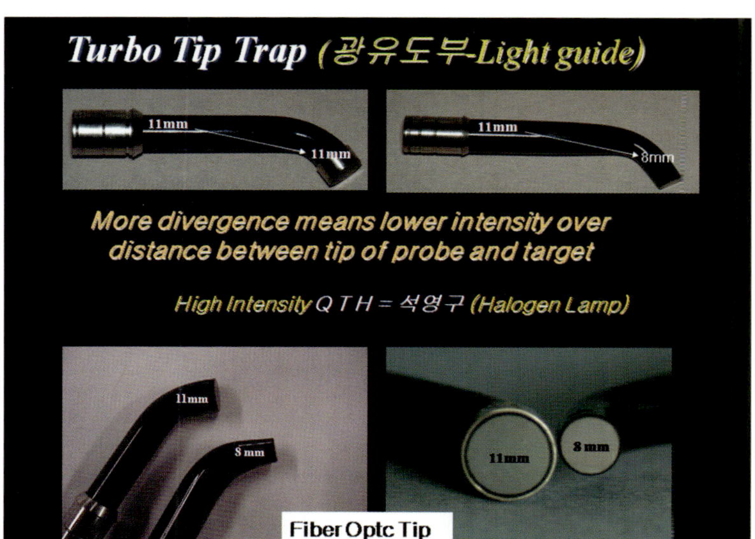

그림 2-10
광유도부(light guide) 직경은 11 mm, 8 mm 등이 있다(fiber로 이루어져 있는 optic tip이다).

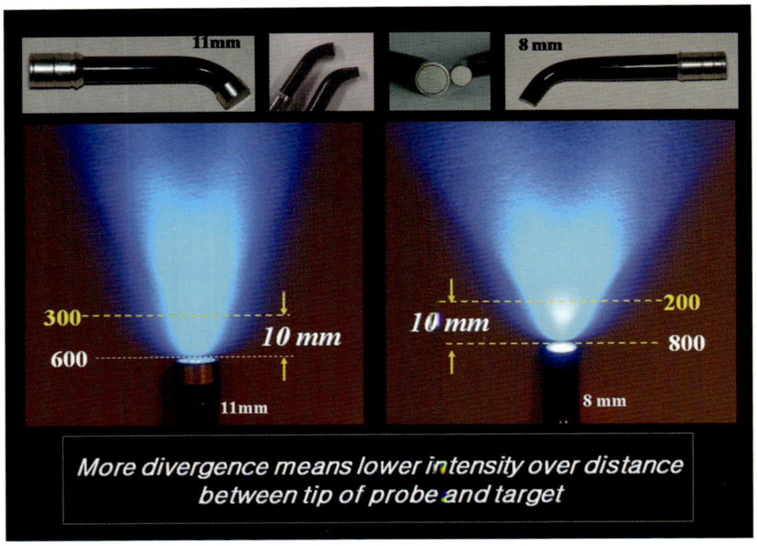

그림 2-11
광유도부(light guide) tip 직경 11 mm와 8 mm의 비교 : 직경 11 mm 팁은 접사시 조도의 광도는 600 mw이며, 1 cm 거리에서 300 mw 빛의 강도를 갖는다. 또한 8 mm 팁은 접사시 조도의 광도는 800 mw이며, 1 cm 거리에서 200 mw 빛의 강도를 갖는다.

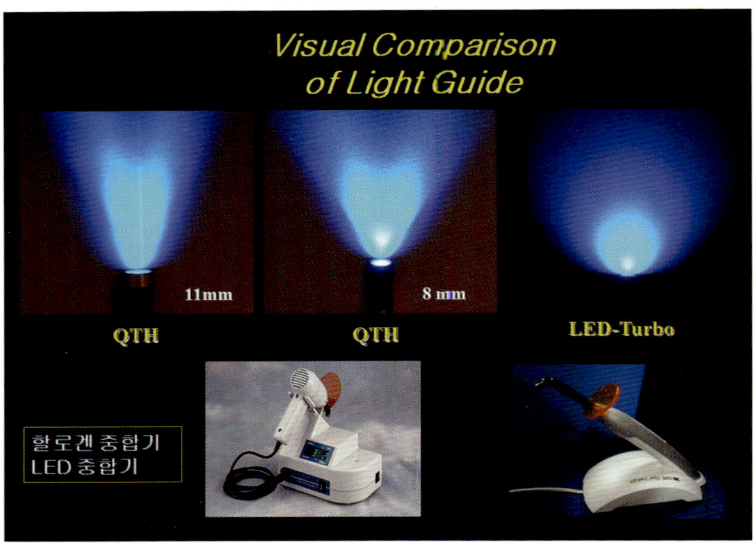

그림 2-12
QTH와 LED tip의 직경에 의한 광분산정도 비교

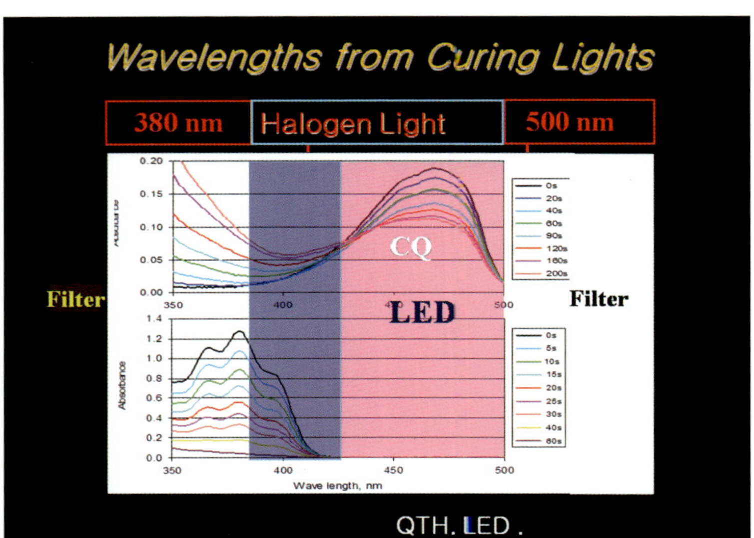

그림 2-13
빛에 따른 파장의 비교(halogen light와 LED) 중 파장의 범위가 넓은 QTH를 광조사시 더 많이 사용한다.

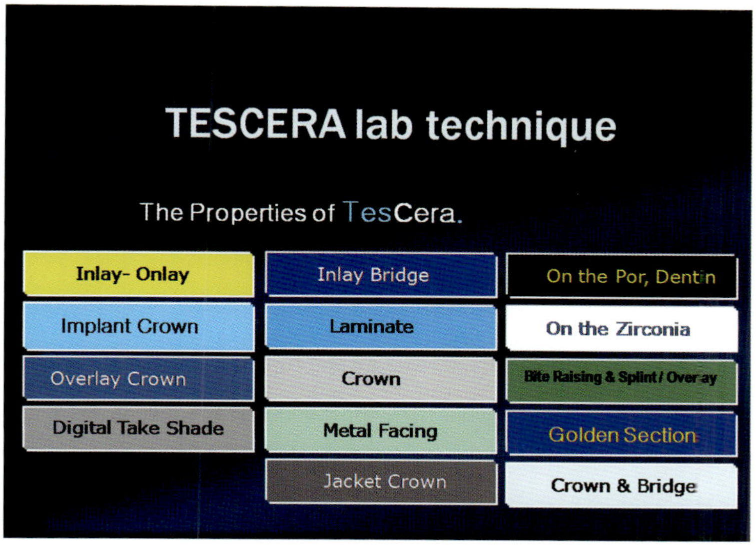

그림 2-14
Tescera lab technique

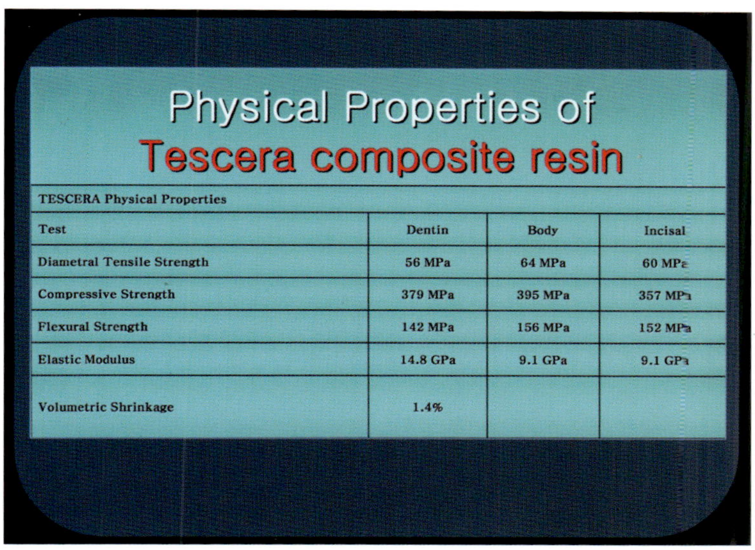

TESCERA Physical Properties			
Test	Dentin	Body	Incisal
Diametral Tensile Strength	56 MPa	64 MPa	60 MPa
Compressive Strength	379 MPa	395 MPa	357 MPa
Flexural Strength	142 MPa	156 MPa	152 MPa
Elastic Modulus	14.8 GPa	9.1 GPa	9.1 GPa
Volumetric Shrinkage	1.4%		

그림 2-15
Tescera composite resin의 물리적 성질

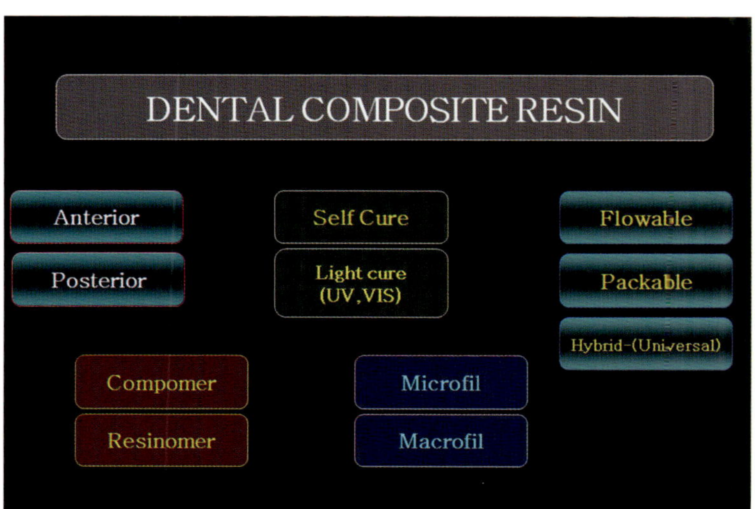

그림 2-16
Dental composite resin의 종류

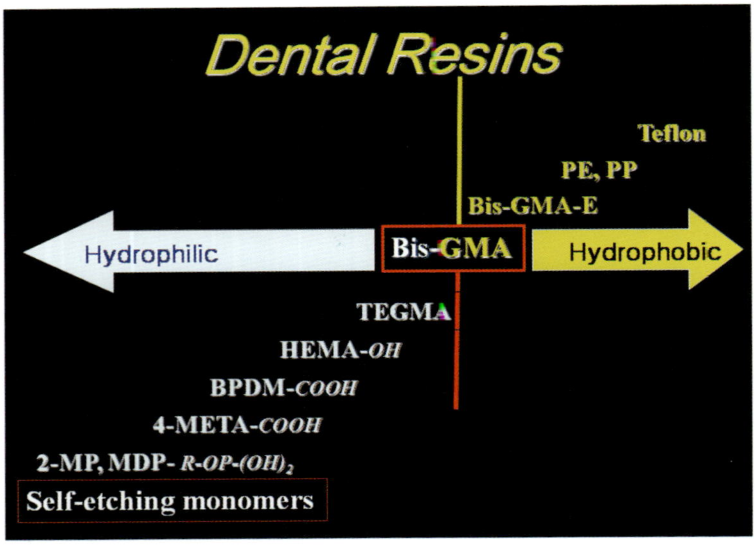

그림 2-17

Dental resin의 산도비교 : 중성인 7을 기준으로 측정비교하는데 수치가 낮을수록 강산이 되며, 산이 많으면 수분이 흡수된다. 치아 또는 보철물과 composite resin을 잘 접착시키는 것이 목적이기 때문에 산도가 7이하로 내려갈수록 문제가 있다는 것이다.

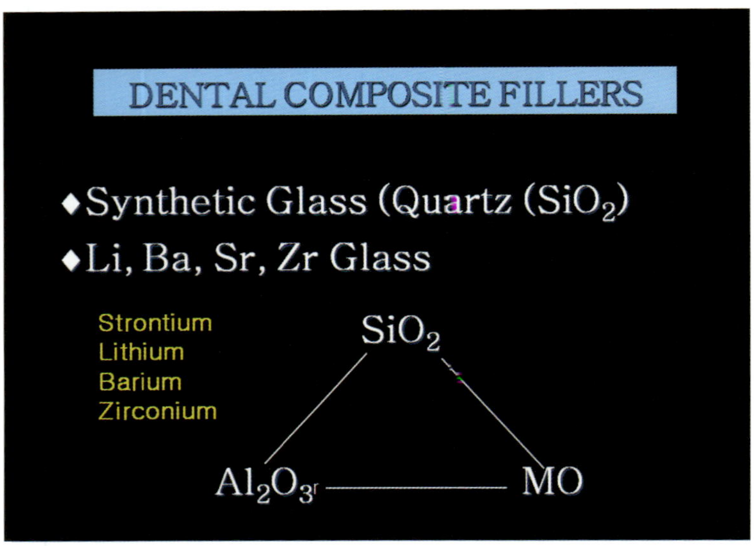

그림 2-18

Dental composite filler

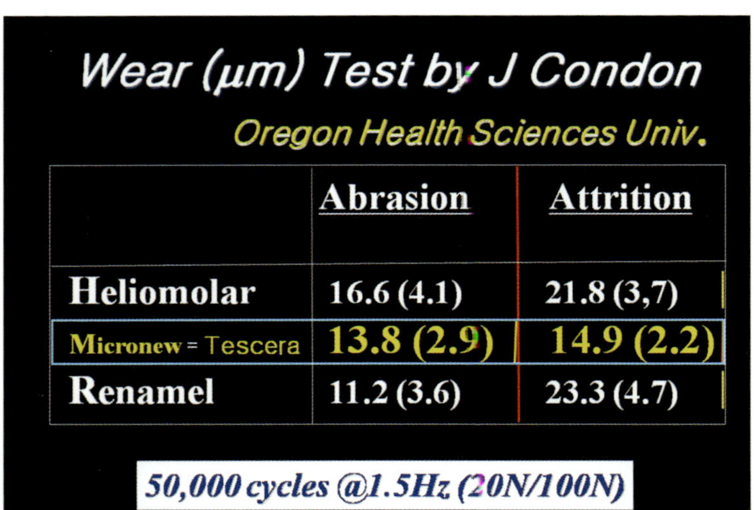

그림 2-19

wear test에서 Tescera composite resin이 abrasion과 attrition에 큰 차이가 없는 것을 알 수 있다.

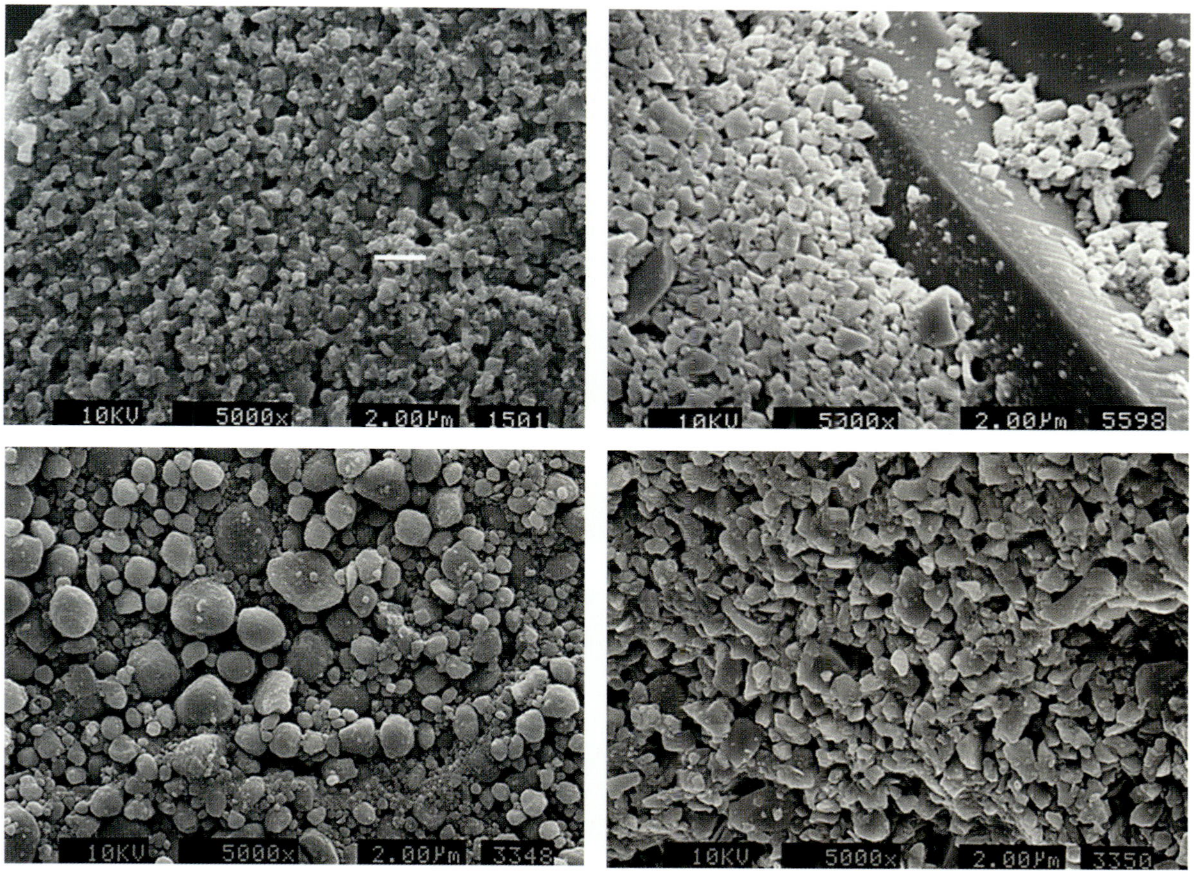

그림 2-20 filler size에 따른 전자현미경 사진

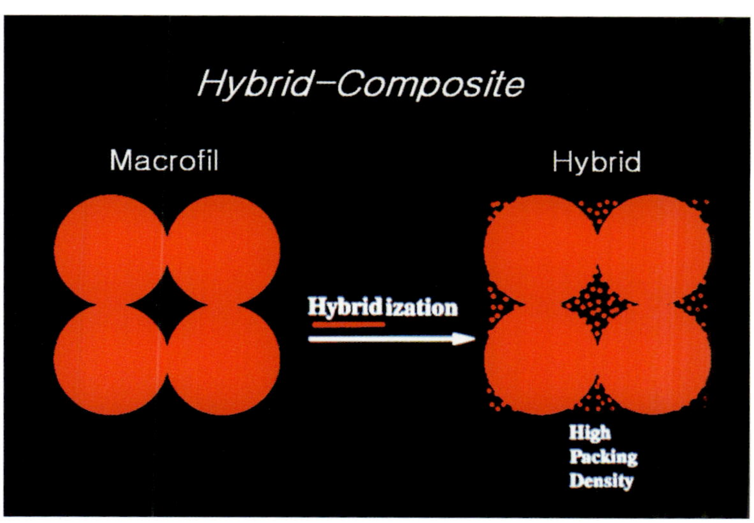

그림 2-21
hybrid 형은 큰 입자의 filler 사이에 작은 입자의 filler를 넣는 것이다.

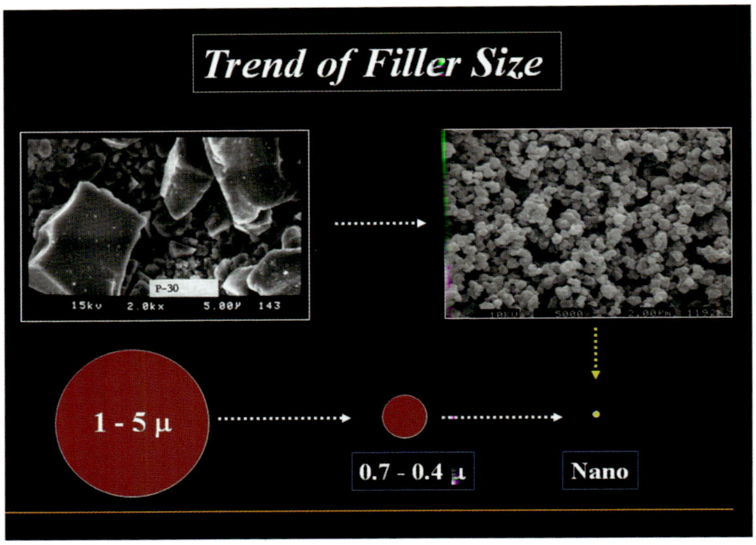

그림 2-22
Trend of Filler Size

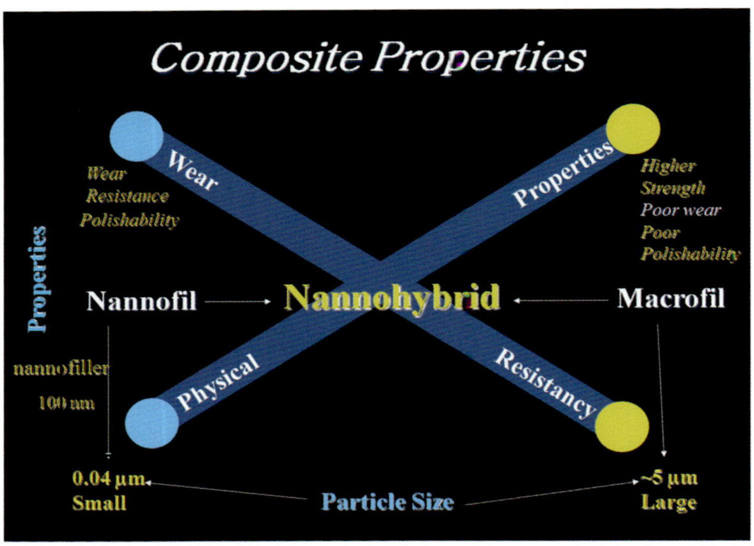

그림 2-23
composite resin의 성질은 filler의 입자크기가 클수록 물리적성질은 증가하지만 마모저항성, 연마성은 감소한다. 즉, 0.04 ㎛ small size는 마모가 잘 안되며 연마는 잘된다. 5 ㎛ 이상의 large size는 강하고 마모가 잘 되며 연마는 잘 안된다. 그러므로 작은 입자의 filler와 큰 입자의 filler를 혼합함으로서 마모, 강도, 연마가 좋은 nano hybrid type이 임상에서 가장 많이 쓰인다.

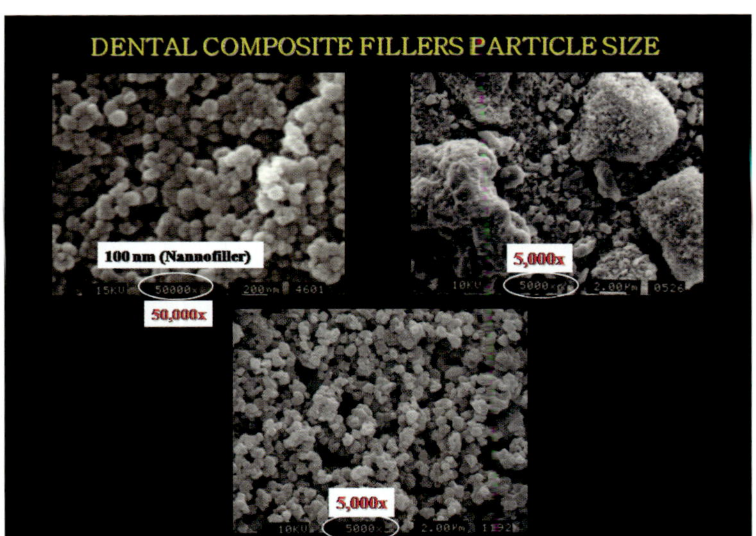

그림 2-24
Dental composite filler의 입자크기의 전자현미경 사진

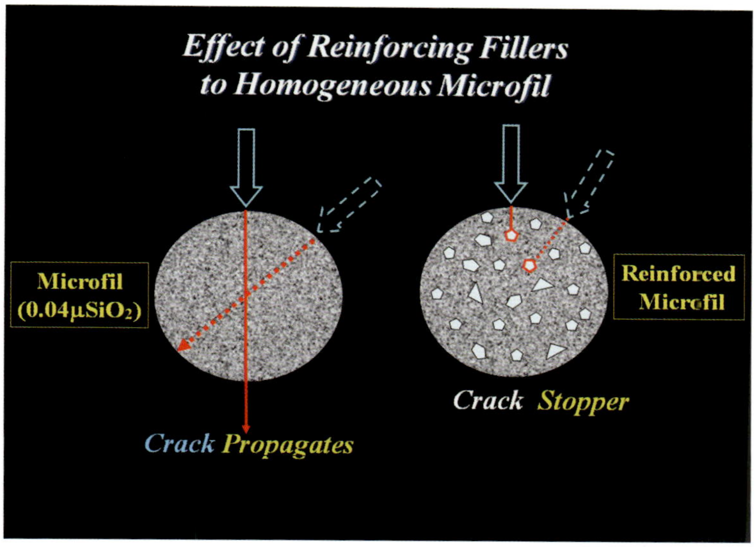

그림 2-25
작은 입자 약 75%에 큰입자 약 25%를 넣는 것이 reinforced microfil이라 하며, 큰 입자가 crack 방지작용을 한다.

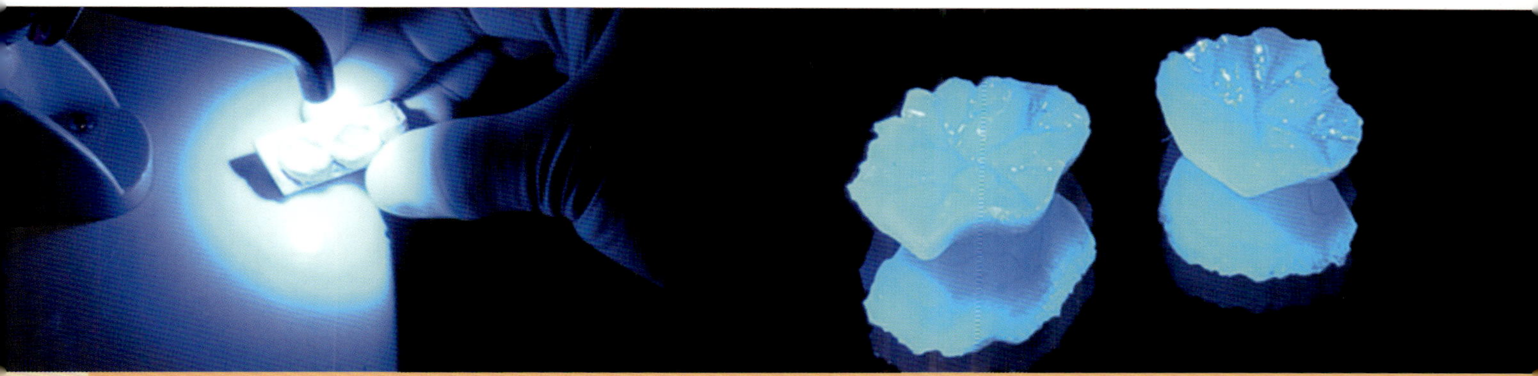

III. Tescera ATL Indirect Composite Processing System 응용

Chapter Ⅲ

Tescera ATL Indirect Composite Processing System 응용

Tescera ATL Indirect Composite Processing System의 응용편으로서 Inlay Class Ⅰ, Inlay Class Ⅱ, Inlay Bridge, Laminate Veneer System, Composite Resin Jacket Crown, Crown and Bridge(Veneers of Metal Supported Restorations Using Tescera Unit), Porcelain Bonding System, Using Tescera composite Resin on Galvano Crown, Stainless Steel Crown(Bonding Composite), Implant(Metal Free) 상부수복물 제작, Bite Raising and Splint 수복물을 제작하고자 한다.

제1장 Inlay Class Ⅰ

Inlay Class Ⅰ case로서 교합면의 와동부위, 즉 상아질이 변색되지 않은 경우와 변색된 경우의 레진수복물과 와동저에 under cut이 있을 경우의 제작과정이다(그림3-1~83).

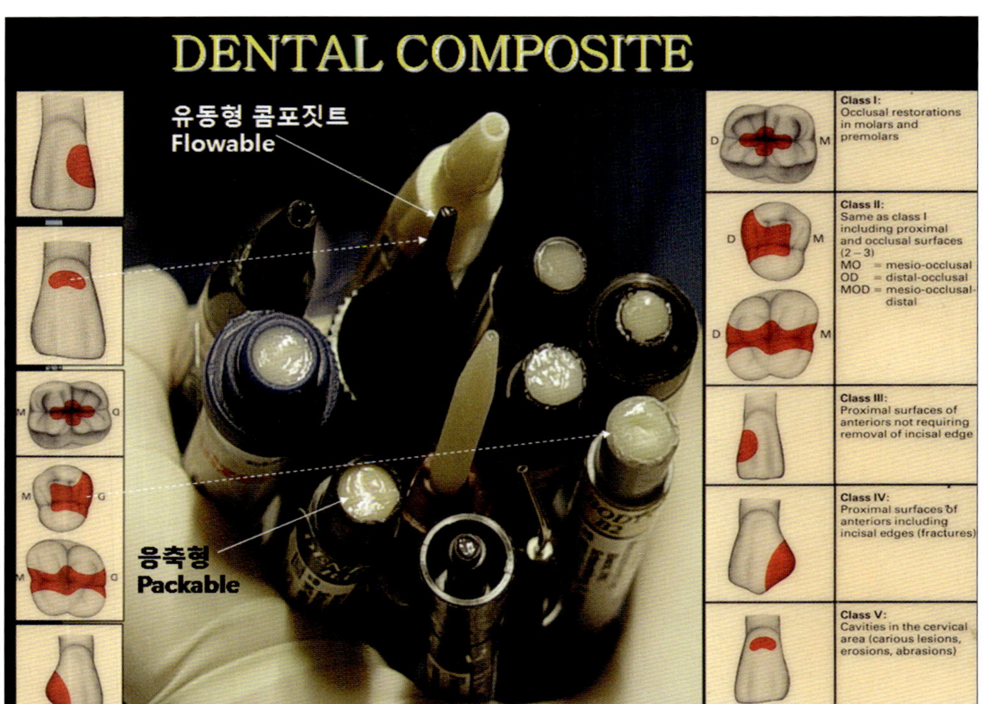

그림 3-1 ClassⅠ, ClassⅡ, ClassⅣ의 저작압에는 주로 압축강도가 높은 pakable composite resin을 사용하며, ClassⅢ, ClassⅤ에는 주로 압축 강도가 낮은 flowable composite resin을 사용한다.

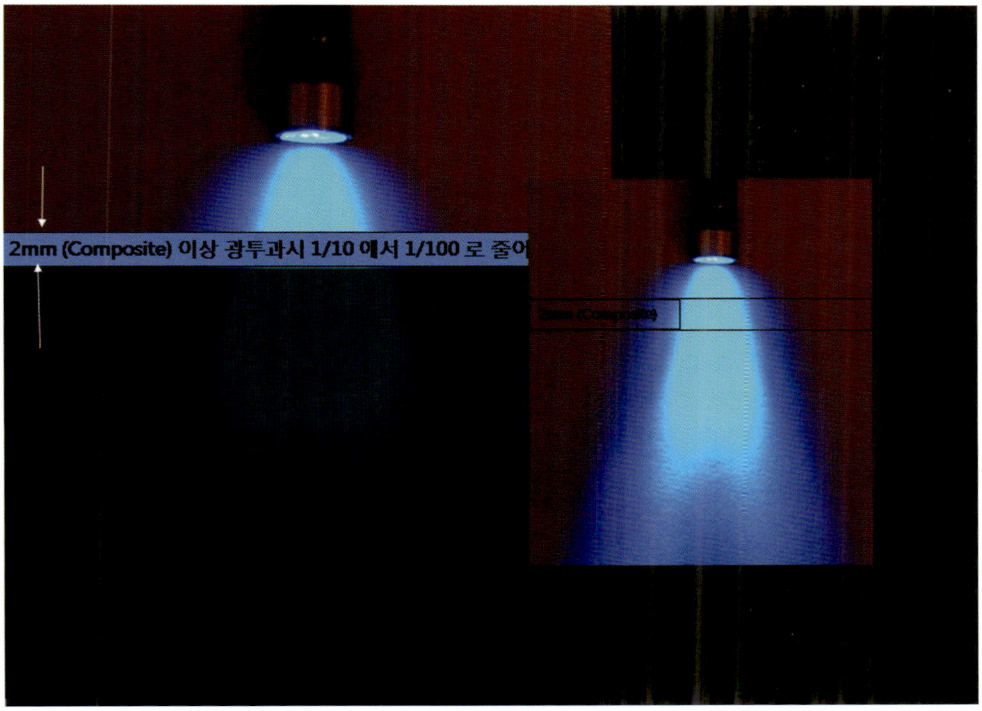

그림 3-2 composite resin의 두께가 2 mm 이상일 경우, 광투과되는 부분이 1/10~1/100로 줄어들게 되므로 10~100배까지의 광조사 시간을 늘려야 한다. 그러므로 composite resin 축성시 두께는 2 mm 이하이어야 된다. opacity한 경우에는 광투과가 덜 되므로 광조사 시간을 더 길게해야 한다.

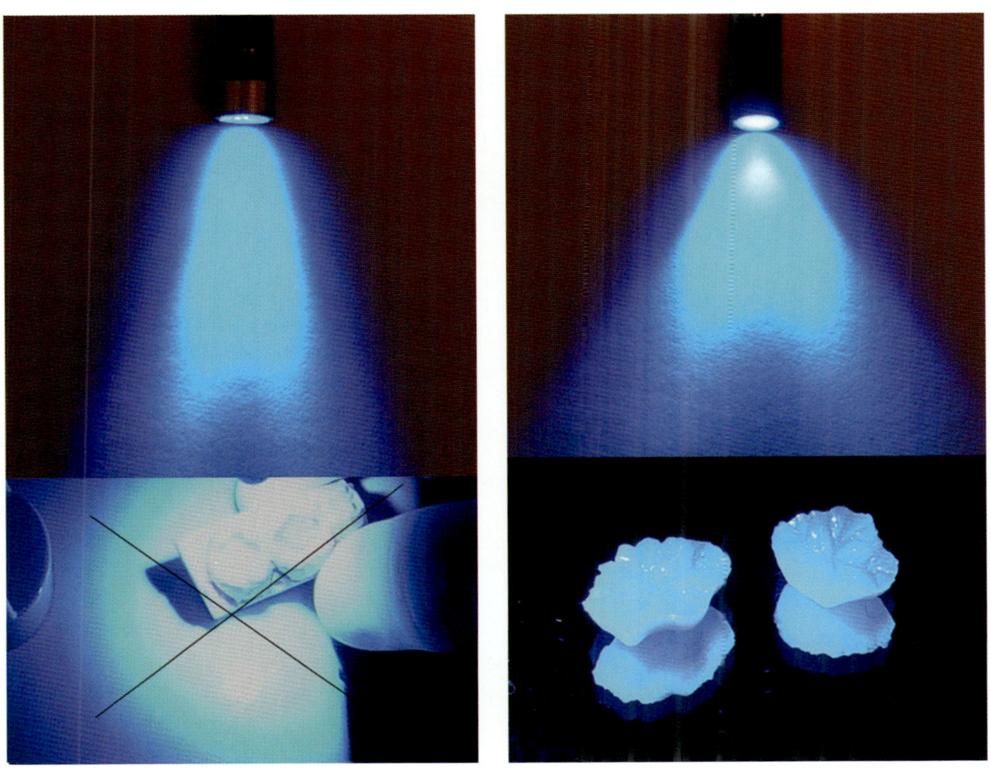

그림 3-3 QTH(할로겐램프) 광원을 이용하여 레진 수복물을 광조사한다.

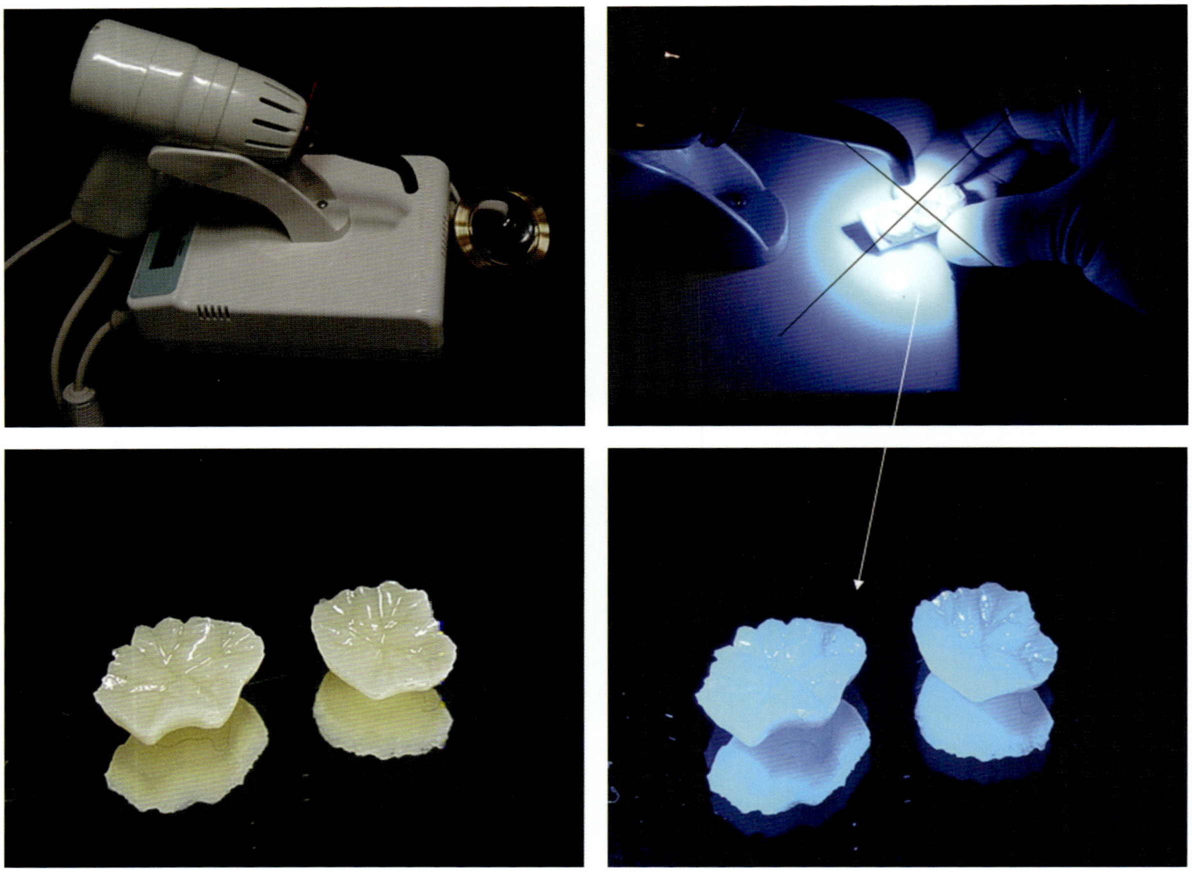

그림 3-4 레진 수복물 glazing시 광조사시에는 모형에서 분리해서 해야 모형과 수복물이 붙지 않는다.

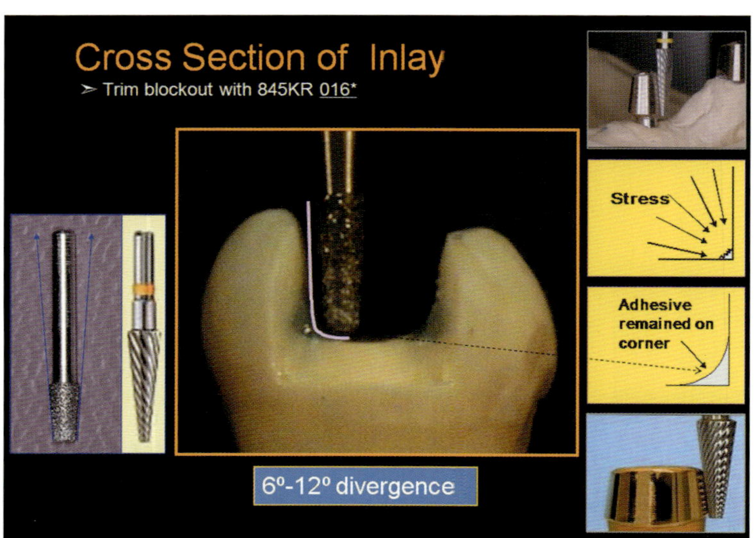

그림 3-5 와동 형성시 bar는 6~12°의 각도를 사용한다. bar의 corner(끝부분)부위가 round해야 stress를 줄일 수 있다.

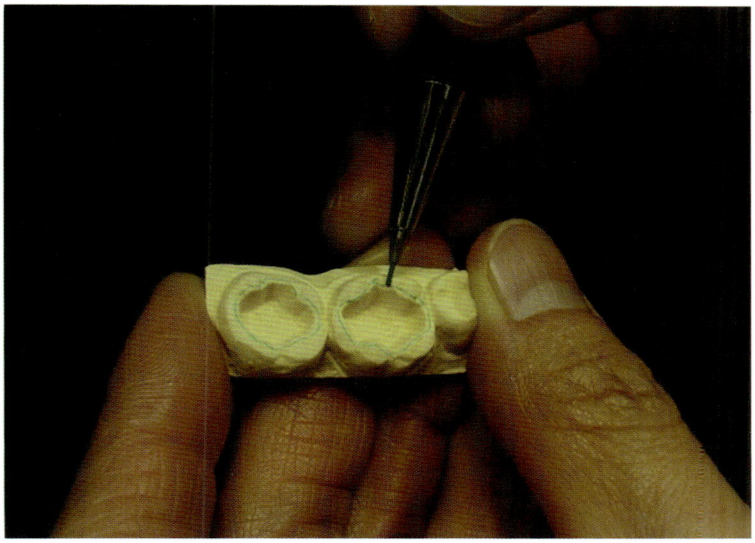

그림 3-6

margin marking : 먼저 margin pencil을 이용하여 margin line에서 약 1 mm정도 over되게 그린다. 그 이유는 최종 composite resin 수복물의 내면 margin에 margin pencil 자국이 인기되지 않도록 하기 위함이다.

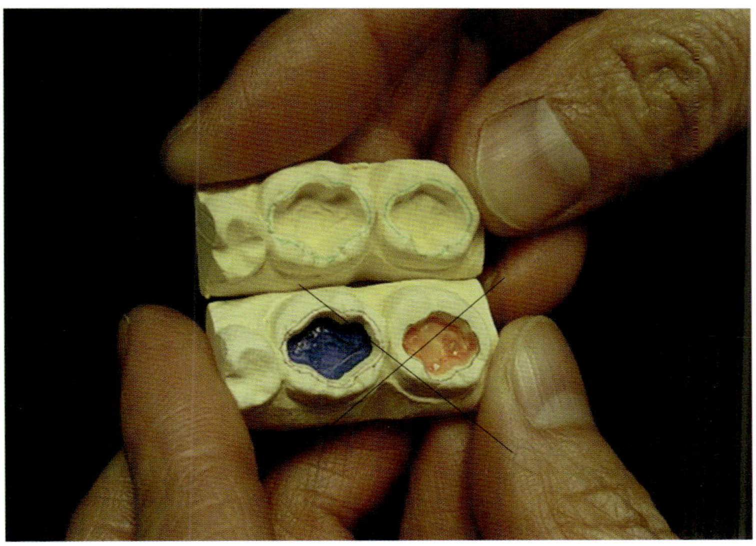

그림 3-7

수복시킬 모형에 die hardener와 die spacer는 바르지 않는다. 그 이유는 와동저면이 고르지 않아서 일률적인 두께로 coating하기 어렵기 때문이며, coating시 일률적이지 아니한 치과용 cement의 두께에 의한 응력으로 음식물 저작시 과민반응 현상이 나타날 수 있기 때문이다.

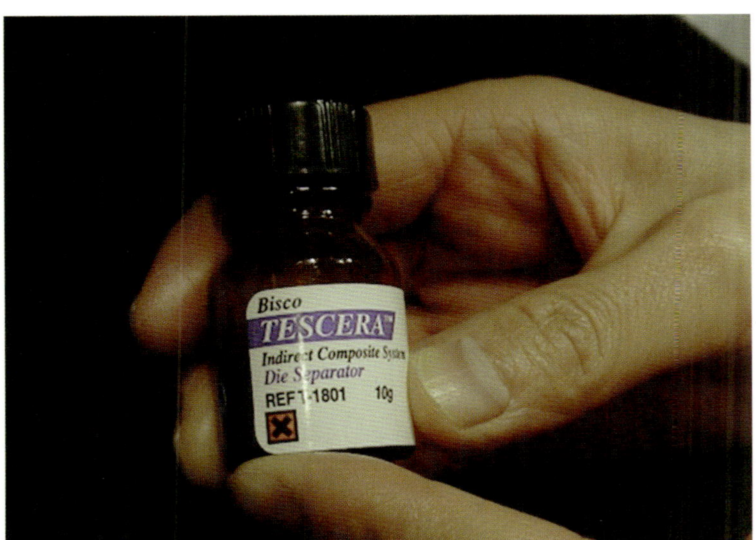

그림 3-8

Die Separator

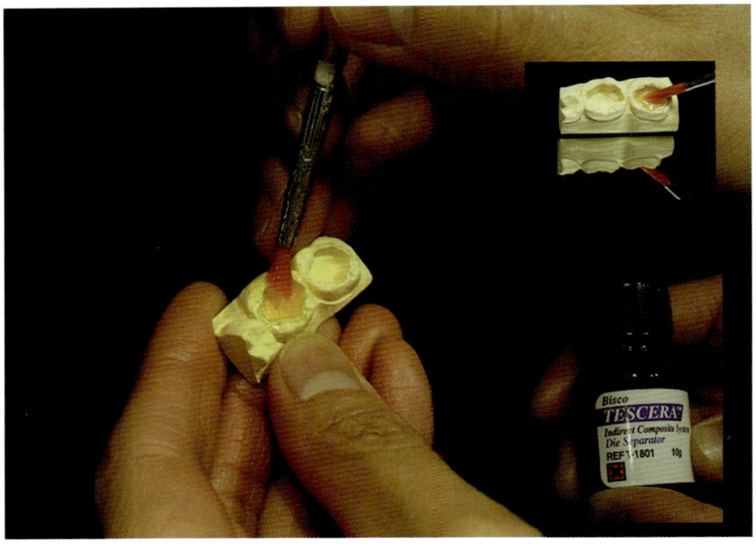

그림 3-9
붓을 이용하여 레진 분리제를 충분히 도포한다.

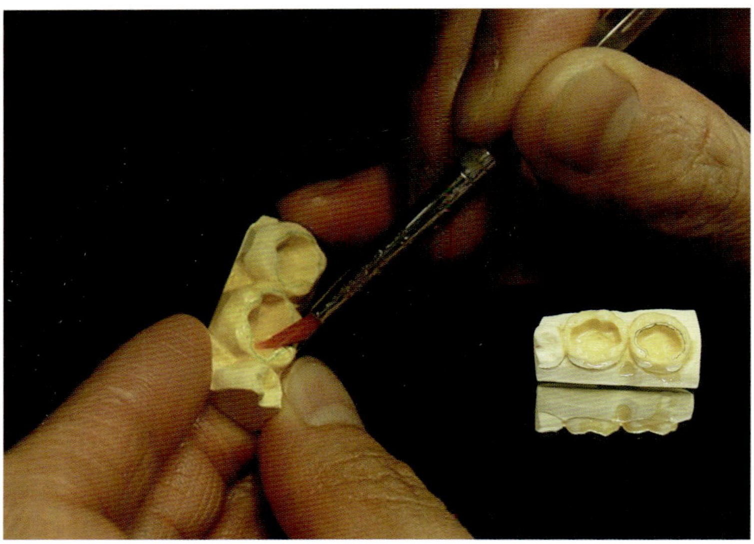

그림 3-10
과잉 도포된 레진 분리제는 air gun을 이용해서 제거한다. 그리고 남아 있는 분리제는 마른 붓으로 제거 후 건조시킨다.

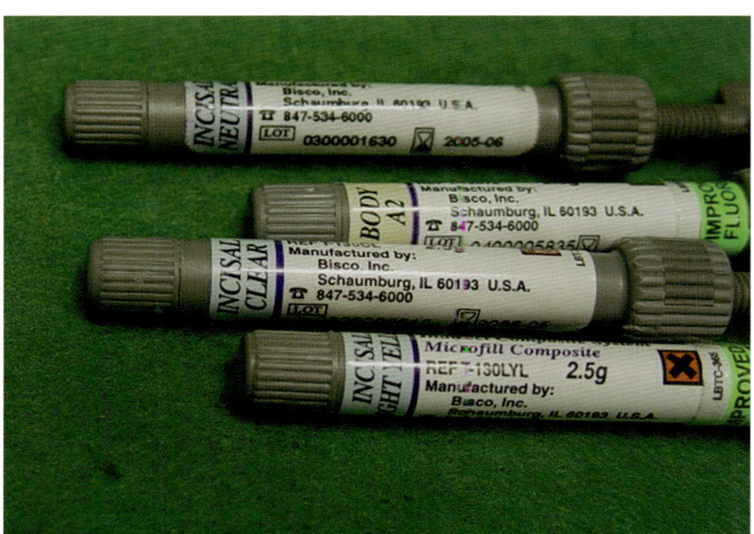

그림 3-11
Tescera body & Incisal composite resin

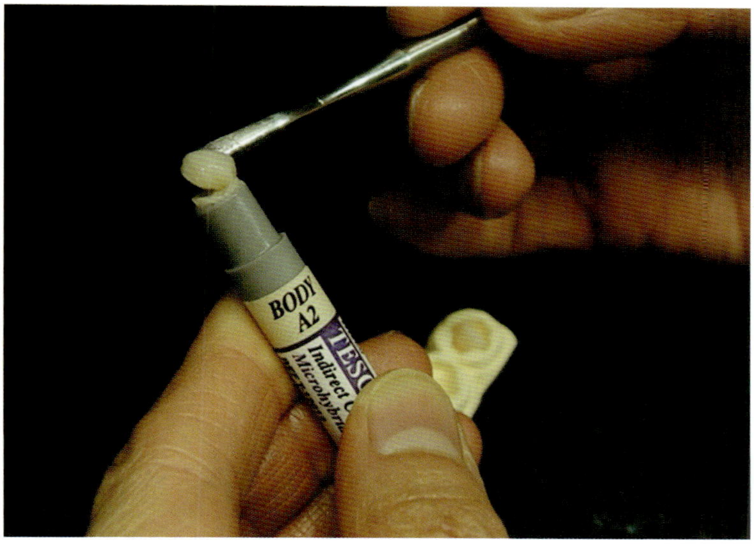

그림 3-12
Tescera body를 필요한 양만큼 resin spatular를 이용하여 덜어 낸다.

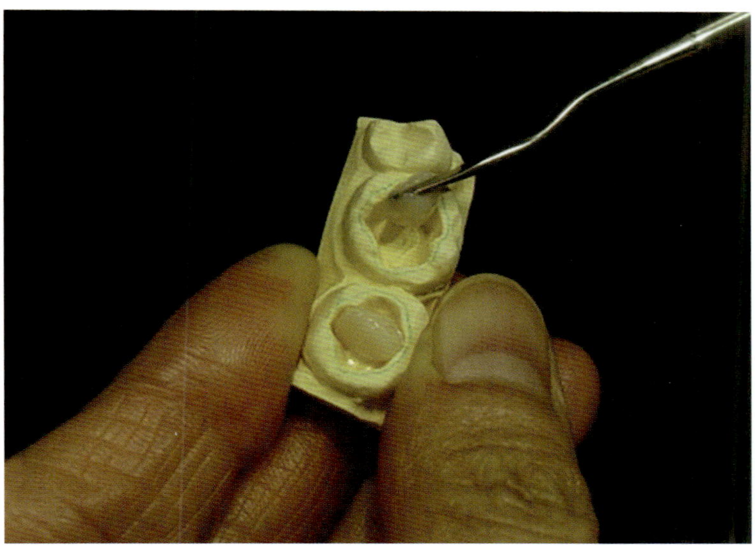

그림 3-13
수복시킬 와동 부위에 올려 놓는다.

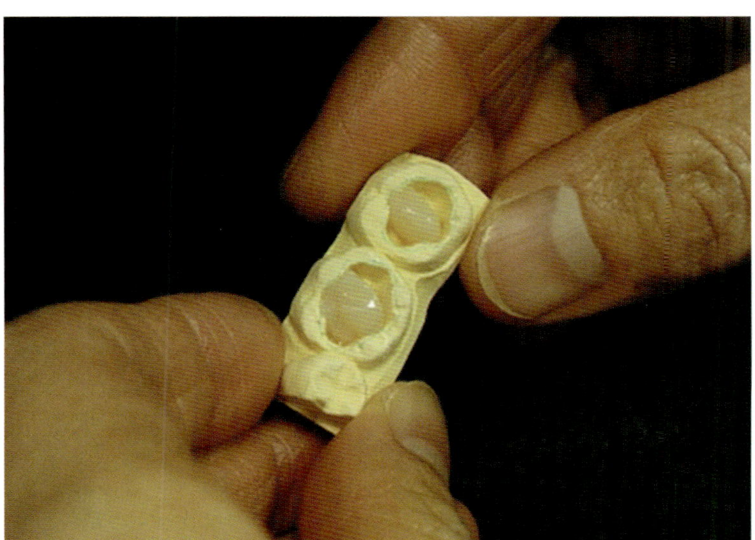

그림 3-14
수복시킬 와동 부위에 올려 놓은 상태

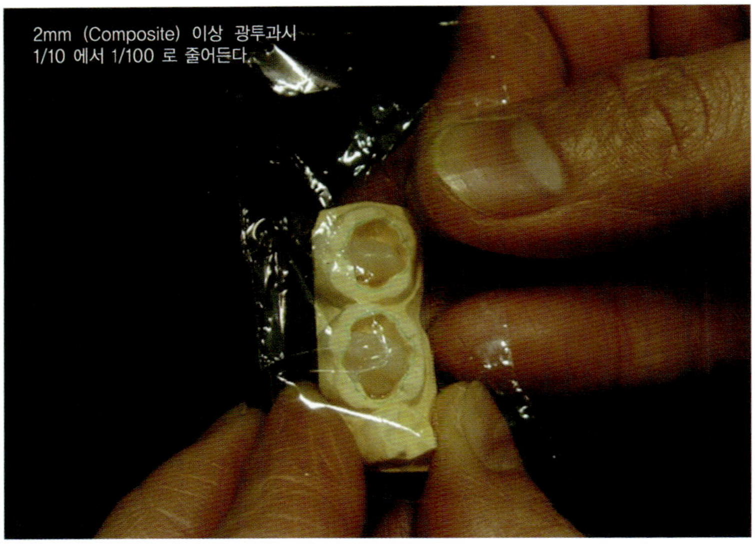

그림 3-15
폴리에스테르(polyester vinyl resin) 필름 약 50~30 ㎛ 두께를 이용하여 레진 위를 덮는다.

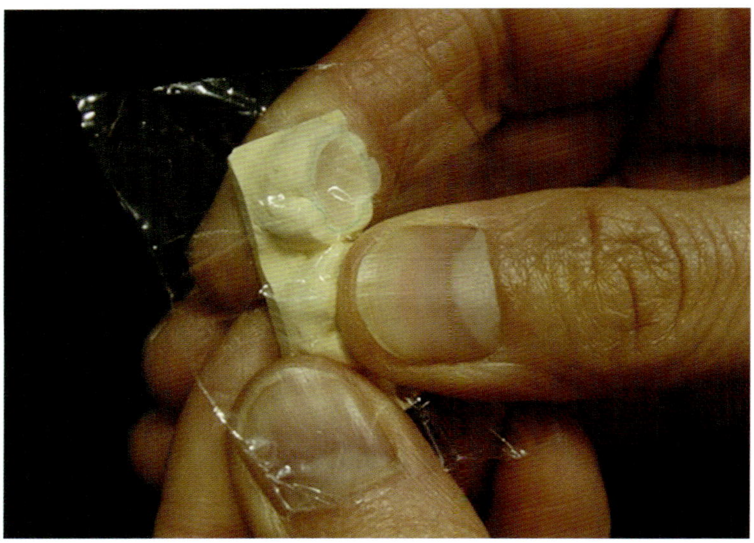

그림 3-16
그 후 엄지손가락으로 압접한다. 이렇게 압접함으로서 와동저와 벽면에 레진이 잘 밀착되어 기포를 제거할 수 있게 된다.

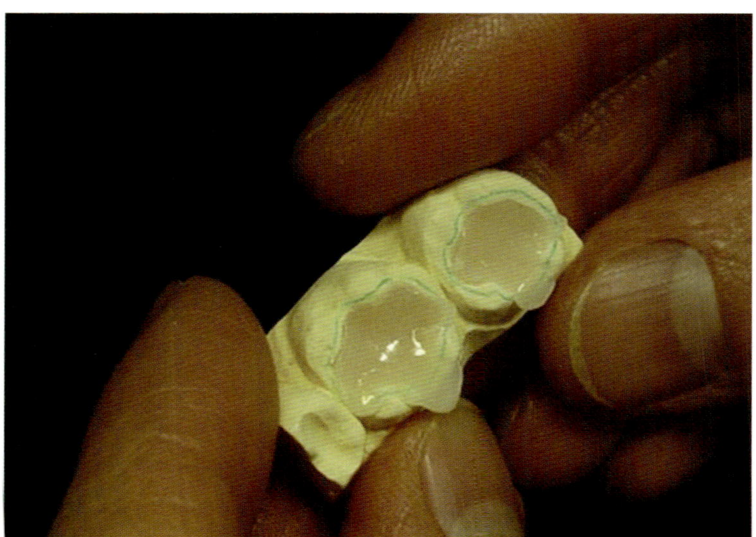

그림 3-17
압접 후 비닐을 제거한다.

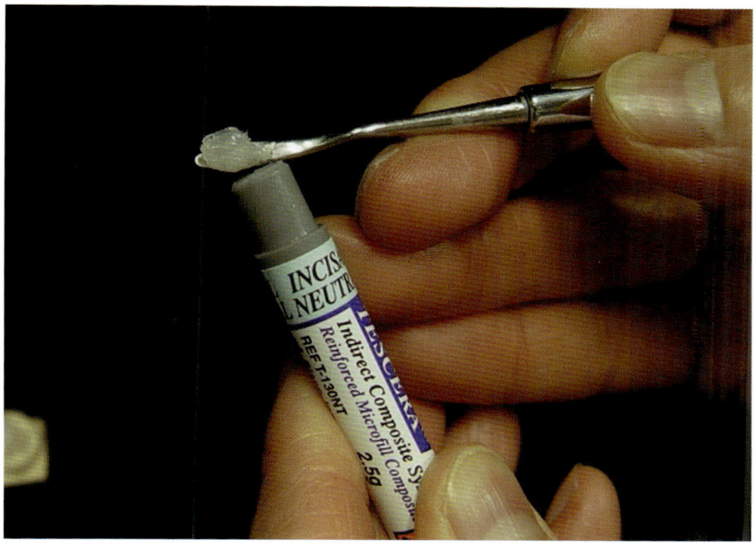

그림 3-18
body 축성이 끝난 후 Incisal resin을 필요한 양단큼 resin spatular를 이용하여 덜어낸다.

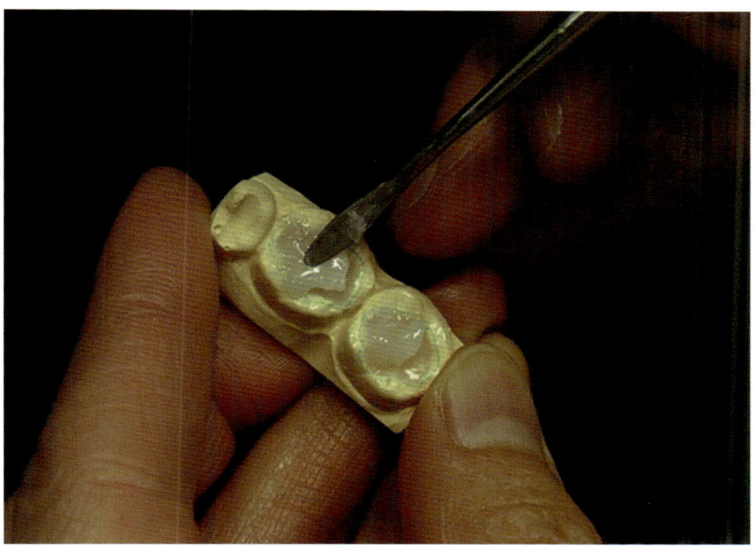

그림 3-19
incisal resin을 body 위에 얇게 올린다.

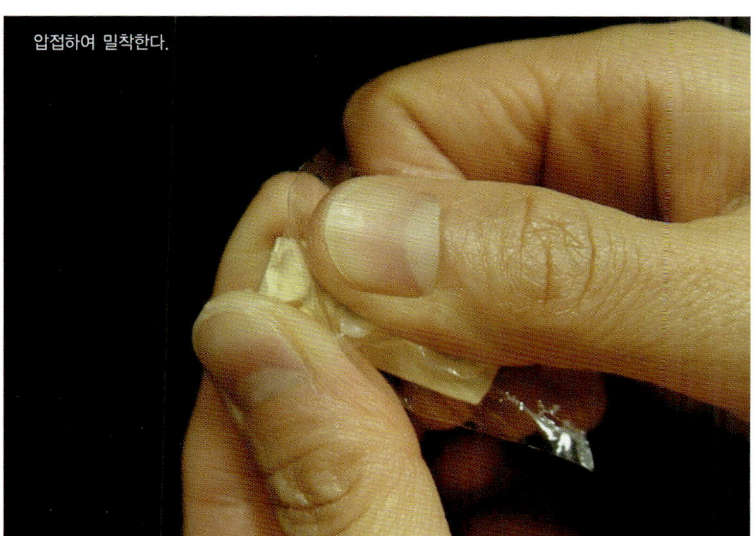

그림 3-20
비닐로 덮은 다음 압접한다.

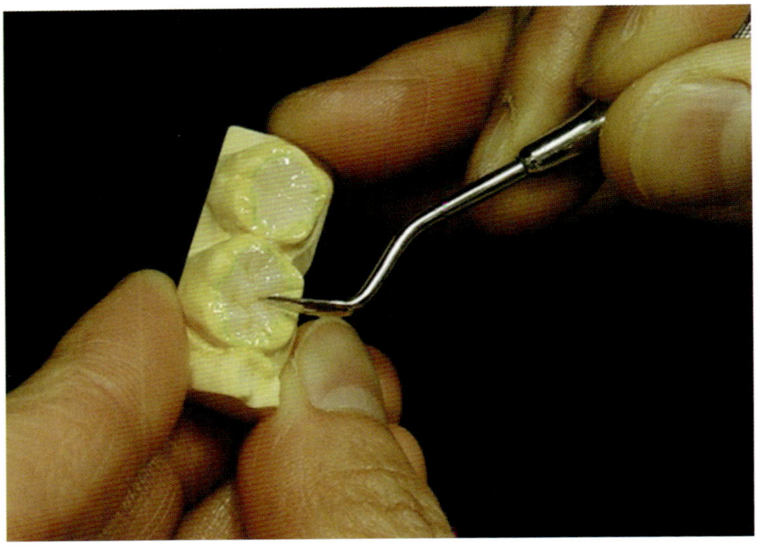

그림 3-21
비닐 제거 후 조각도를 이용하여 교합면의 해부학적 형태를 재현한다.

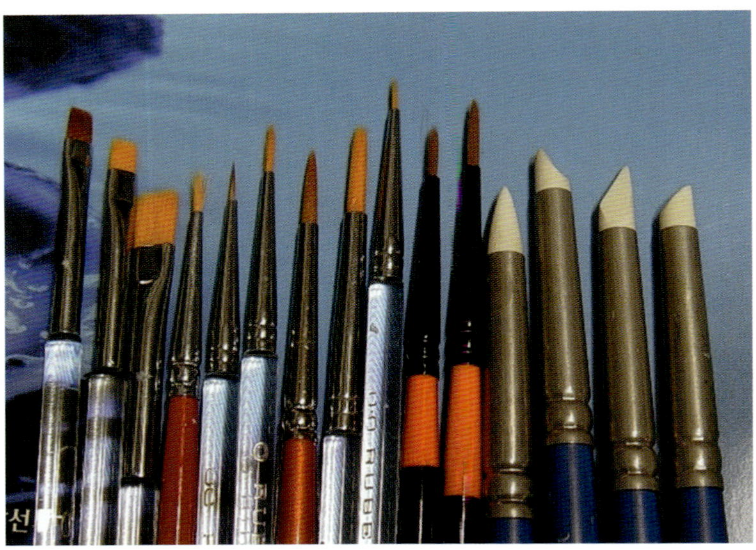

그림 3-22
resin 축성과 vanishing에 사용되는 여러 종류의 붓과 silicone instrument

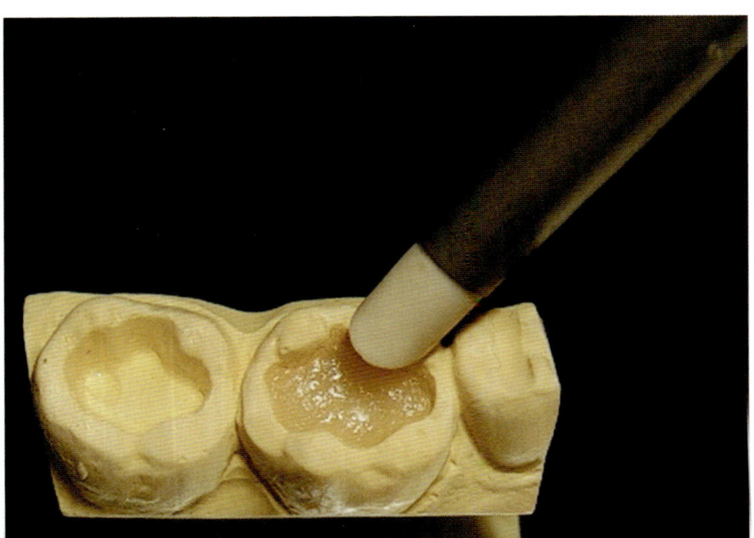

그림 3-23
압접법 외의 layering technique을 이용하여 body 축성시, 실리콘 봉(silicone instrument)을 이용하여 압접한다.

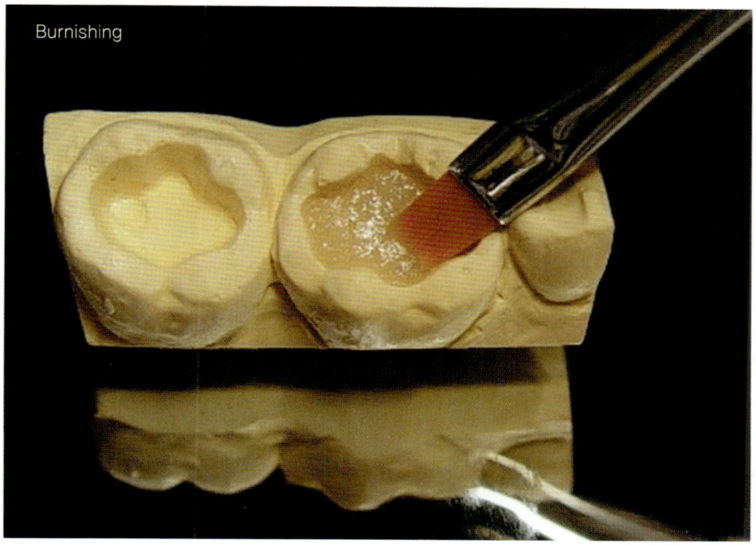

그림 3-24
압접법외의 layering technique을 이용하여 body 축성시, 붓을 이용하여서도 압접한다.

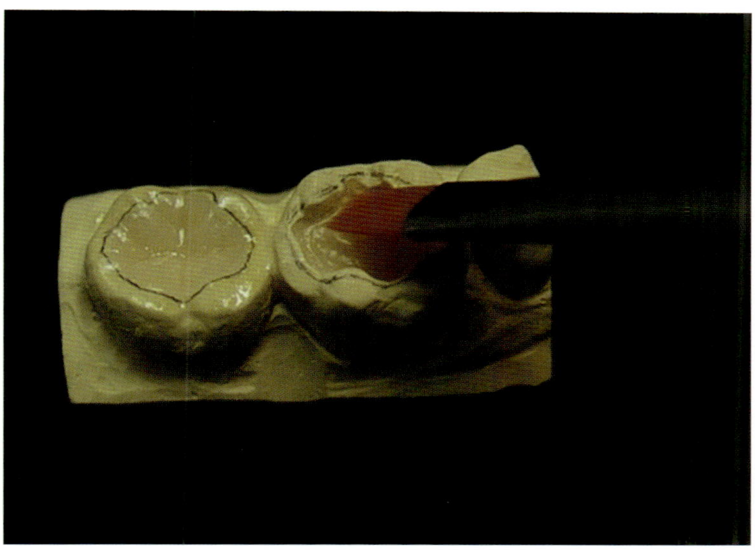

그림 3-25
body축성 후, light gun을 이용하여 20초 이상 광조사한다.

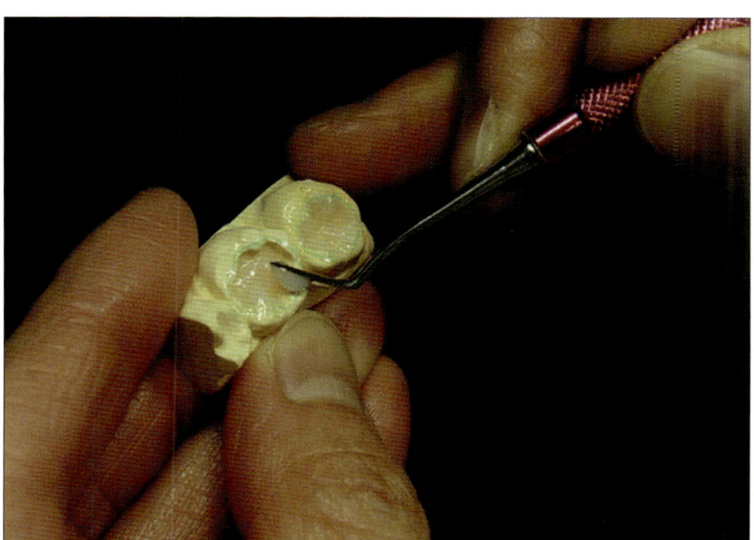

그림 3-26
그 후 incisal composite을 이용하여 cone 기법에 의한 방법으로 교합면 부위의 ridge를 형성한다.

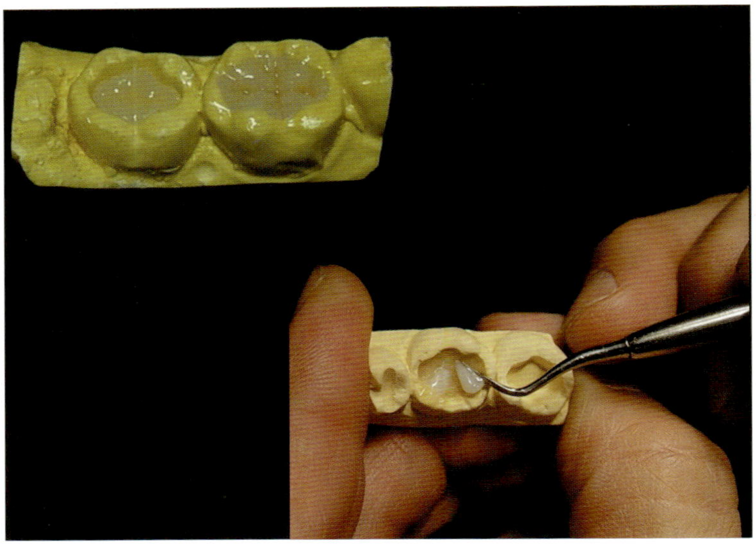

그림 3-27
incisal composite을 이용하여 교합면 각각의 ridge를 축성해 가며 완성한다.

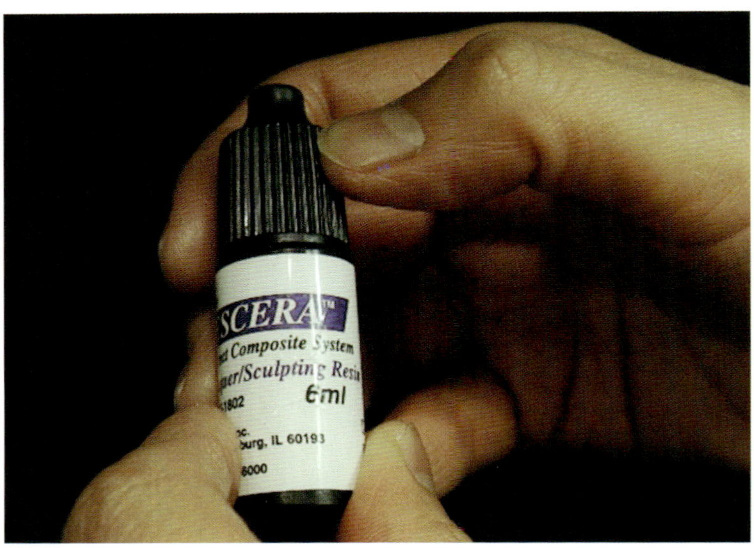

그림 3-28
Sculting Resin

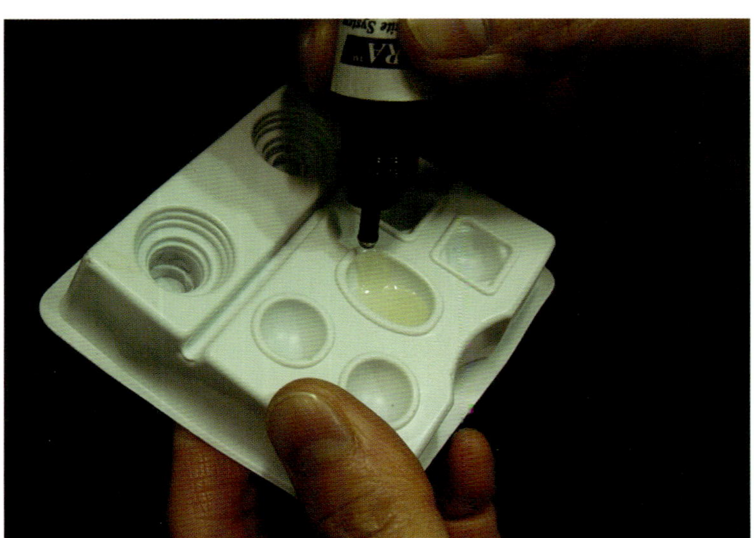

그림 3-29
sculting resin을 용기에 1~2방울 따라 놓는다.

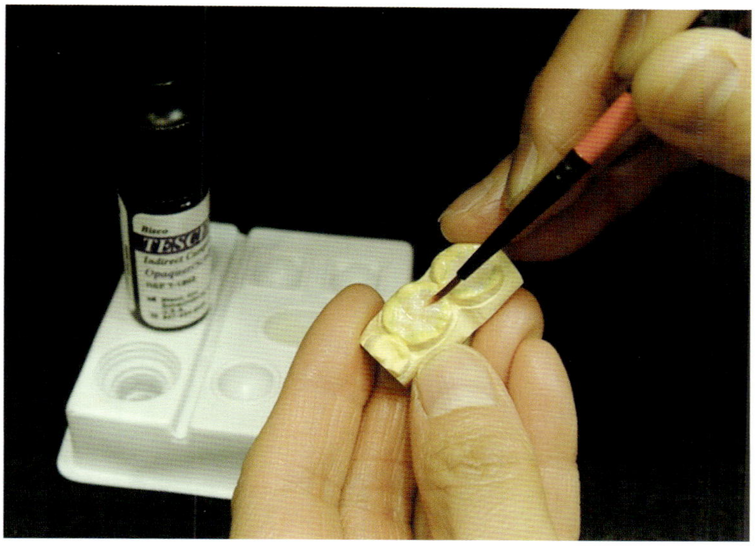

그림 3-30
sculpting resin을 붓에 발라서 깔끔하게 vanishing 한다.

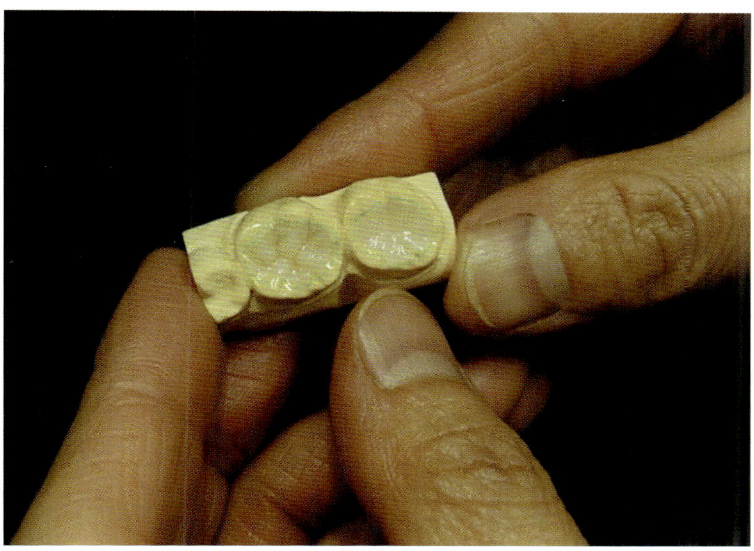

그림 3-31
sculpting resin을 붓에 발라서 교합면이 깔끔하거 vanishing된 상태

레진 축성 후 vanishing까지 끝난 다음, light cup에 광중합한 후 heat cup에 열중합시키는 방법과 광중합은 하지 않고 직접 heat cup에 열중합하는 2가지 방법이 있다. vanishing 끝난 후 light cup을 이용하여 1차 광중합을 시킨다. 광중합은 2분, 3분, 5분간 하는 방법들이 이용되며, 지금 이 단계에서는 2분 간 광중합 시킨다(1분 간은 공기압을 이용하여 기포를 제거한 후 1분간 300W로 광중합 한다).

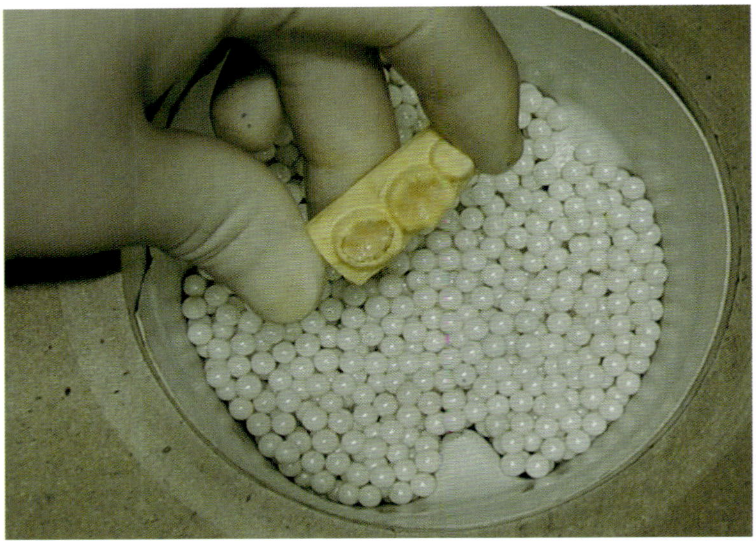

그림 3-32
light cup에 광중합시키기 위해 수복물을 넣고 있다.

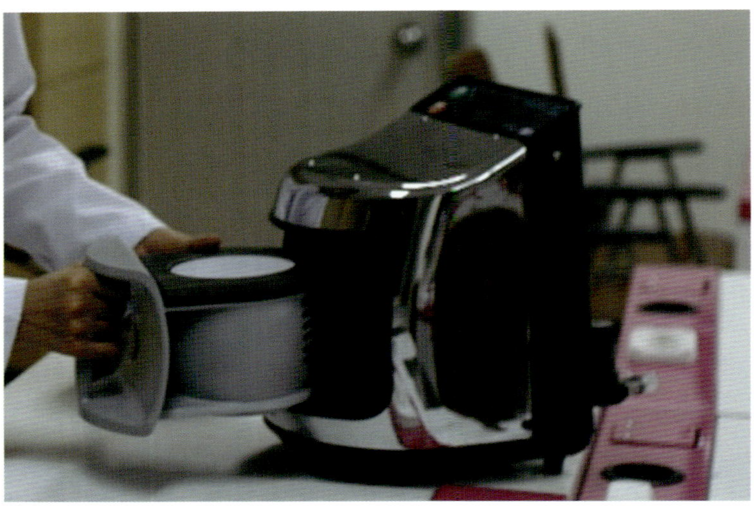

그림 3-33
수복물을 light cup에 넣은 후 Tescera ATL 본체에 light cup을 밀어넣는다.

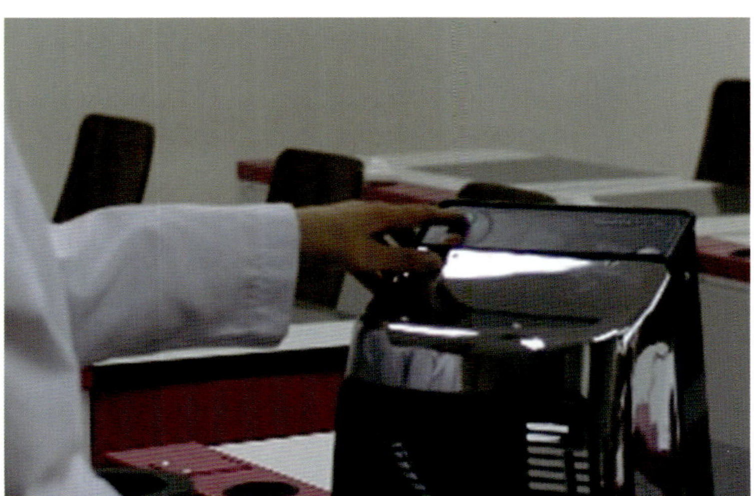

그림 3-34
light cup을 밀어 넣은 후 start버튼을 눌러서 2분에 맞춘다.

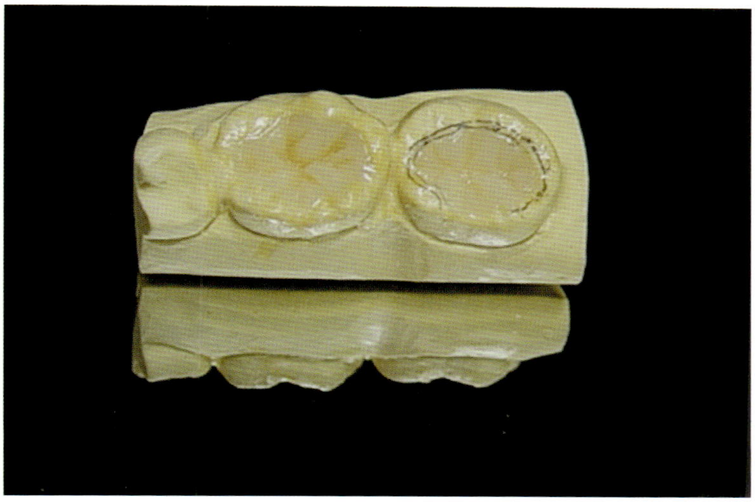

그림 3-35
광중합이 완성된 상태의 수복물

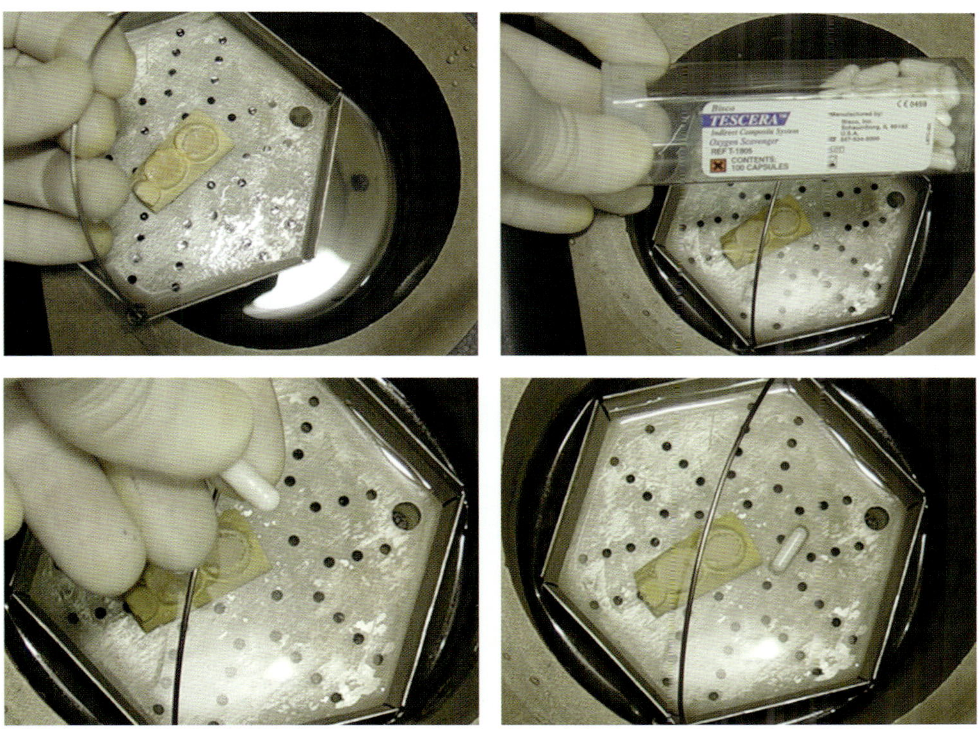

그림 3-36 광중합 후 열중합을 위해 heat cup에 물을 채운 후 레진수복물을 모형째 넣는다. 그 후 물속의 용존산소를 제거하여 레진수복물의 표면까지 완전한 중합이 이루어지도록 하기 위해 oxygen scavenger를 넣는다.

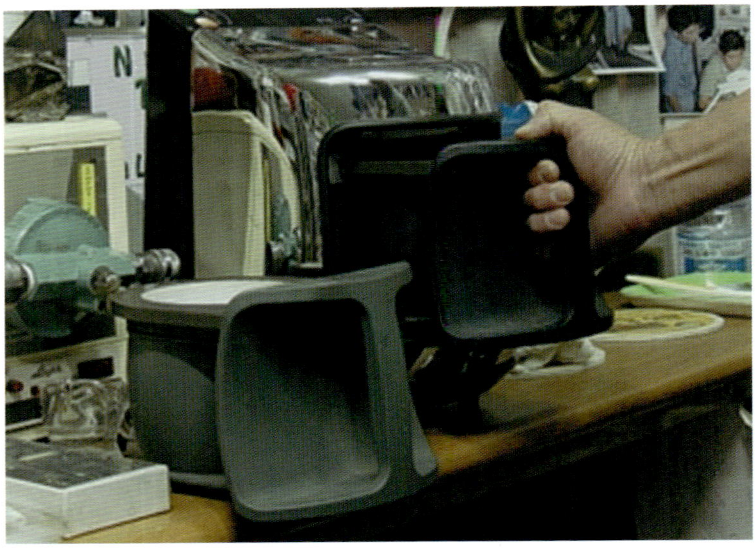

그림 3-37
oxygen scavenger(용존산소제거제)를 넣은 후 heat cup을 Tescera ATL 본체에 밀어 넣는다.

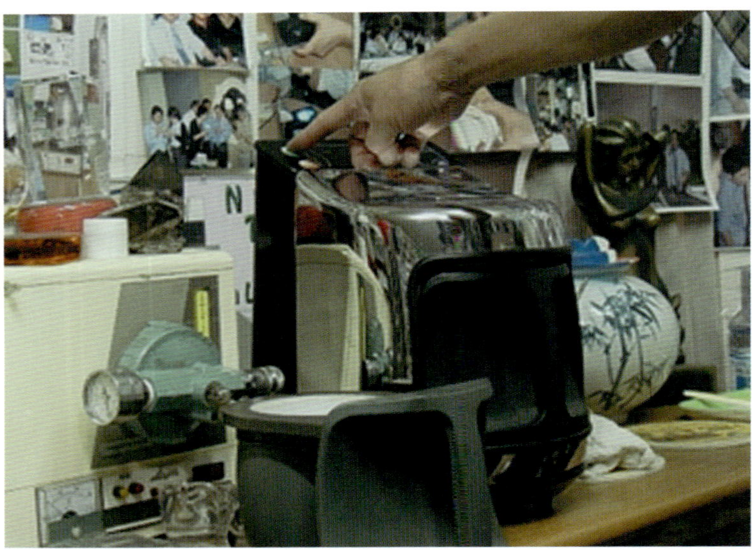

그림 3-38
heat cup을 밀어 넣은 후 start 버튼을 눌러서 약 25분간 열중합시킨다.

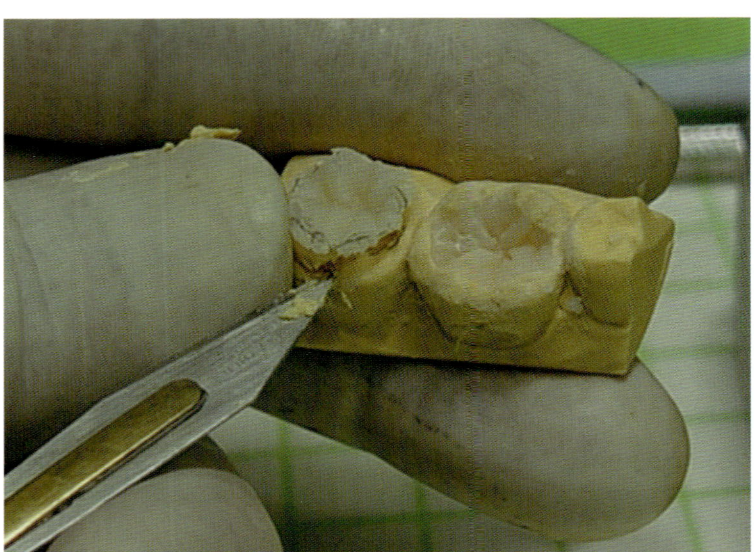

그림 3-39
열중합이 끝난 수복물을 석고 조각도나 기공용 knife를 이용하여 분리해낸다.

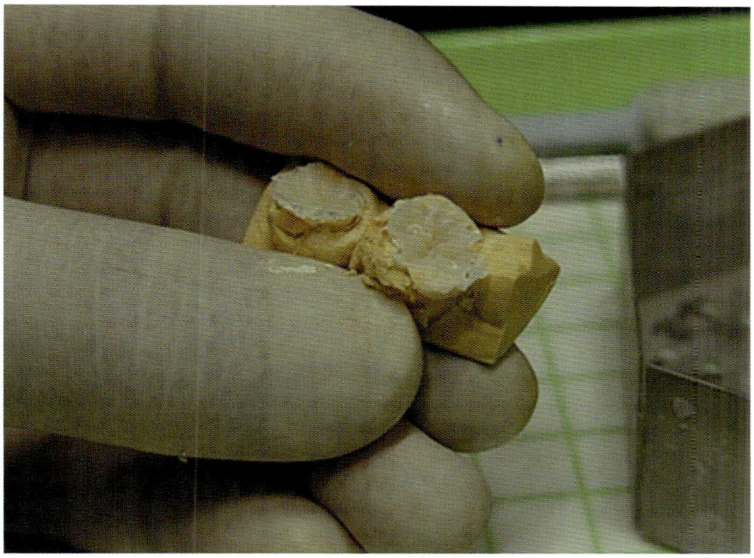

그림 3-40
열중합이 끝난 수복물을 석고 조각도나 기공용 knife를 이용하여 분리해낸 상태

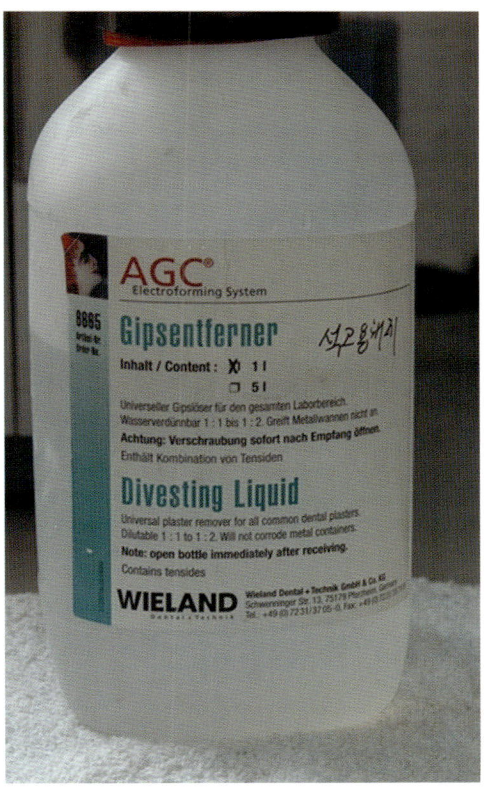

그림 3-41
남아 있는 석고 잔우물은 divesting liquid(석고 용해제)에 넣으면 석고가 완전히 저거된다.

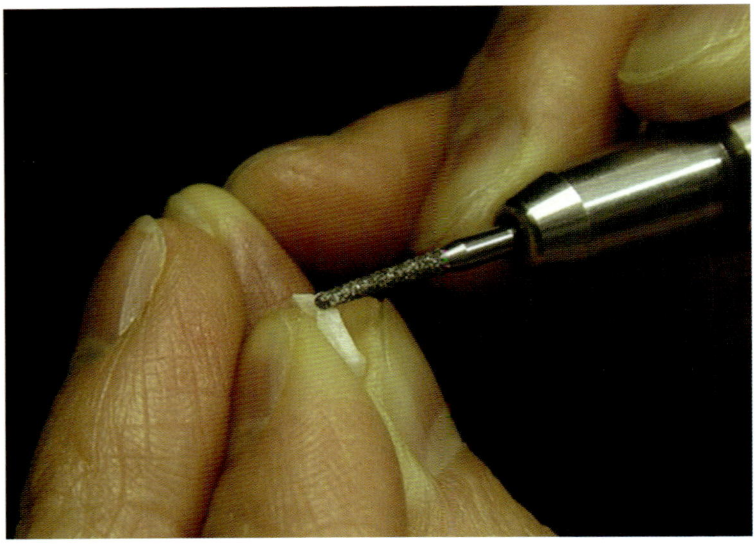

그림 3-42
레진 수복물 내면은 diamond point를 이용하여 약 40 ㎛ 정도가 되게 벗겨낸다(stripping). 이때 margin이 손상되지 않도록 margin 상방 1 mm까지만 주의해서 벗겨낸다.

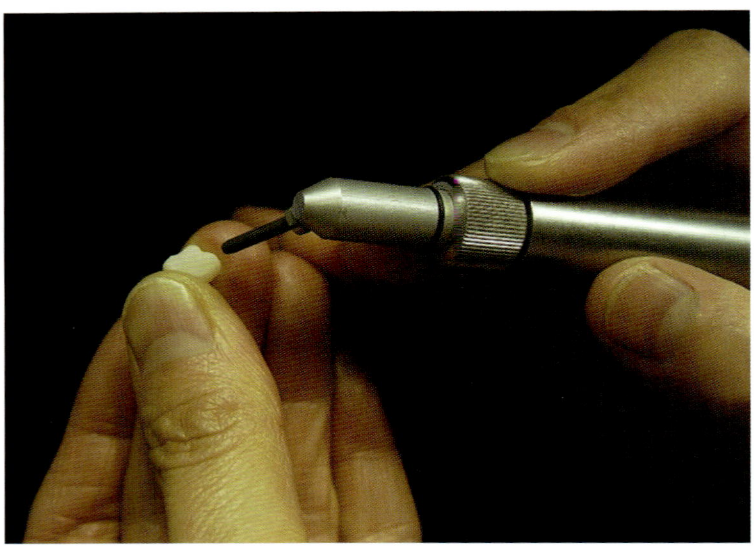

그림 3-43
그 후 약 1 bar의 압력으로 50 ㎛ aluminium oxide로 sand blasting 한다(약 40 ㎛의 stripping이 resin cement의 두께가 된다).

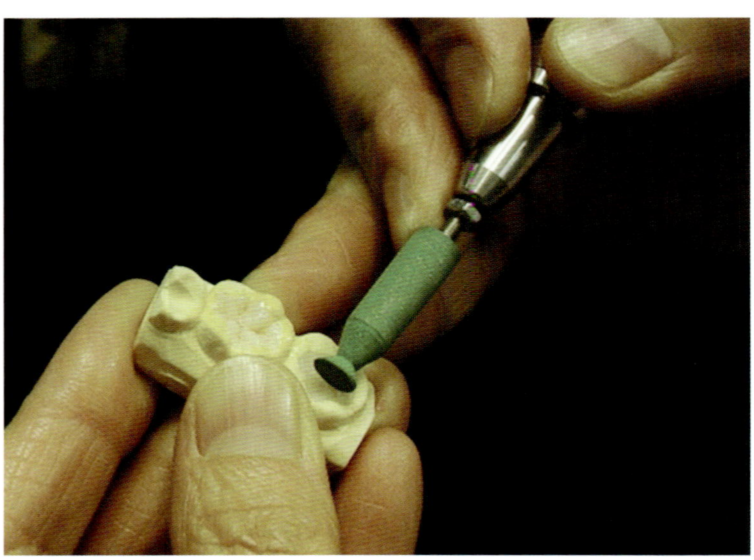

그림 3-44
rubber point를 cone 모양으로 만들어서 교합면 부위의 형태조정과 margin 부위를 맞춘다. 교합면 부위 형태조정시 diamond point나 stone point를 사용하게 되면 margin 부위가 손상될 우려가 있음으로 사용해서는 안되며 단, Inlay 수복물을 손으로 잡고 할 때는 사용해도 된다.

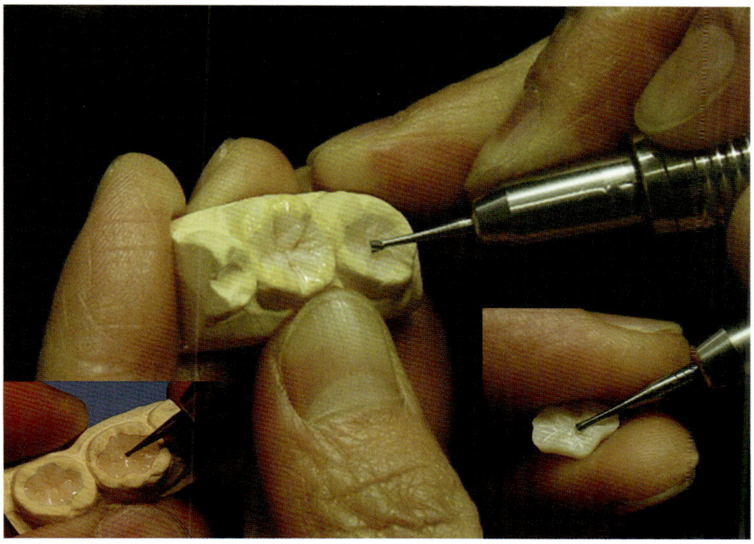

그림 3-45
inverted cone bar(carbide or diamond)를 이용하여 central pit부위 부터 시작하며, 교합면 groove를 형성하는데 사진과 같이 레진 수복물을 모형에 장착시켜서 하는 것이 아니라, 모형에서 제거하여 손으로 잡고 형성한다. 그 후 steam cleaner나 ultra sonic cleaner에 이물질을 제거한 후 dry시킨다.

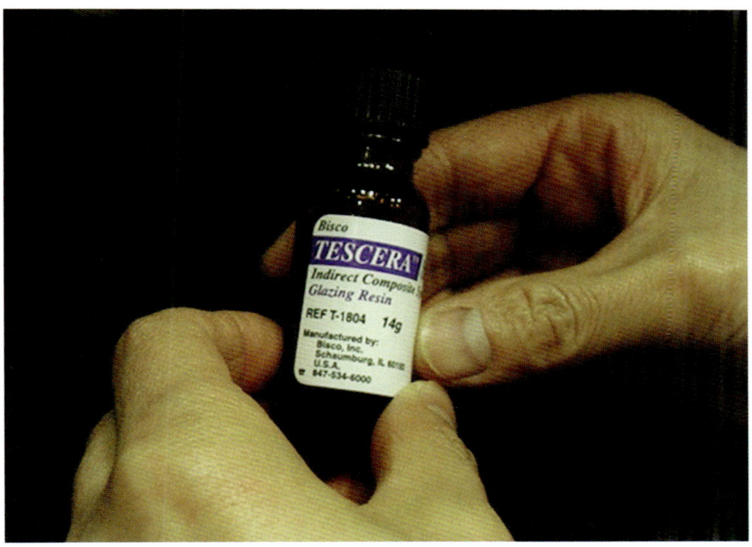

그림 3-46
Glazing Resin

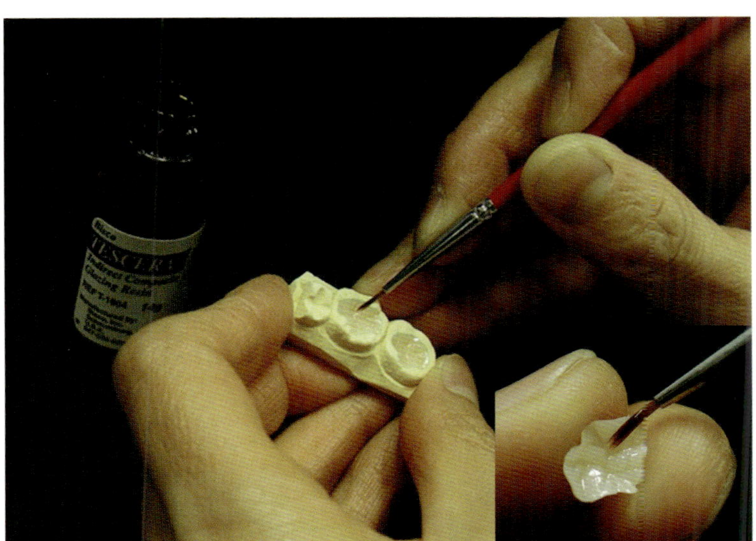

그림 3-47
glazing resin을 붓을 이용하여 레진 수복물에 바른다. 이때 사진과 같이 모형에 장착해서 하게 되면 모형과 접착됨으로 반드시 레진 수복물을 모형에서 제거하여 손으로 잡고 한다. 손으로 잡고 해야 내면에 glazing resin이 스며들지 않는다.

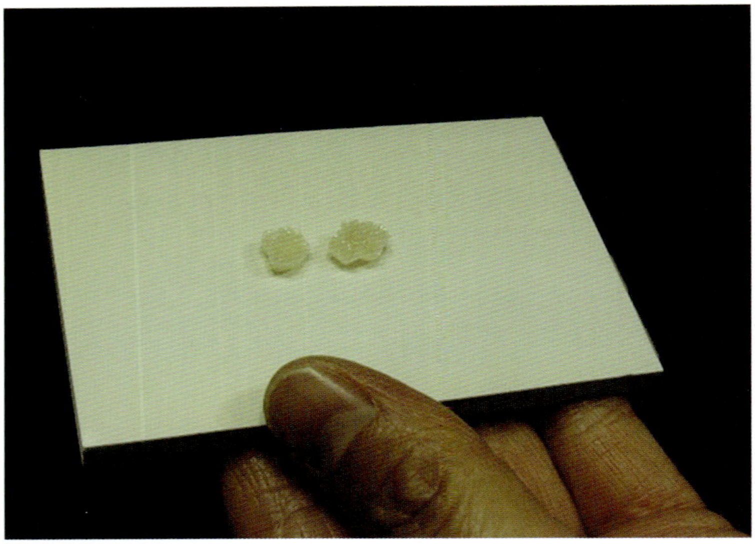

그림 3-48
깨끗한 mixing pallet에 레진 수복물을 올려 놓는다.

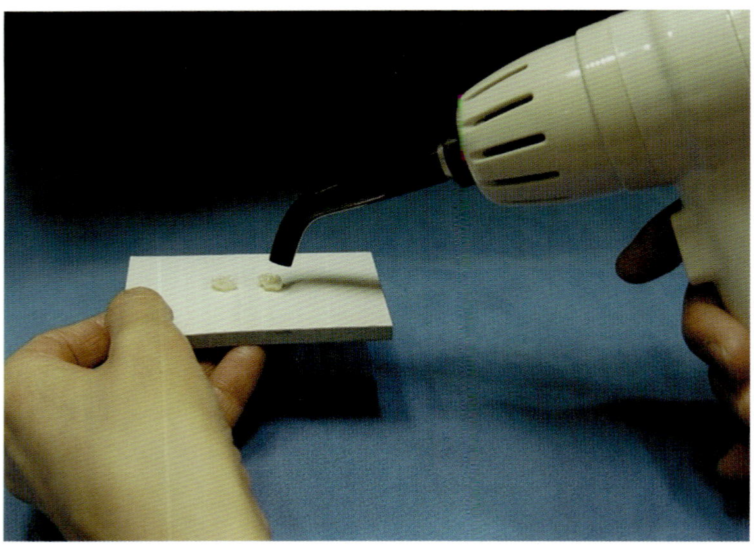

그림 3-49
그 후 할로겐(QTH) 광조사기를 이용하여 약 20초 정도 광중합시킨다 .

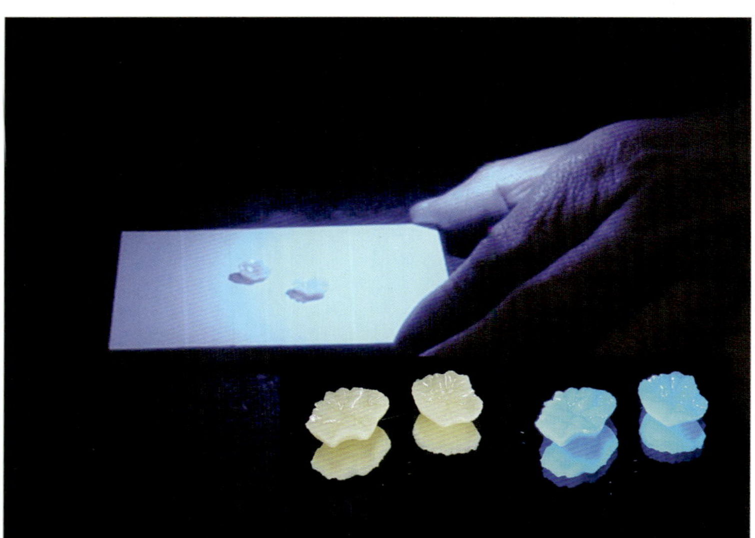

그림 3-50
glazing 후 광중합이 끝난 상태의 레진수복물

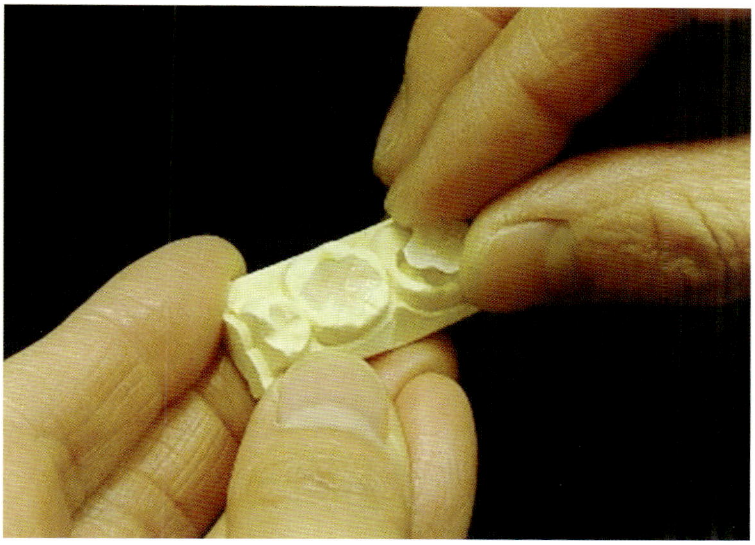

그림 3-51
glazing 후 광중합이 끝난 레진수복물을 모형에 시적한다.

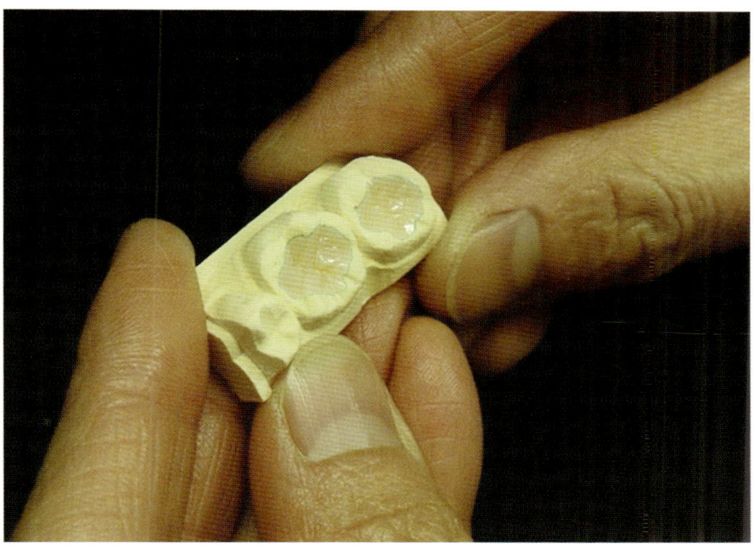

그림 3-52
레진 수복물이 모형에 시적된 상태 확인

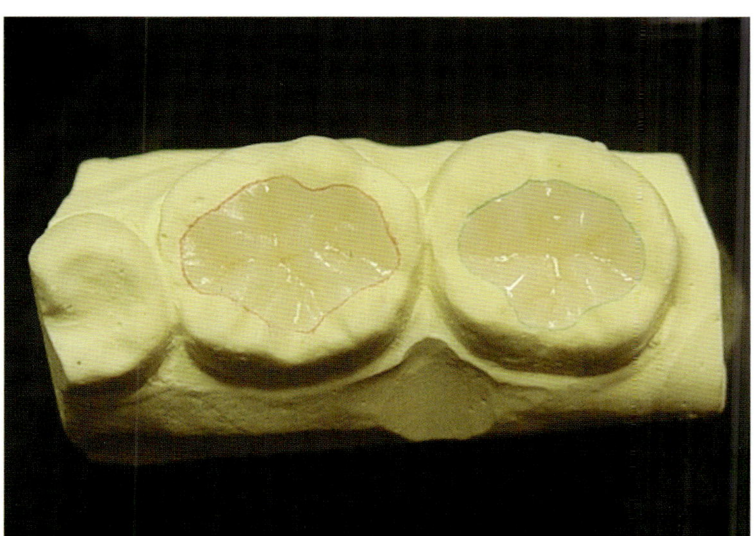

그림 3-53
완성된 레진 수복물을 모형에 시적한 상태

※ 변색된 상아질 부위에 대한 레진 수복물 제작

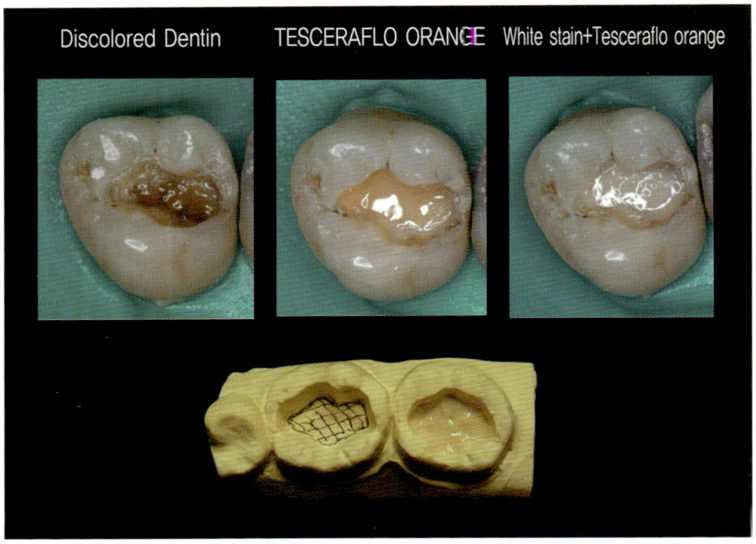

그림 3-54
discolored dentin을 masking 한다. 이때 masking은 Tesceraflo orange만 사용할 경우에는 A3나 A3.5의 색을 내게 된다. 그러나 좀 밝게 하고자 할 경우에는 white stain과 Tesceraflo orange를 mix해서 사용하면 A1이나 A2의 shade가 된다.

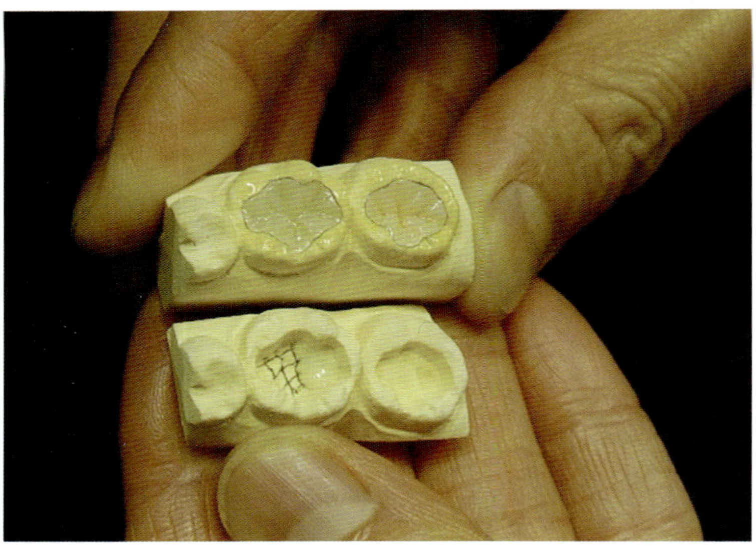

그림 3-55
변색된 치아의 경우 masking을 하지 않을 경우 사진처럼 수복물이 internal reflection으로 인해 표면이 glay color의 색을 띠게 된다.

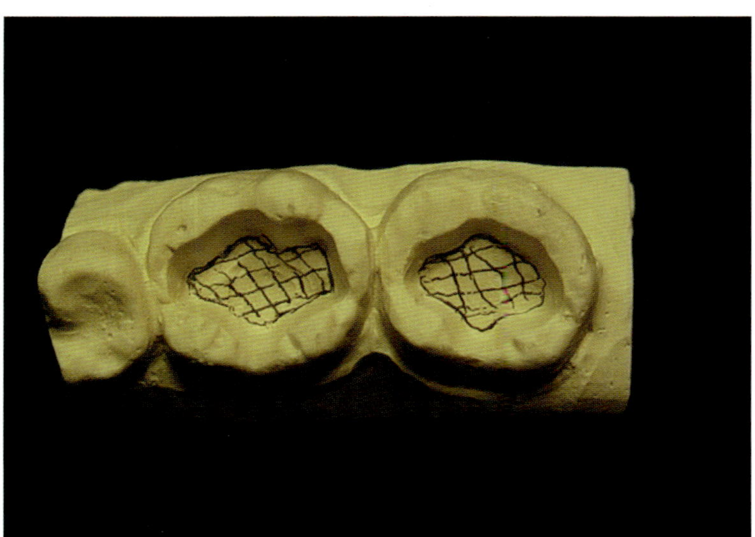

그림 3-56
변색된 dentin에는 모형의 와동저에 검은색 연필로 marking한 후 레진 분리제를 도포하며 base에는 die spacer 대신 레진 분리제를 한 번 더 바른다.

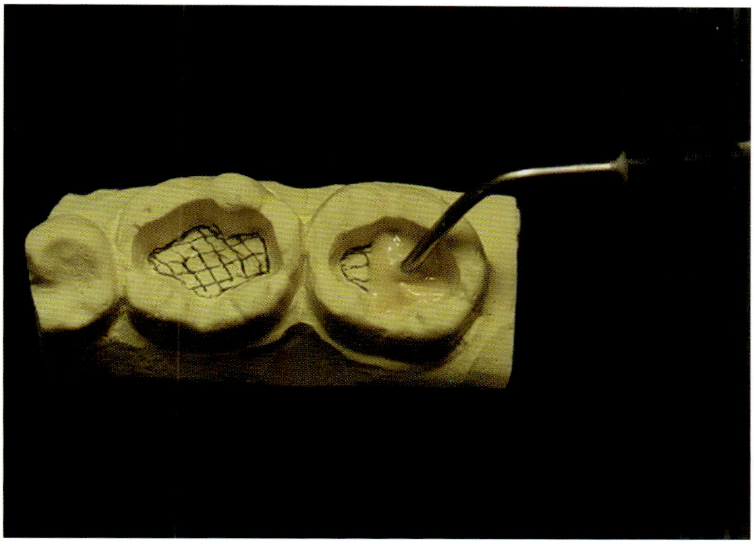

그림 3-57
masking을 하기위해 Tesceraflo orange를 사용할 경우, Tescera opaque은 사용할 필요가 없다.

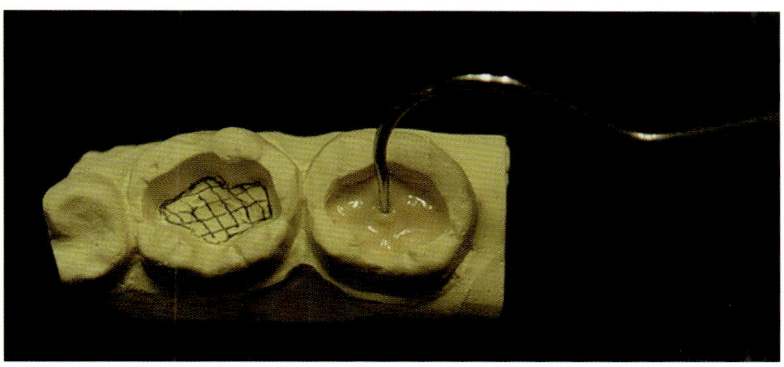

그림 3-58
Tesceraflo orange를 조각도나 explorer를 이용하여 masking 표면을 균일하게 한다.

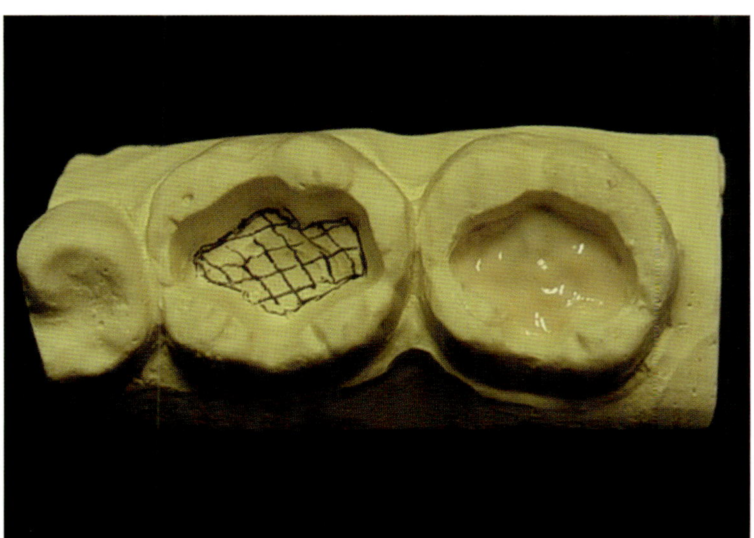

그림 3-59
masking 후, Tesceraflo orange가 균일하게 된 상태

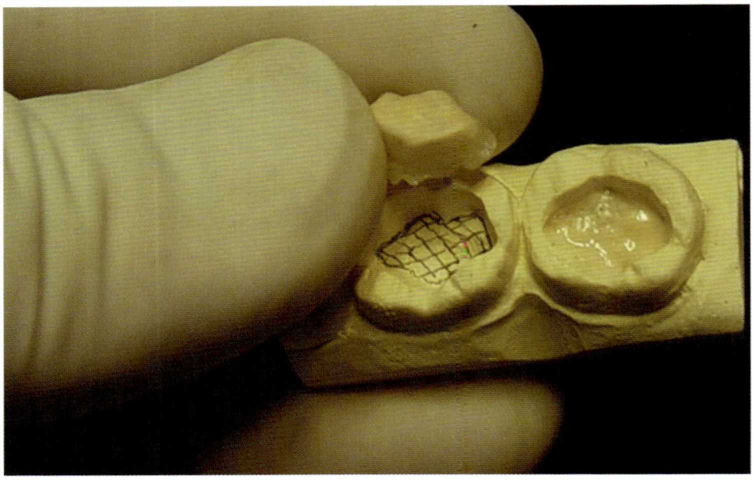

그림 3-60
좌측사진은 완성 후 레진 수복물의 내면 상태

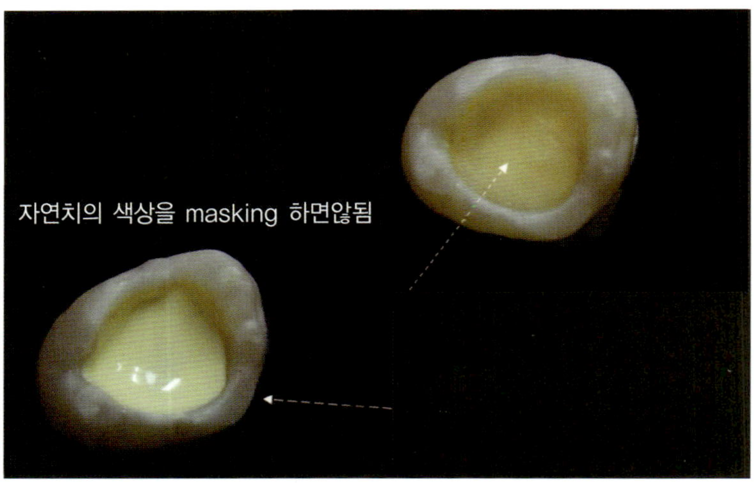

그림 3-61
masking은 변색된 경우만 하며, 변색되지 않은 상아질에는 opaque이나 Tescera dentin, Tesceraflo orange로 masking하면 안 된다.

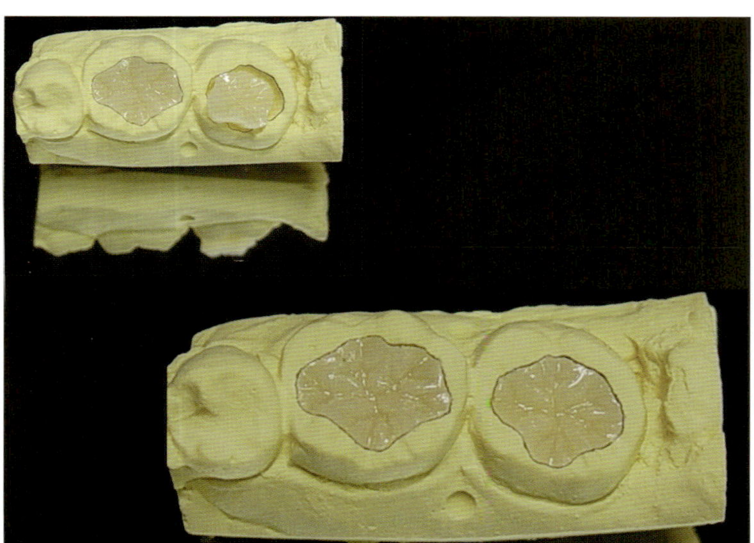

그림 3-62
masking은 변색된 경우만 하며, 변색되지 않은 상아질에는 Opaque이나 Tescera dentin, Tesceraflo orange로 masking하면 안 된다. 그 이유는 자연치의 색상(internal reflection)을 그대로 나타내게 하기 위해서이다.

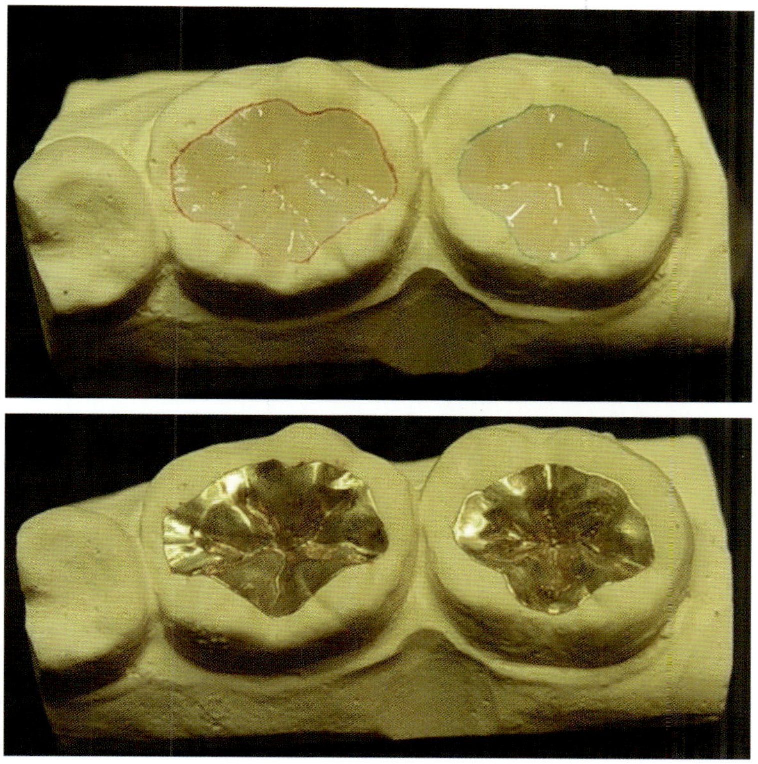

그림 3-63
composite resin Inlay와 gold inlay 비교

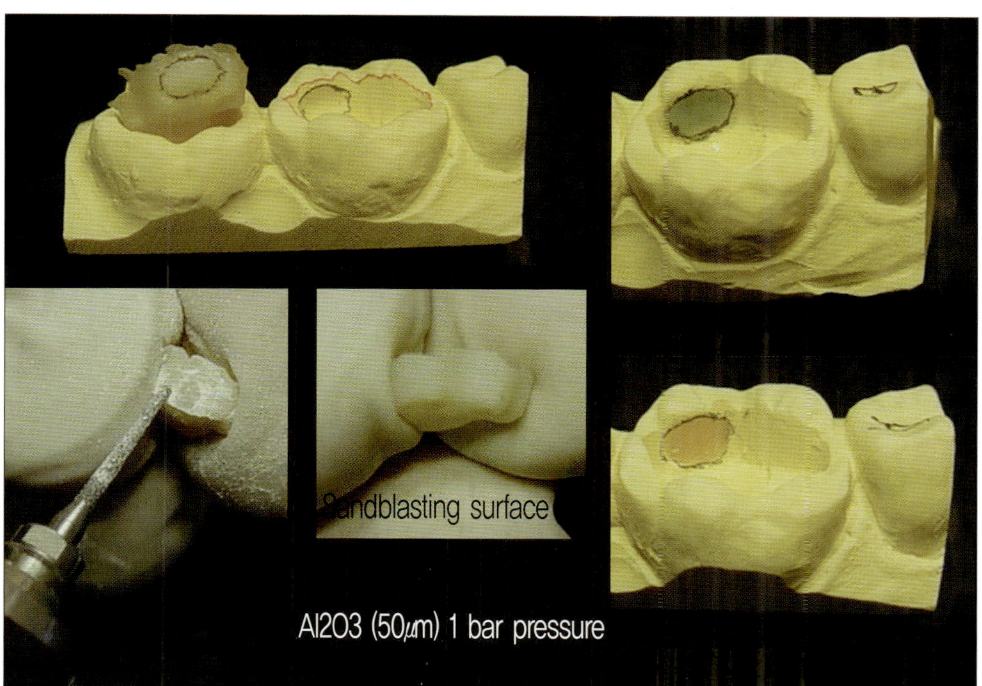

그림 3-64 와동저에 undrecut이 있을 경우, paraffin wax나 치과용 임시 충전재르 block out한다. 이때 paraffin wax로 block out 할 경우에는 반드시 1차 광중합 후 heat cup에 넣어야 한다. 또한, block out하지 않고 할 경우에는 resin 수복물 완성 후 undrecut 부분을 diamond bur로 삭제하면 된다.

※ 모형에서 레진수복물을 제거하여 열중합하는 방법에 대한 과정으로서 2차 모형이 필요 없는 경우의 제작과정

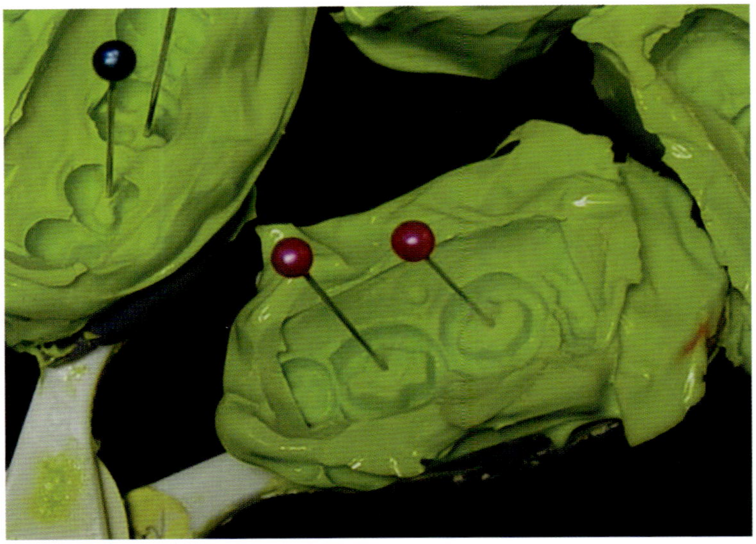

그림 3-65 silicone 인상재의 inlay 정중앙에 pin을 식립한다.

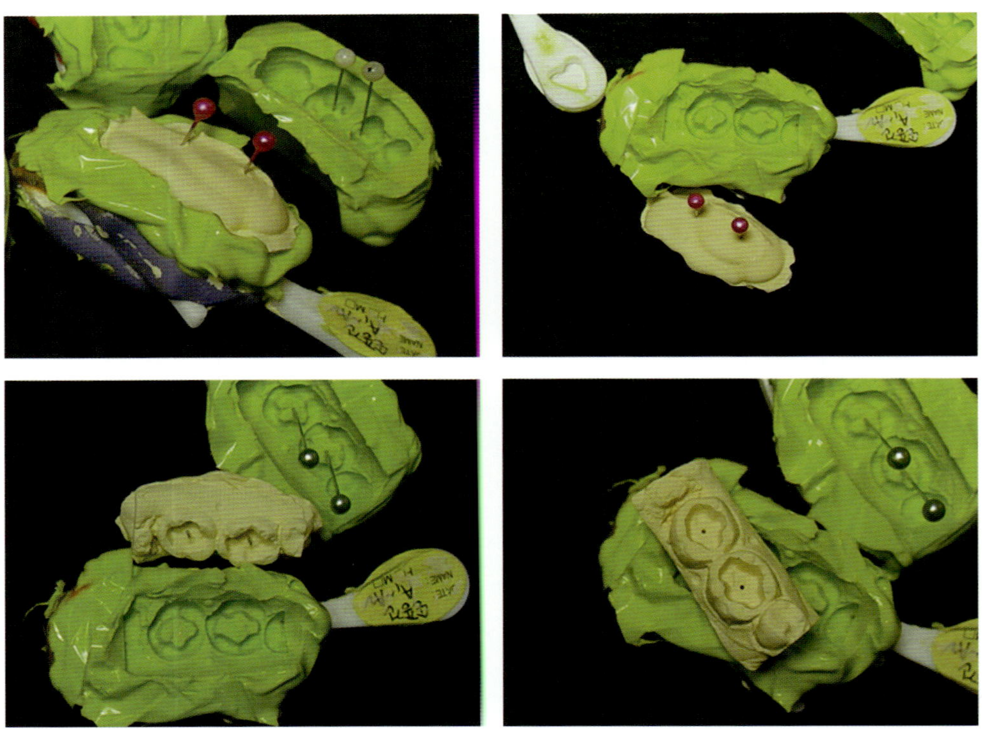

그림 3-66 silicone 인상재의 inlay 정중앙에 pin을 식립한 후 stone을 붓는다. stone이 경화되면 인상재에서 stone모형을 분리한 후 pin을 빼면 pin hole이 형성된다.

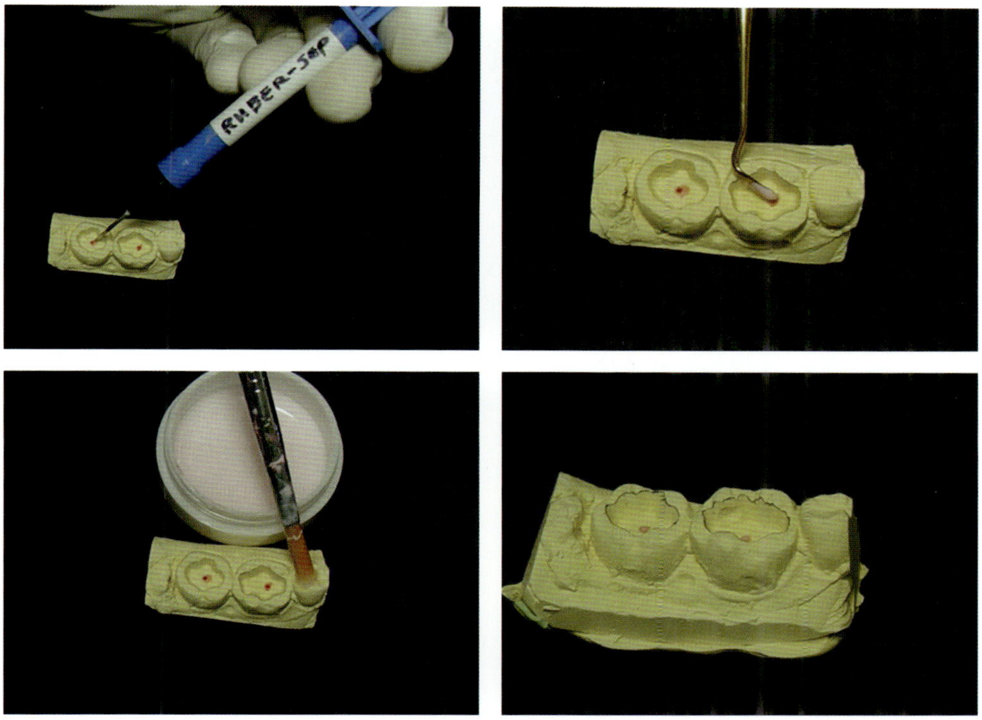

그림 3-67 형성된 pin hole은 레진 축성을 위해 분리제를 바르기 전에 pin hole을 paraffin wax, rubber separator, Tesceraflo 등으로 메꾼다 이때 pin hole을 메꾸는 이유는 레진 압접시 레진이 빠져 나가는 것을 방지하기 위함이다.

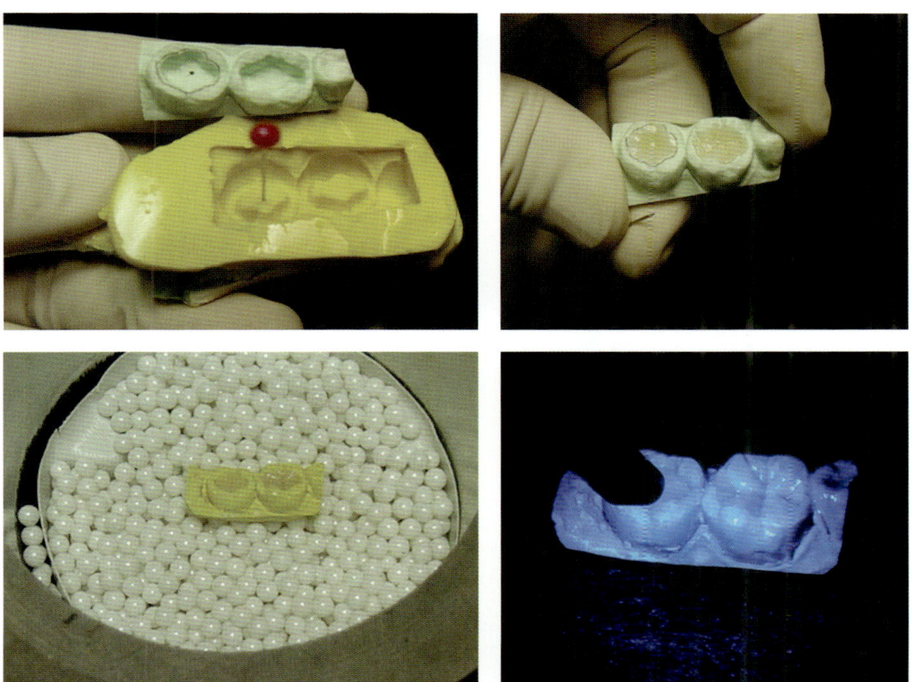

그림 3-68 레진 수복물을 모형에 장착한 상태에서 광중합(light cup)한 후 반드시 light gun을 이용하여 20초 이상 광조사한다.

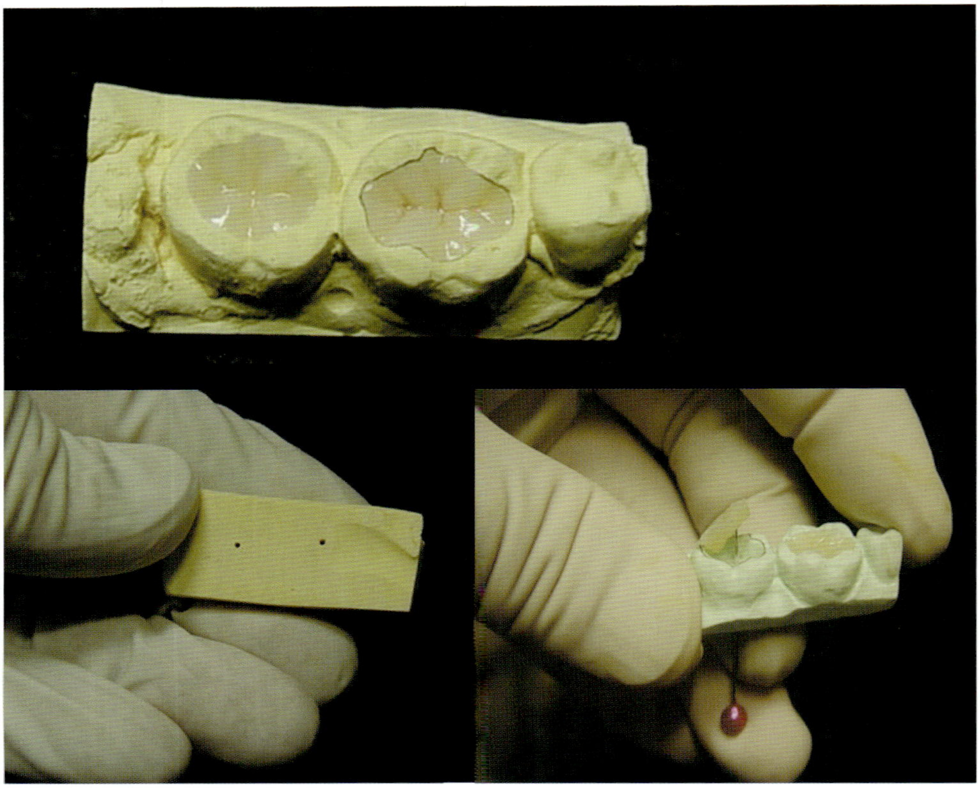

그림 3-69 광중합이 끝난 레진수복물을 pin hole을 pin으로 밀어서 뺀 후 heat cup에서 열중합한다.
이때 레진 수복물만 분리하여 열중합을 시키는 방법으로 할 때는, 모형이 손상되지 않도록 충분한 강도를 얻기 위해서 초경석고를 이용하거나 hardener를 사용한다. 또한 열중합시킨 후, 모형에서 resin 수복물 제거시 레진이 붙지 않고 잘 제거되도록 하기 위해 wax 분리제를 바른다.

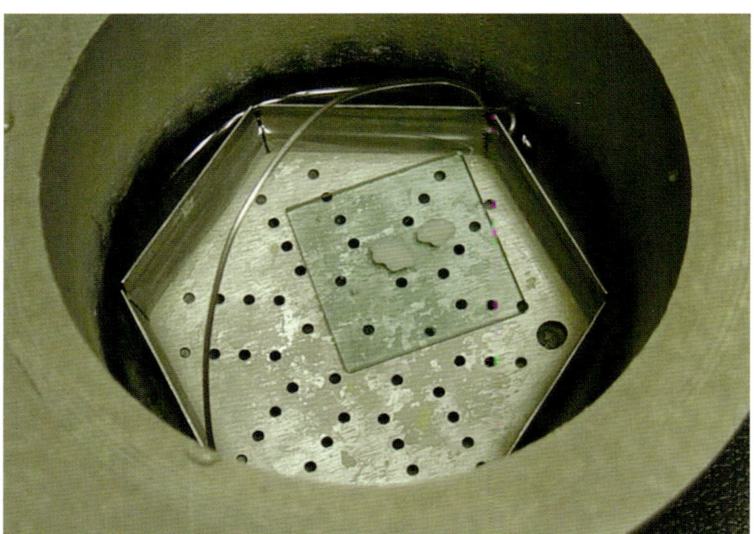

그림 3-70
레진수복물만 제거하여 열중합시키는 경우이며 heat cup에 물은 basket 높이까지 채운다.

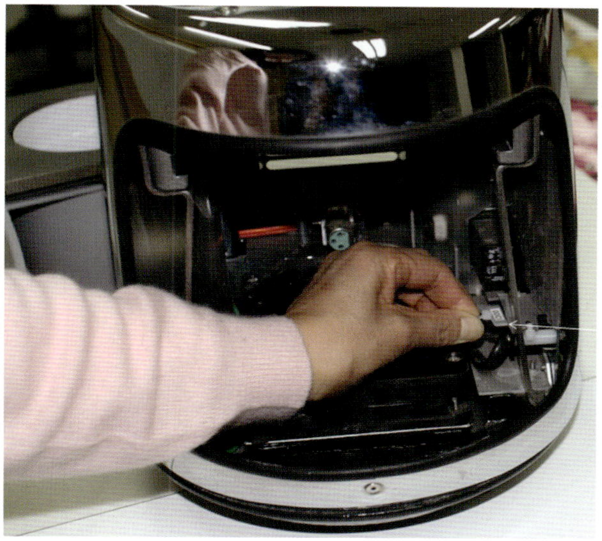

그림 3-71
열중합 시간을 12분 정도로 단축시키기 위해서 Tescera ATL본체 내부의 토큰을 빼낸다.

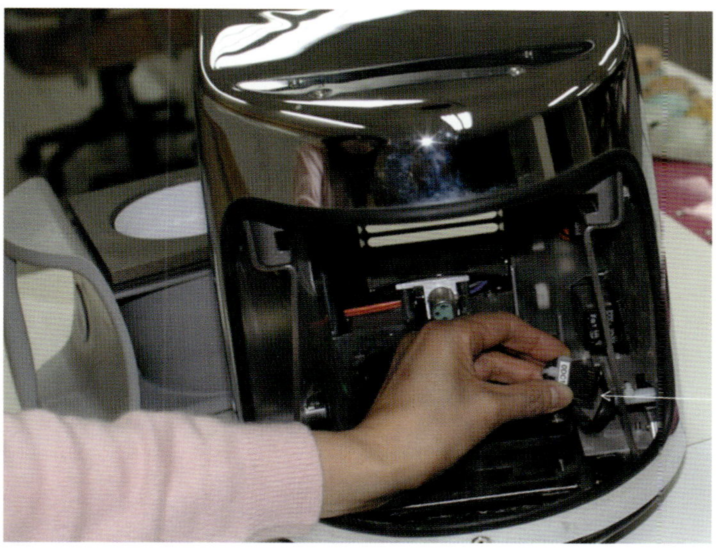

그림 3-72
Tescera ATL본체 내부의 토큰을 빼낸 상태

※ 여러 종류의 Polishing 도구

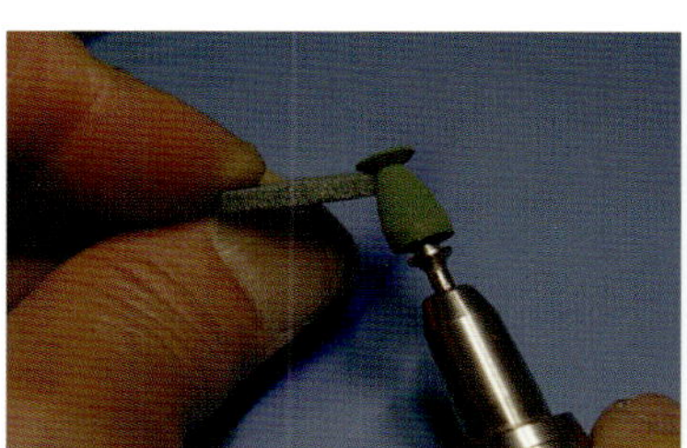

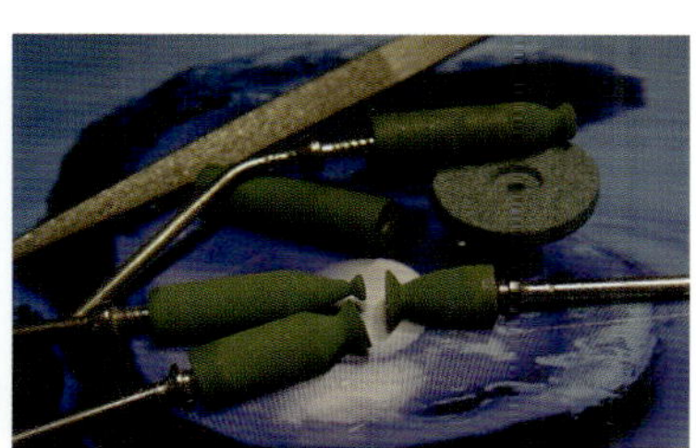

그림 3-73
rubber point를 stone wheel이나 diamond dresser에 trimming하여 사진과 같이 cone 모양으로 조정한다.

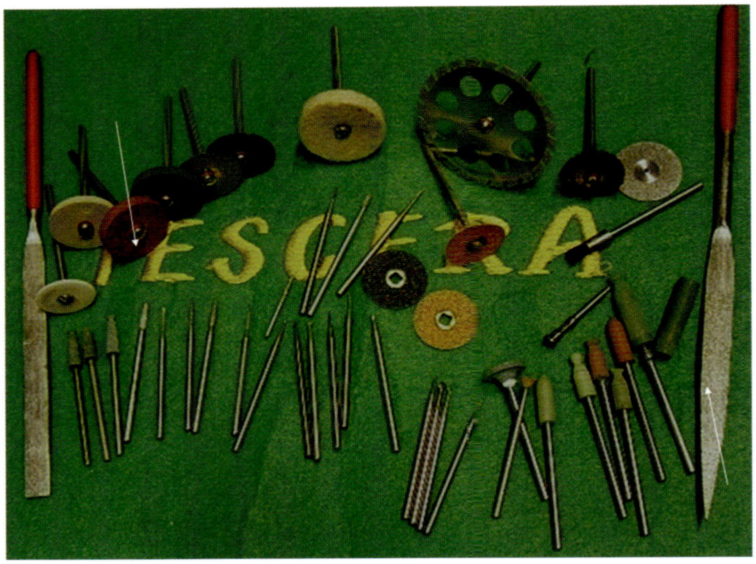

그림 3-74
각종의 polishing 도구

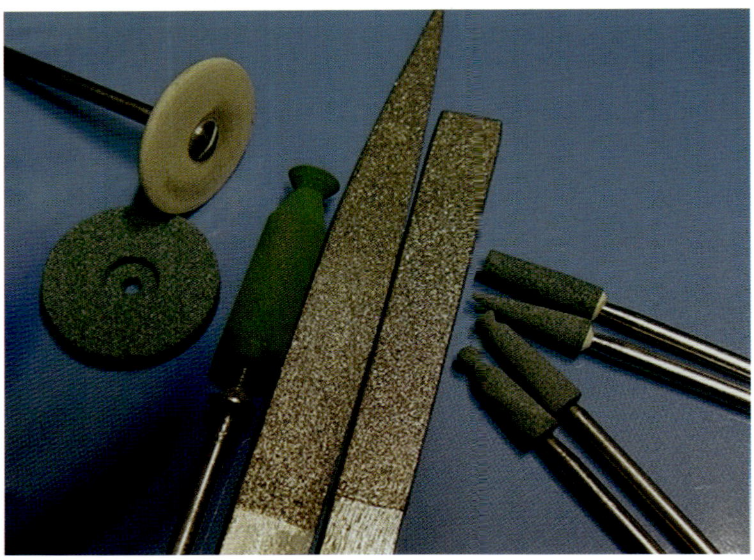

그림 3-75
stone wheel이나 diamond dresser를 이용하여 trimming한 rubber point, rubber wheel, stone point

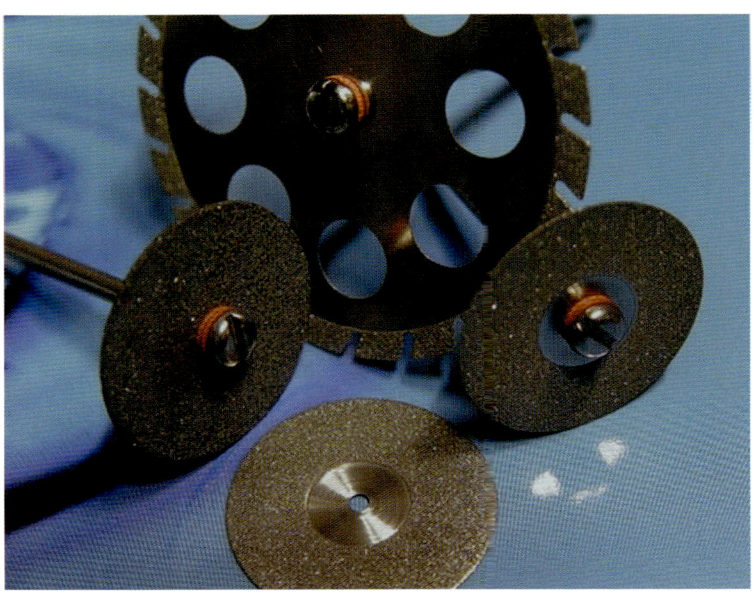

그림 3-76
carborundum disk & diamond disk

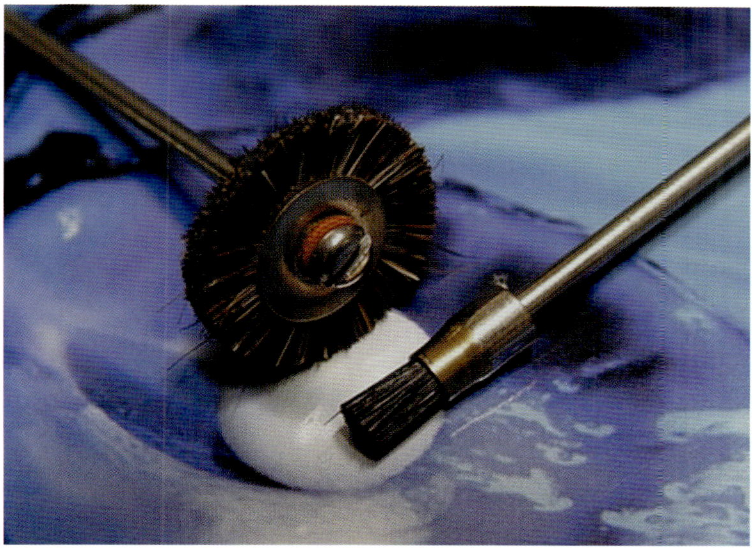

그림 3-77
brush wheel & point

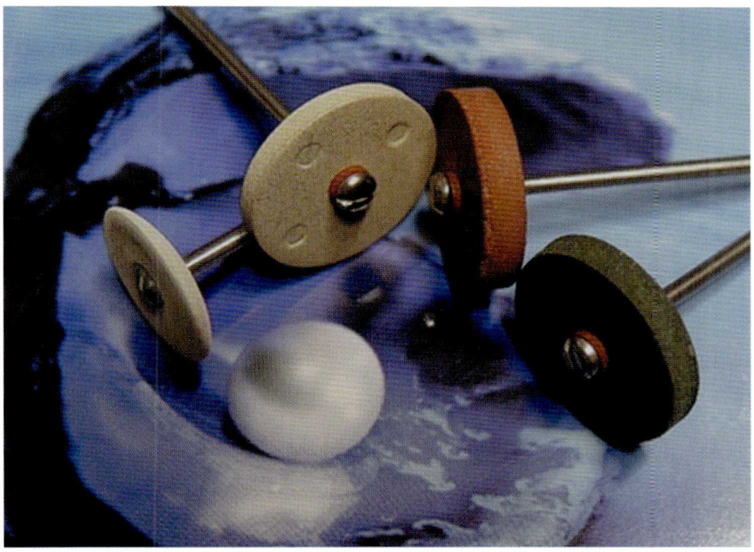

그림 3-78
rubber wheel

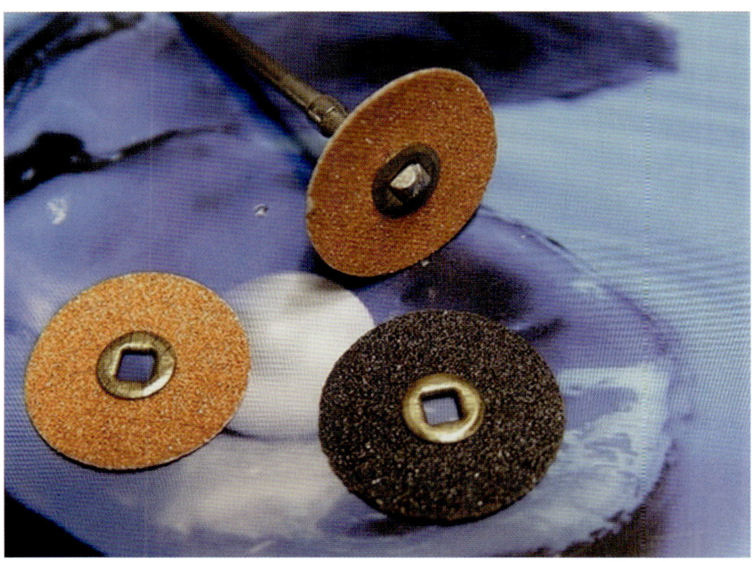

그림 3-79
sand paper disk

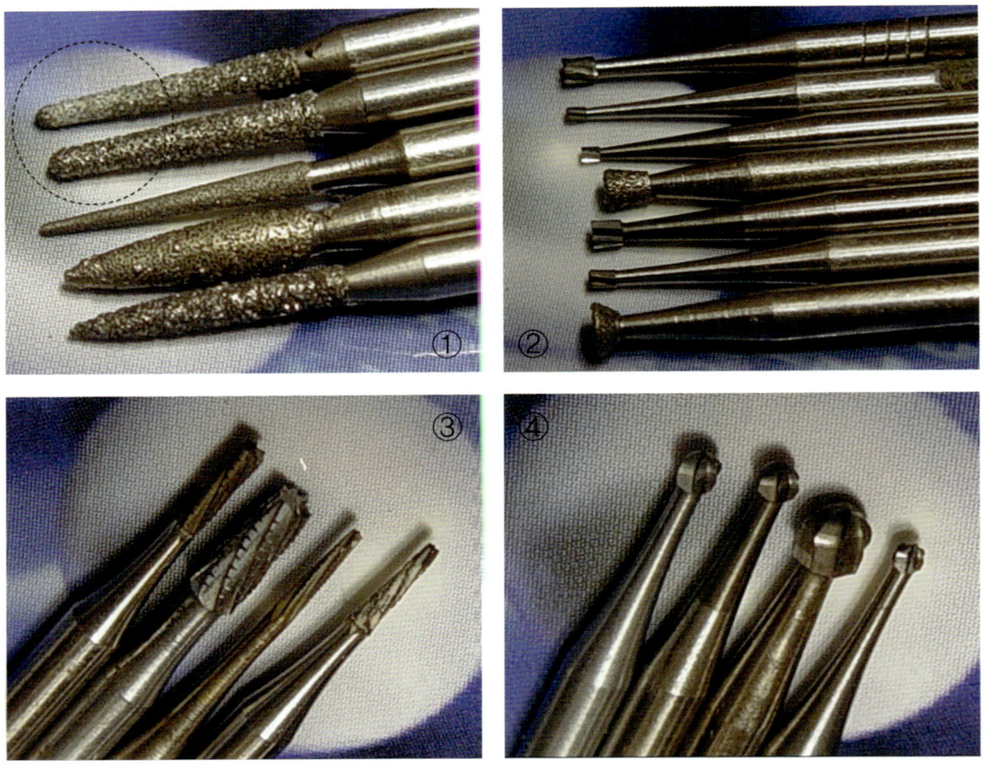

그림 3-80 ① diamond bur ② inverted cone bur ③ fissure bur ④ round bur

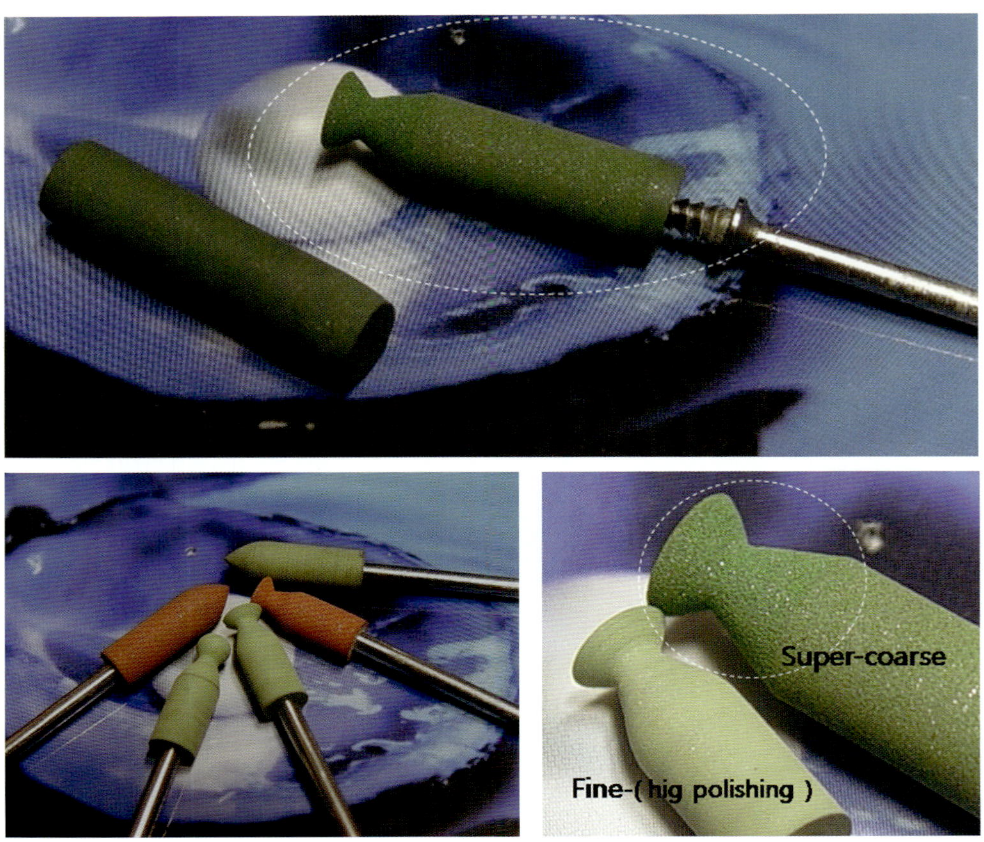

그림 3-81 rubber & silicone point
rubber 단계(super coarse, coarse, medium, fine)

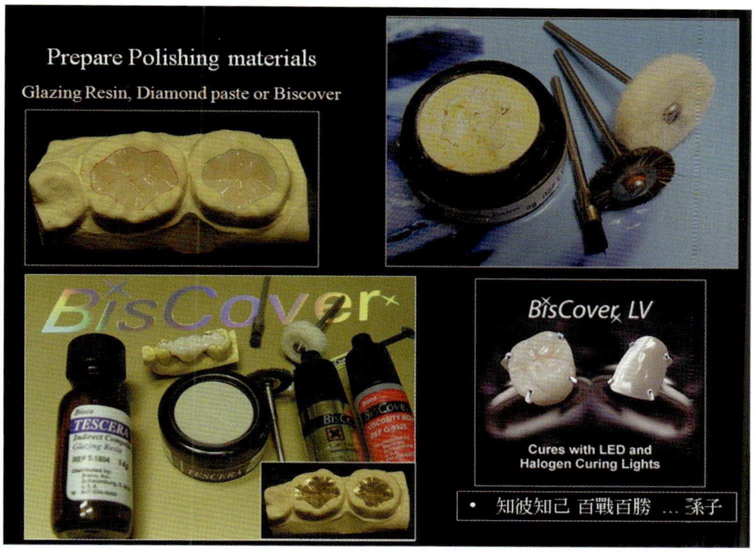

그림 3-82
연마 : Glazing Resin, Diamond Paste or Biscover

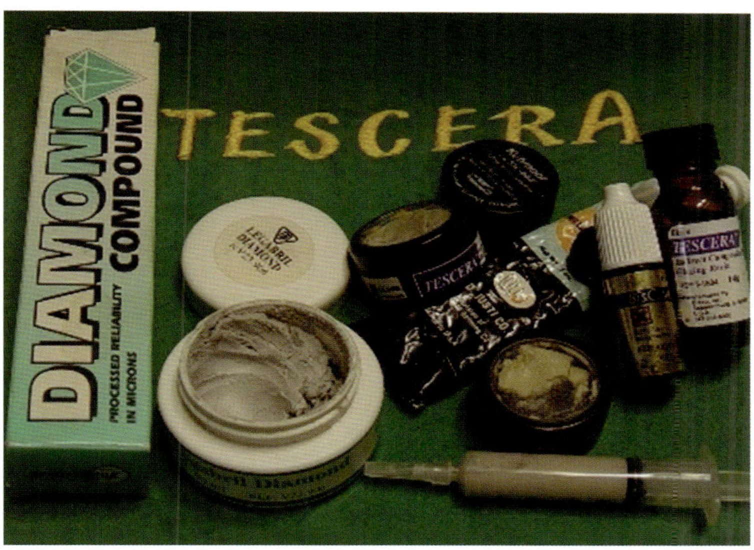

그림 3-83
연마제 : Glazing Resin, Diamond Paste & Compound

Diamond paste를 이용하여 polishing할 경우 레진수복물 내면에 묻어있는 Diamond paste를 깨끗이 제거해야 cement을 이용한 접착이 잘된다.

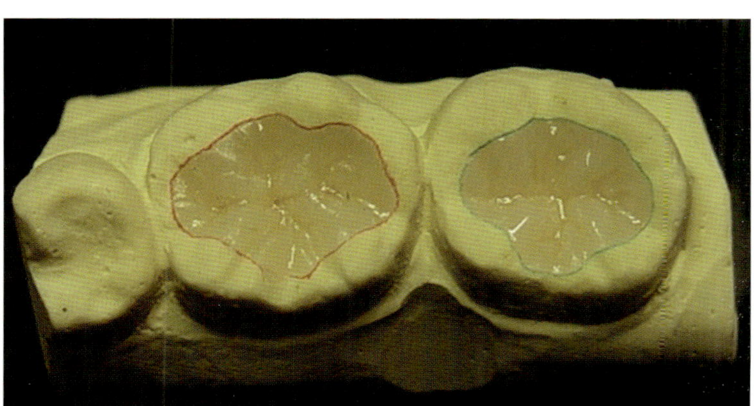

그림 3-84
완성된 레진수복물.

제2장 Inlay Class Ⅱ

Inlay Class Ⅱ case의 하악 좌측 6번과 7번의 레진 수복물과 상악 우측 5번과 6번 인접면 맞 contact을 이루는 레진 수복물의 제작 과정이다(그림3-85~116).

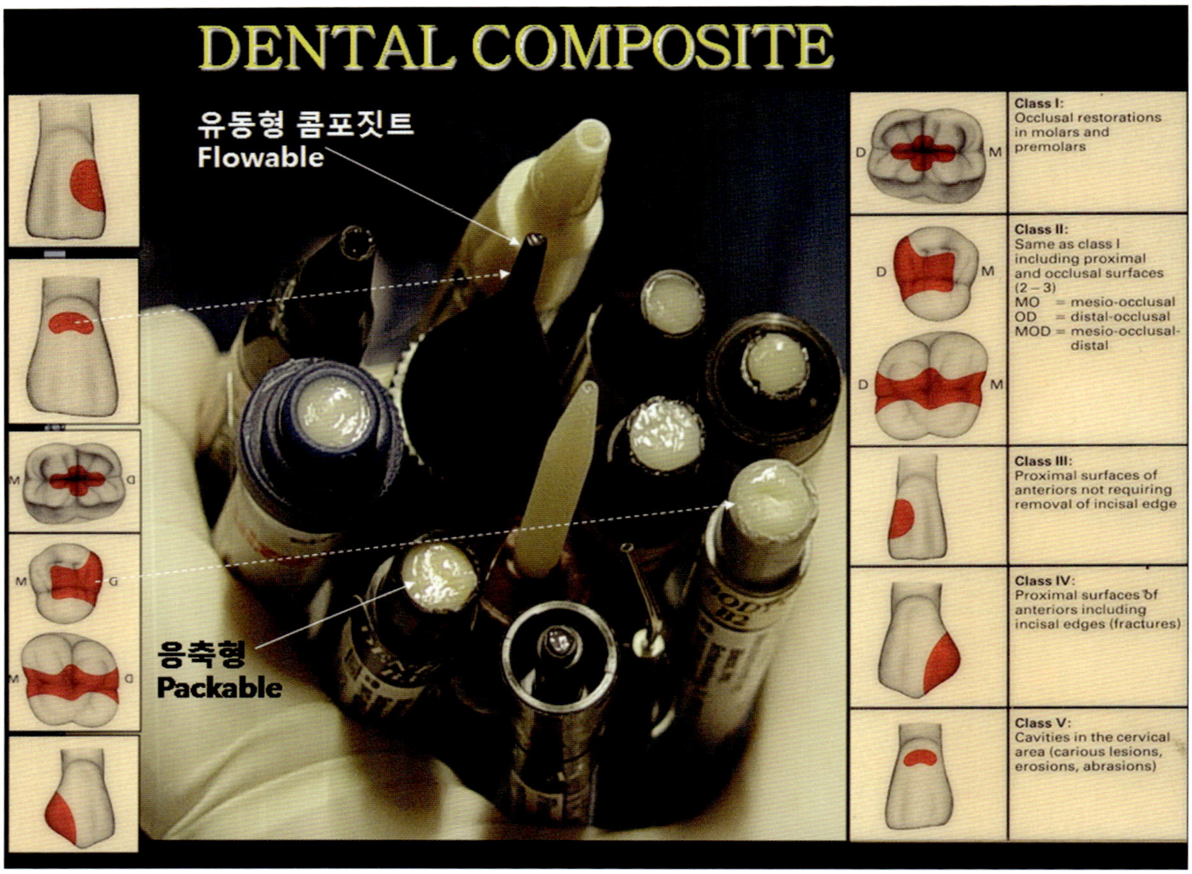

그림 3-85 ClassⅠ, ClassⅡ, ClassⅣ의 저작압에는 주로 압축강도가 높은 pakable composite resin을 사용하며, ClassⅢ, ClassⅤ에는 주로 압축 강도가 낮은 flowable composite resin을 사용한다.

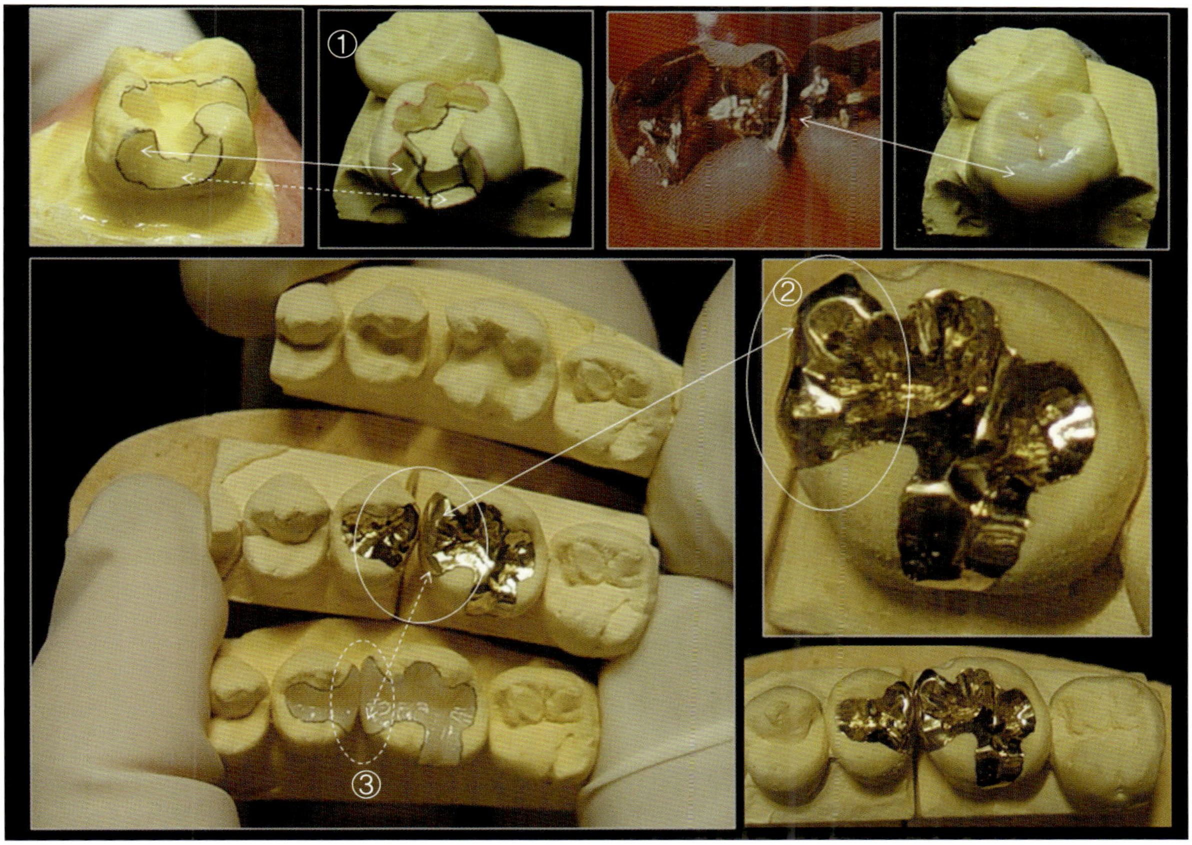

그림 3-86 ① wide gingival floor는 1~1.5 mm의 충분한 넓이를 가져야 inlay수복물의 인접면이 fracture 되지 않는다. ② gold inlay의 marginal ridge처럼 sharp 하게 되면 fracture의 원인이 되므로 ③ resin inlay에서 처럼 round하게 형성해야 한다.

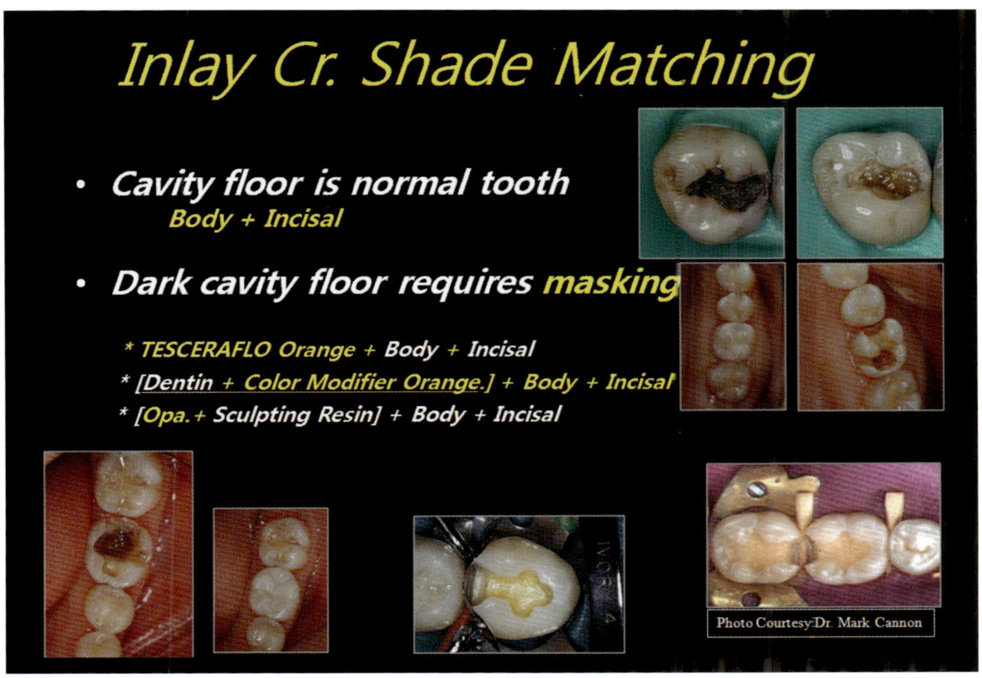

그림 3-87 Inlay & Crown Shade Matching시 정상적인 치아색의 경우에는 Body + Incisal을 혼합하여 사용하며, 변색된 치아색의 경우에는 *TESCERAFLO Orange+Body+Incisal *[Dentin+Color Modifier Orange]+Body+Incisal *[Opa.+ Sculpting Resin]+Body+Incisal을 혼합하여 사용한다.

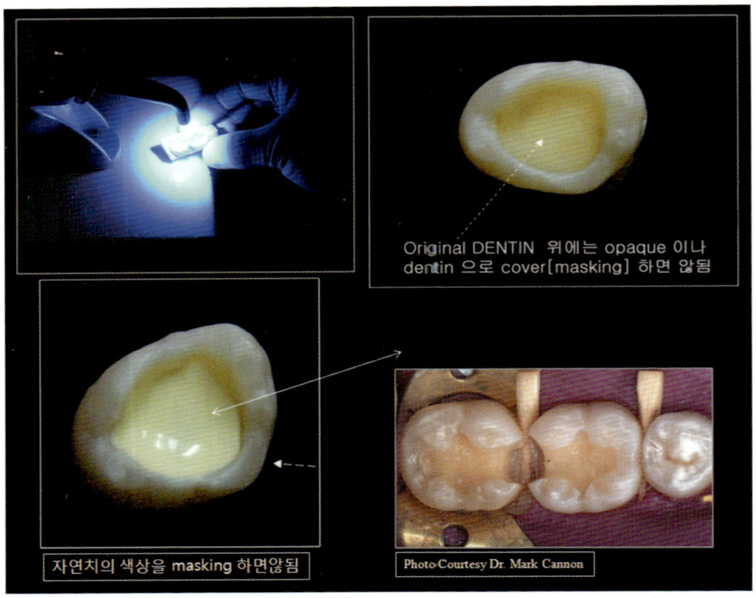

그림 3-88

masking은 변색된 경우만 하며, 변색되지 않은 상아질에는 opaque나 Tescera dentin, Tesceraflo orange로 masking하면 안된다. 그 이유는 자연치의 색상(internal reflection)을 그대로 나타내게 하기 위해서이다.

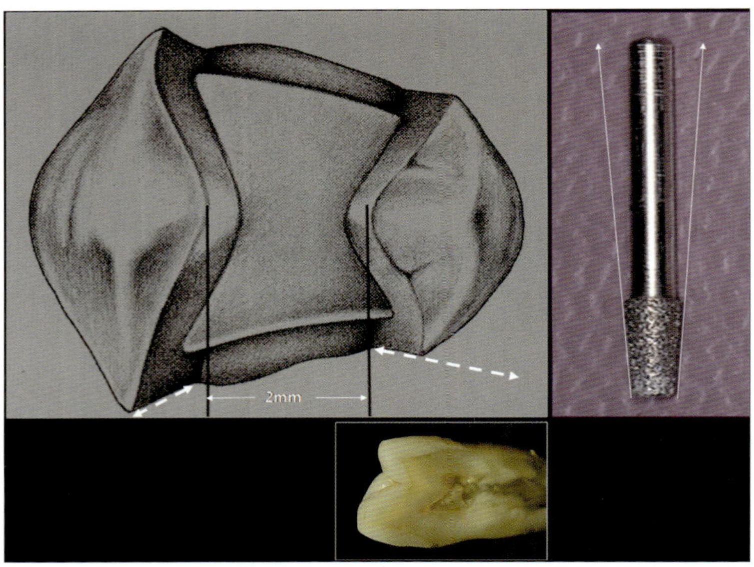

그림 3-89

와동 형성시 diamond bur의 경사각도는 6~12°를 사용한다. wide gingival floor는 약 1~1.5 mm를 유지하며, width는 약 2 mm를 유지하고, depth 또한 약 2 mm로 형성되어야 fracture를 방지할 수 있다.

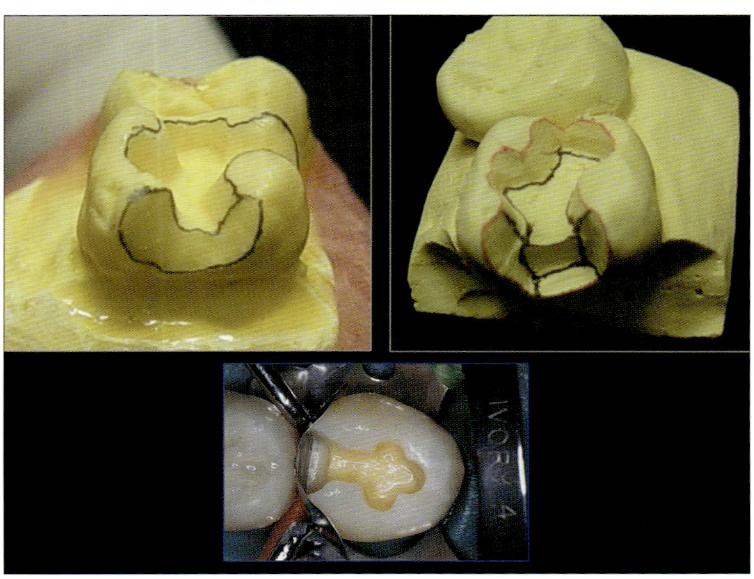

그림 3-90

좌측사진은 우측사진처럼 gingival floor가 형성되어 있지 않기 때문에 fracture 되기 쉽다.

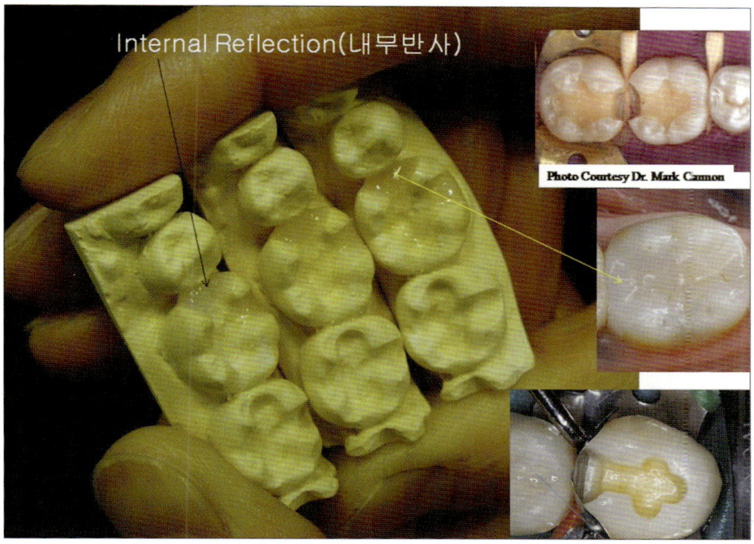

그림 3-91
검은색 화살표는 gingival floor에서 와동 저면까지 진주(Tescerat incisal frost)빛, 즉 밝은색의 incisal composite resin을 축성한다. 이와 같이 incisal의 밝은색을 축성하는 이유는 marginal ridge부분이 밝은색이기 때문에 내부반사가 이루어 지도록 하기 위함이다. 노란색 화살표는 어두운 색의 composite resin을 사용했을 경우, 레진 수복물의 교합면에 gray색이 나타나는 것을 볼 수 있다.

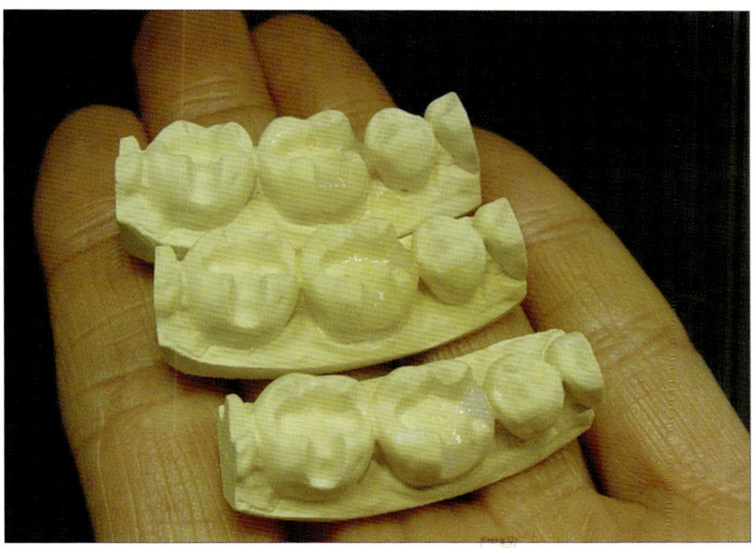

그림 3-92
모형에 dowel pin을 사용하지 않고 제작한 경우이다. 인접면 와동부위에 밝은색 레진을 축성한다.

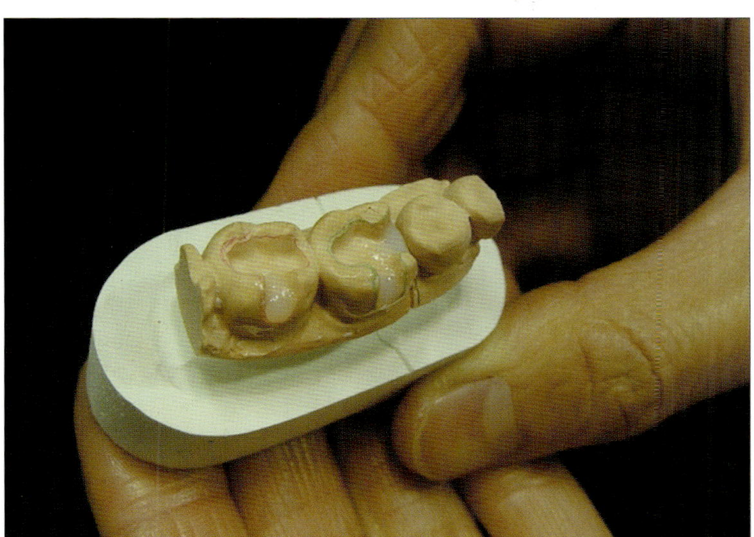

그림 3-93
레진을 축성한 후 협면의 와동부위(buccal groove)에는 occlusal shade에 맞는 incisal composite resin을 축성한다. 그러므로 사진에서 인접면 와동부위와 협면의 와동부위의 레진 색이 다르게 나타나는 것을 알 수 있다.

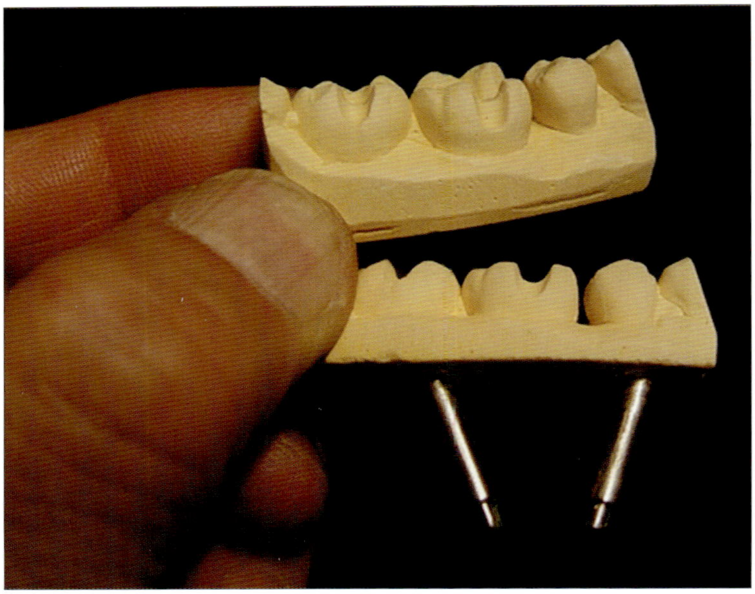

그림 3-94
92과 같은 경우의 모형이며, dowel pin을 사용한 경우이다.

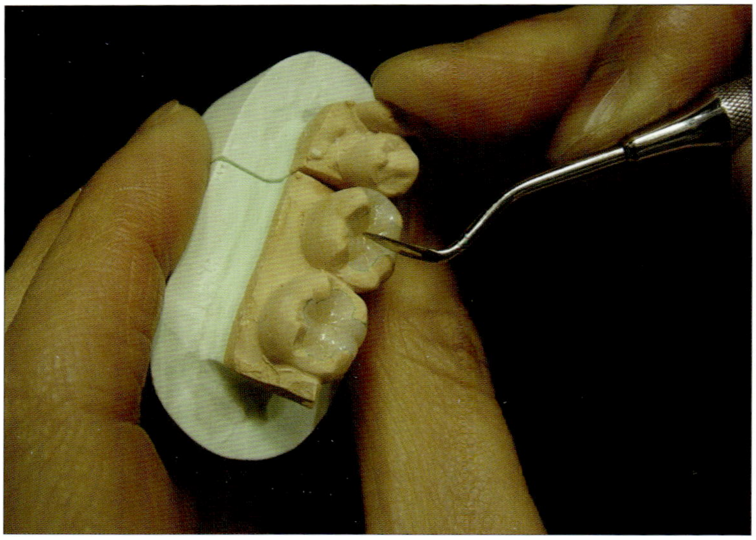

그림 3-95
body ~incisal 축성 후 조각도를 이용하여 교합면을 형성한다.

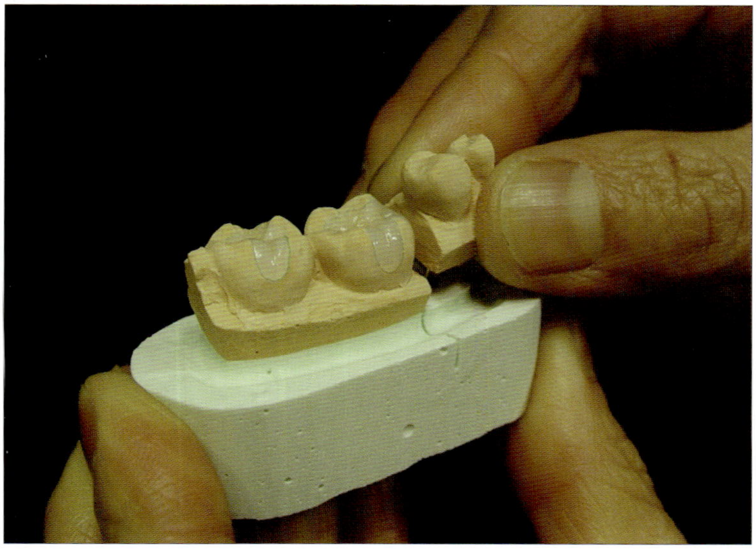

그림 3-96
인접면의 contact 부분이 잘 되었는지 맞춰본다(협면).

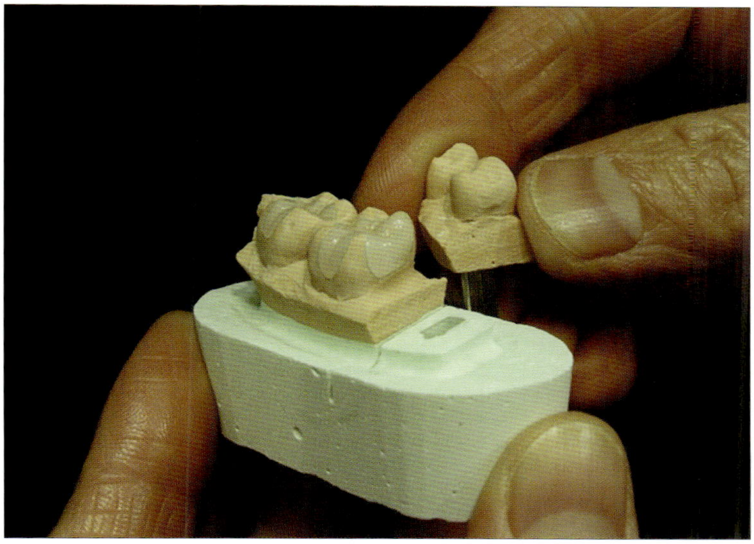

그림 3-97
인접면의 contact 부분이 잘 되었는지 맞춰 본다(근심면).

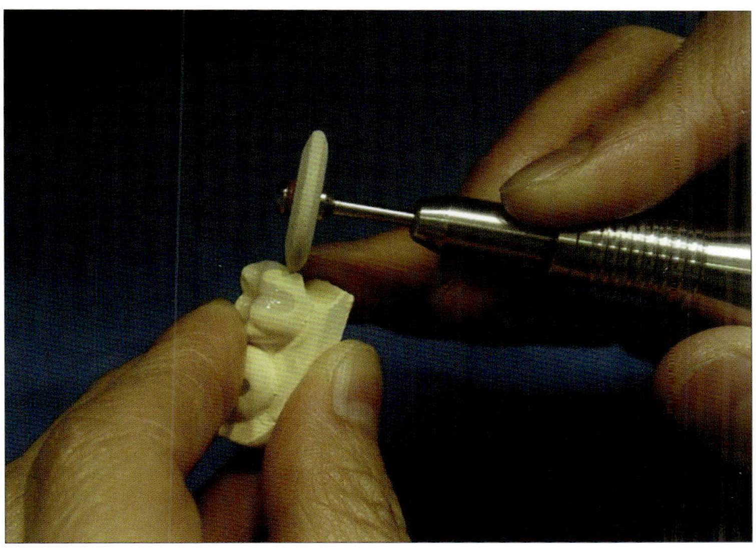

그림 3-98
인접면 와연부위 trimming시 흰색의 부드러운 rubber wheel을 사용한다(green색의 강한 rubber wheel을 사용하게 되면 모형이 깍일 우려가 있다. 즉 short margin이 되기 때문이다).

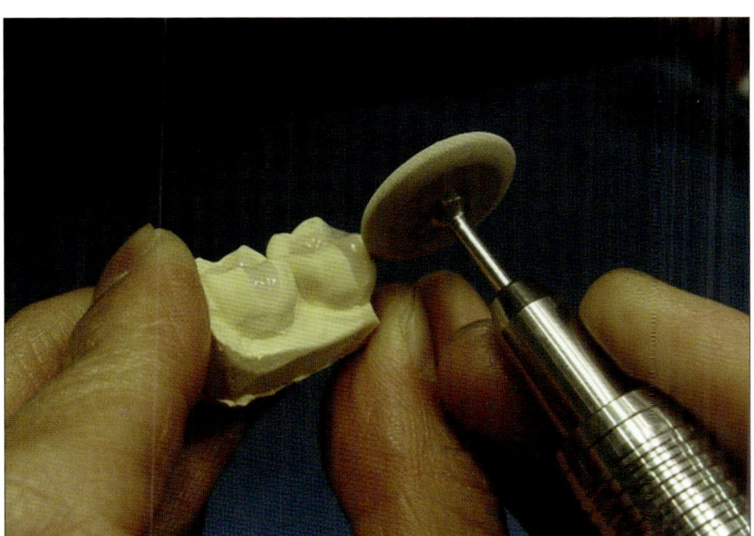

그림 3-99
협견 와연부위 trimming시 흰색의 부드러운 rubber wheel을 사용한다(green색의 강한 rubber wheel을 사용하게 되면 모형이 깍일 우려가 있다. 즉 short margin이 되기 때문이다).

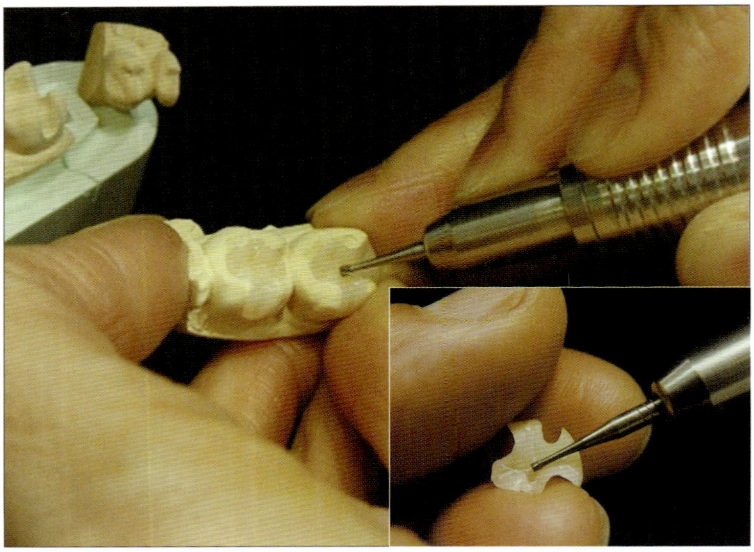

그림 3-100

inverted cone bar(carbide or diamond)를 이용하여 central pit 부위부터 시작하며 교합면 groove를 형성하는데 사진과 같이 레진 수복물을 모형에 장착시켜서 하는 것이 아니라, 모형에서 제거하여 손으로 잡고 형성한다. 그 후 steam cleaner나 ultra sonic cleaner에 이물질을 제거한 후 dry시킨다.

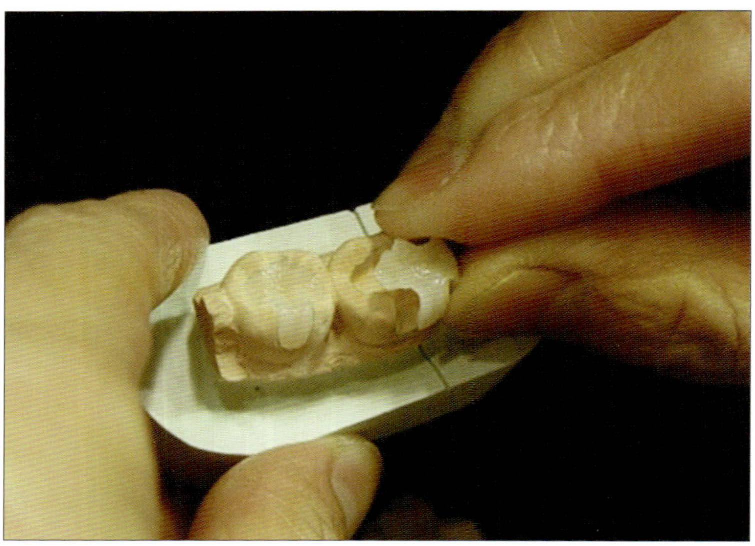

그림 3-101

교합면 groove 형성까지 끝난 후 모형에 맞춰본다.

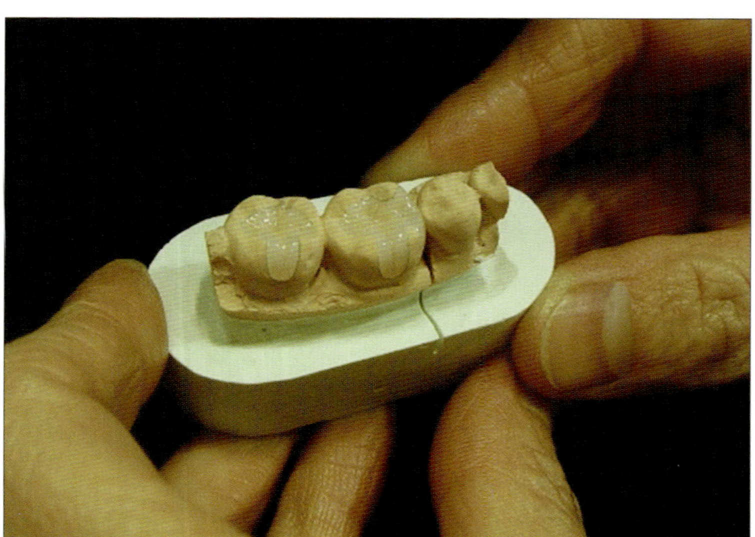

그림 3-102

교합면 groove가 완성된 후 모형에 시적된 상태.

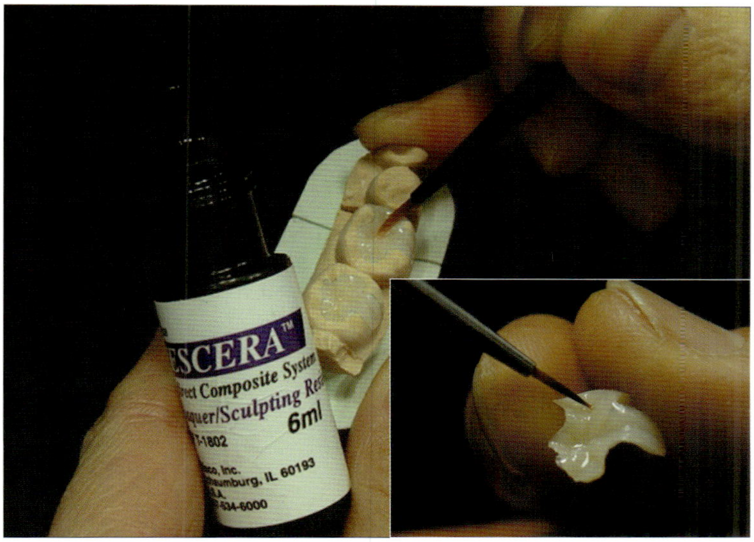

그림 3-103
glazing resin을 붓으로 레진 수복물에 바른다. 0 때 사진과 같이 모형에 장착해서 하게 되면 모형과 접착됨으로 반드시 레진 수복물을 모형에서 제거하여 손으로 잡고 함으로서 내면에 glazing resin이 스며들지 않도록 한다.(diamond paste를 이용하여 high polishing할 수도 있다).

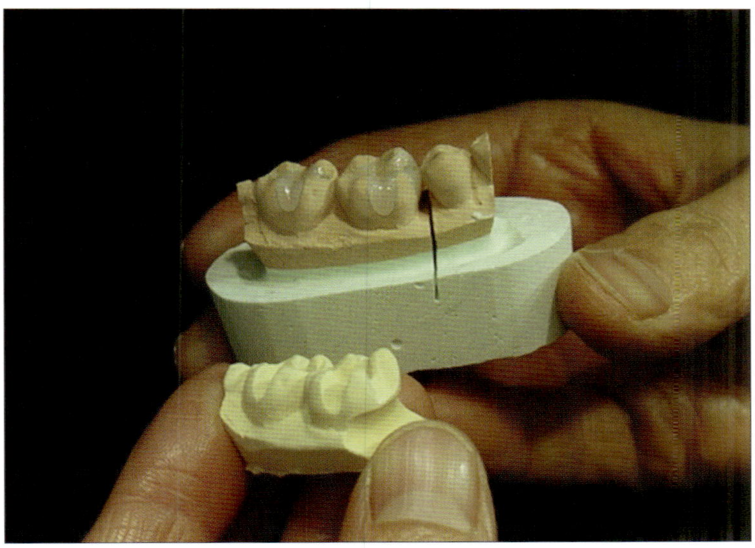

그림 3-104
glaz ng이 끝난 후 완성된 레진 수복물을 시적한 상태

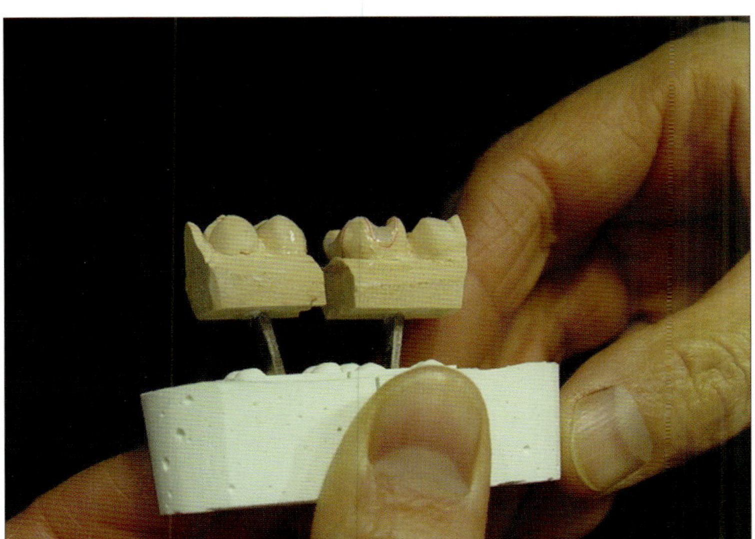

그림 3-105
양 인접면이 contact을 이루는 경우, dowel pin의 각도는 약 15° 이상으로 식립하여 모형을 제작한다.

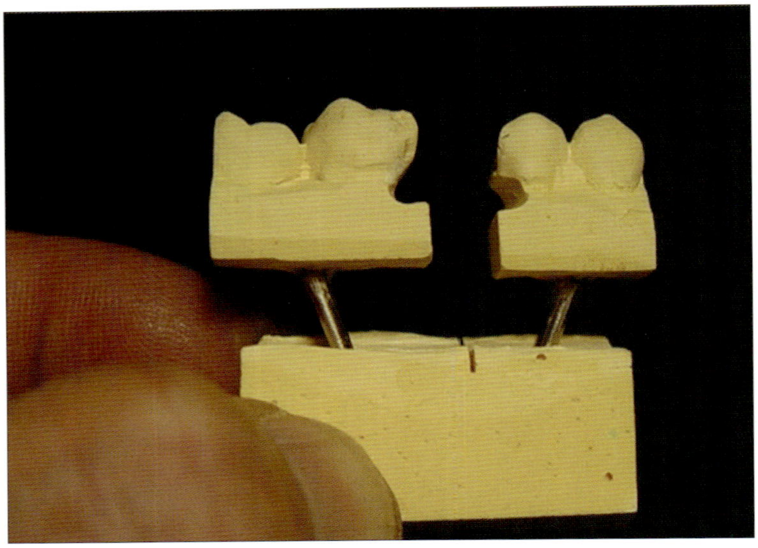

그림 3-106
양 인접면이 contact을 이루는 경우, dowel pin의 각도는 약 15˚ 이상으로 식립하여 모형을 제작한다. Pindex system으로 dowel pin의 각도를 평행하도록 하게되면 레진 축성 후 pin을 뺄 때 인접면이 변형되기 때문이다.

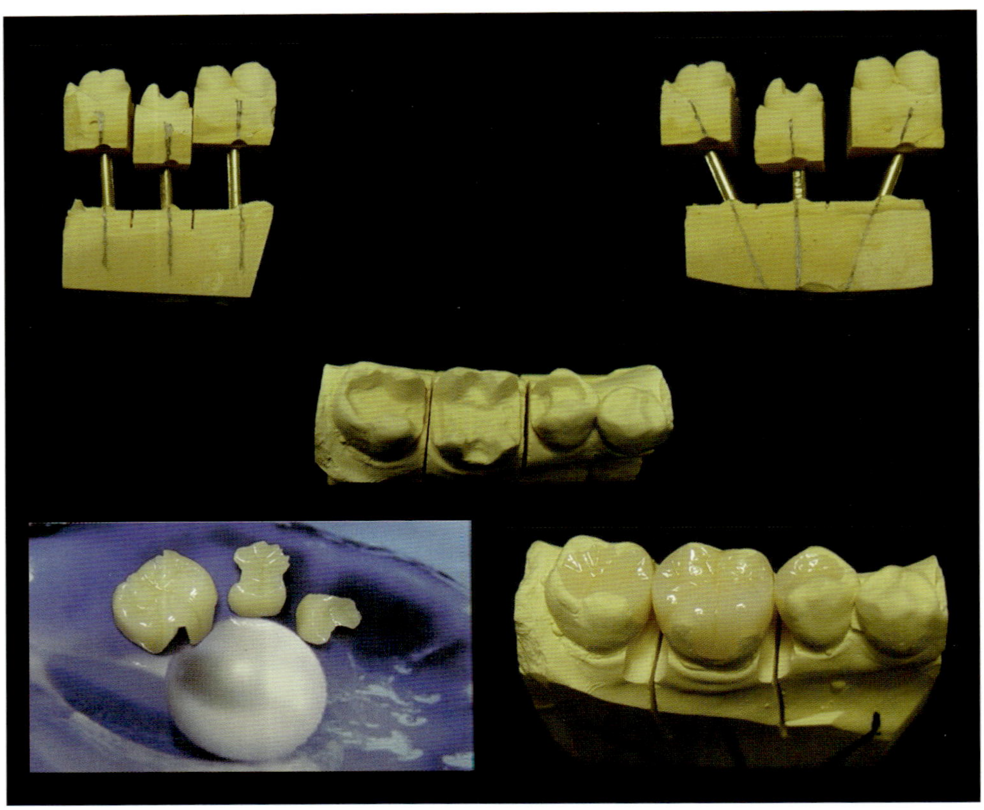

그림 3-107 dowel pin의 각도를 평행하게 제작한 좌측 상단 모형과 15˚ 각도로 형성한 우측상단 모형 비교

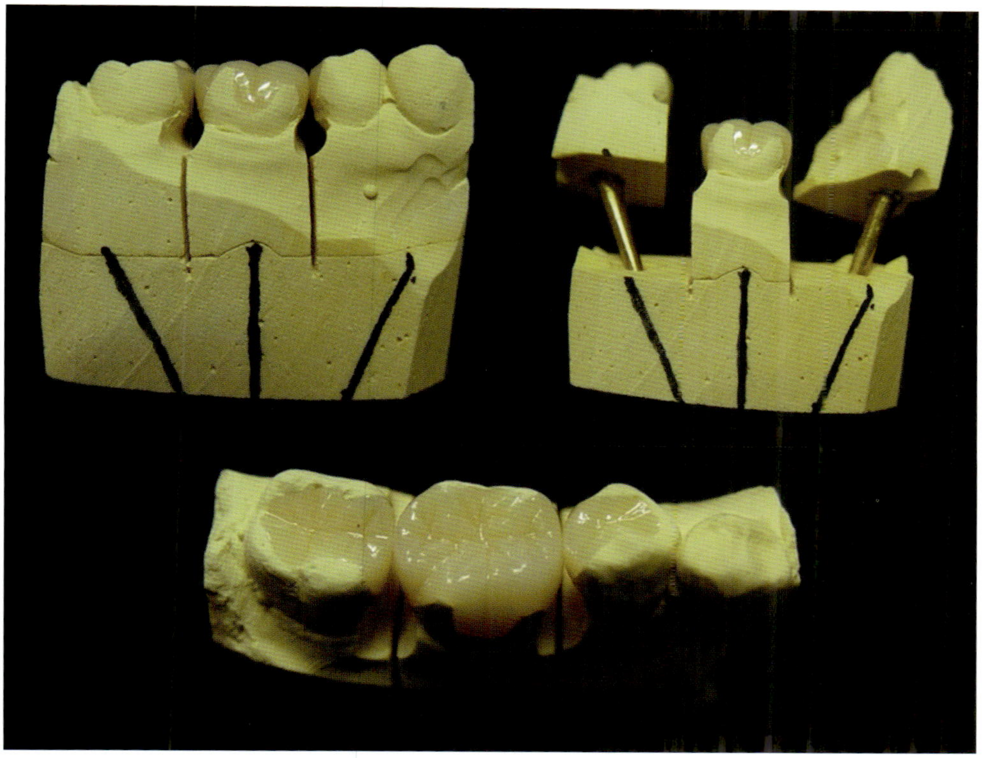

그림 3-108 dowel pin의 각도를 약 15° 이상으로 식립하여 모형을 제작 하였기 때문에 레진 수복물 분리시 인접면 접착으로 인한 변형이 없는 상태

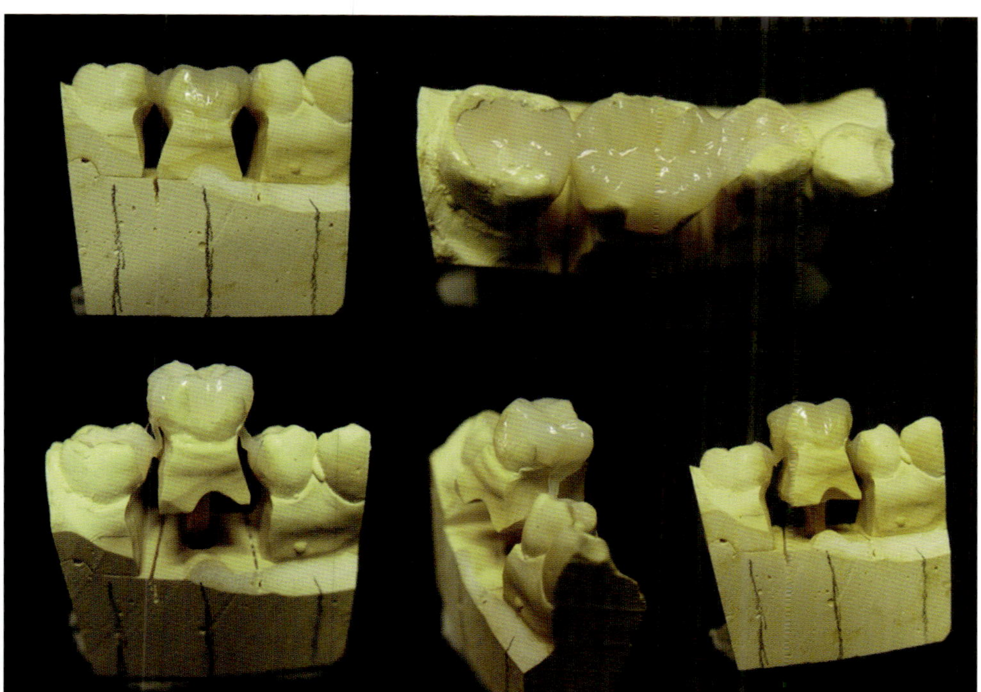

그림 3-109 dowel pin의 각도가 약 15° 이상으로 식립되지 않은 모형에 레진 수복물이 제작되어 분리시 인접면 접착으로 인한 변형이 오는 상태

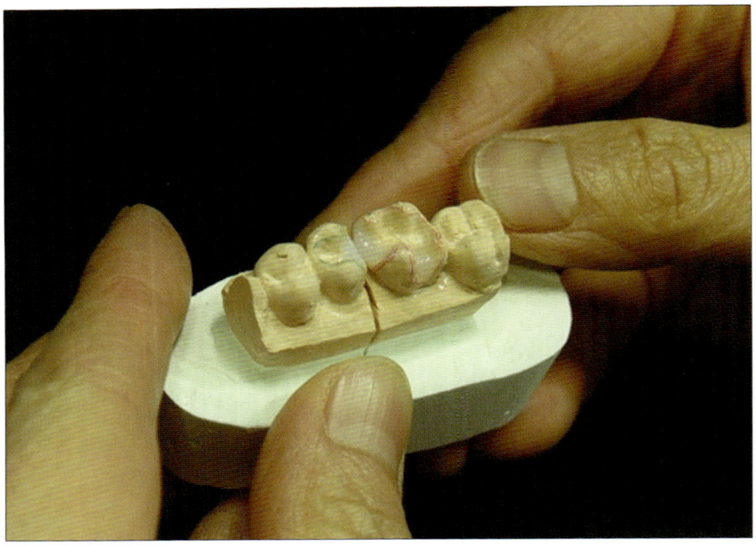

그림 3-110
ClassⅡ의 양 인접면이 contact surface를 이루는 경우(상악 우측 5, 6번) contect의 와동부위에는 진주빛이 나는 incisal frost composite resin을 사용한다. 또한 설측의 와동부위에는 occrusal에 사용하는 Incisal composite resin을 사용하여 축성하고, light cup에 광중합한 후 light gun으로 20초 이상 광조사한다.

Contect의 와동부위에는 진주빛이 나는 Incisal frost composite resin을 사용한다. 또한 설측의 와동부위에는 occlusal에 사용하는 Incisal composite resin을 사용하여 축성하고, light cup에 광중합한 후 light gun으로 20초 이상 광조사한다.

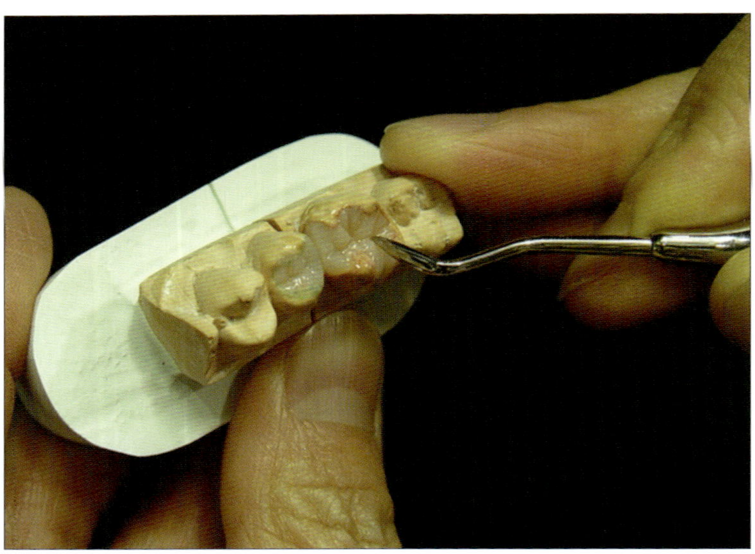

그림 3-111
body~incisal 축성 후 조각도를 이용하여 교합면을 형성한다.

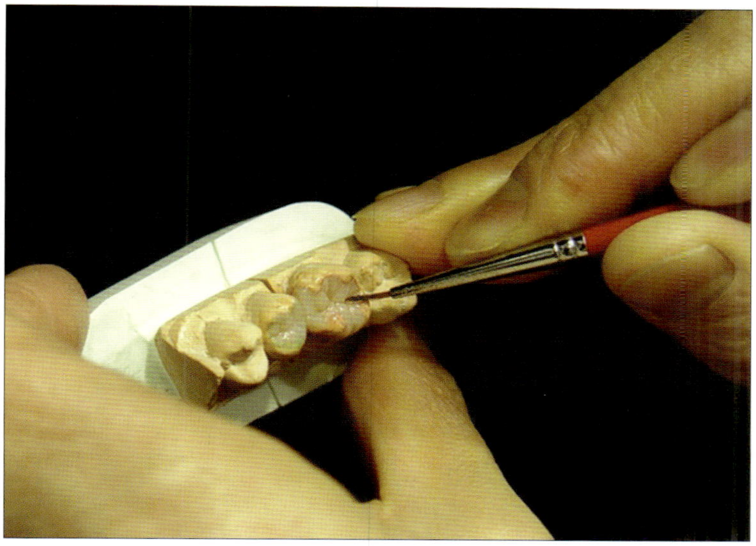

그림 3-112
sculting resin을 붓에 발라서 vanishing 한 후 광중합과 열중합, glazing하여 완성하는 과정들은 동일하다.

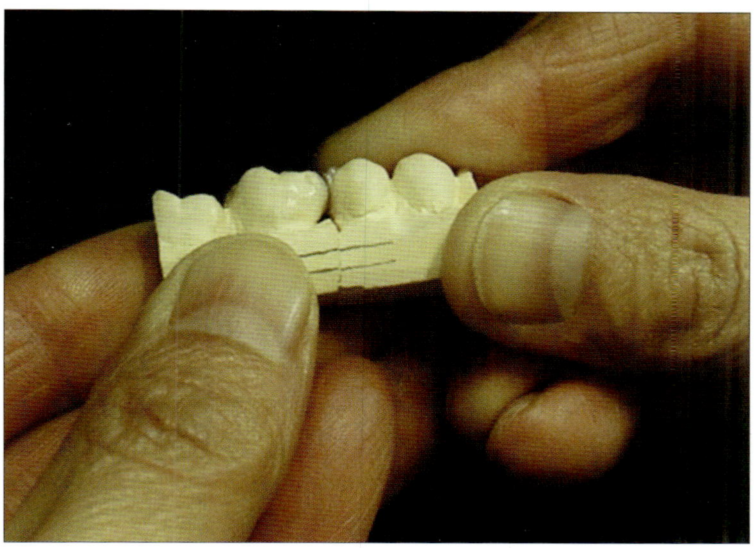

그림 3-113
dowel pin 작업을 하지 않고 모형에 직접 레진을 축성할 경우, 모형을 부러뜨리기 전에 모형의 제 위치를 정확히 알기위한 연필선을 긋는다.

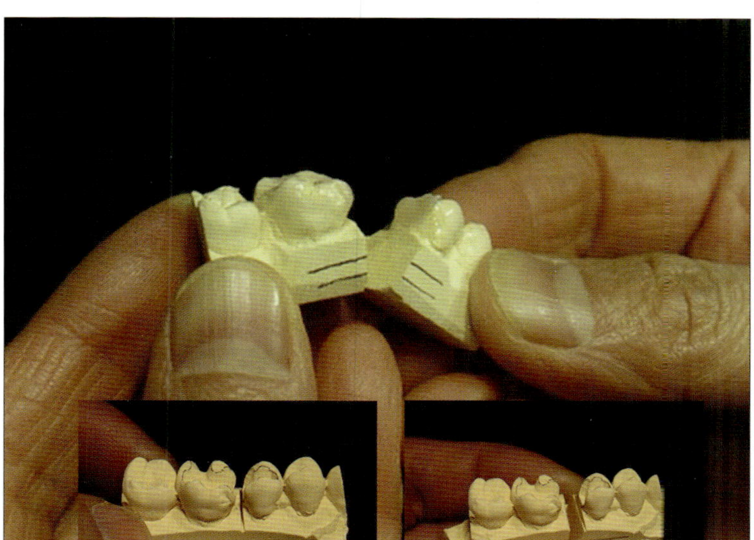

그림 3-114
레진 축성 후 광중합하기 전에 연필선에 맞게 contact 부위를 맞춰본다.

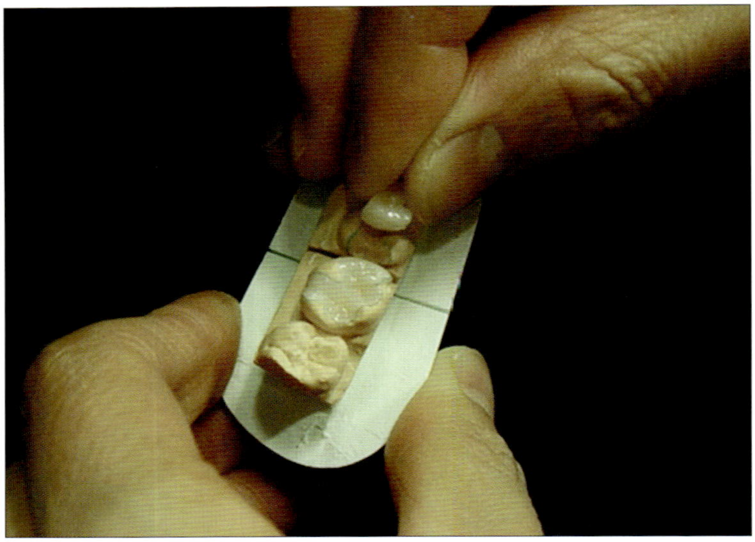

그림 3-115
완성 후 모형에 시적한다.

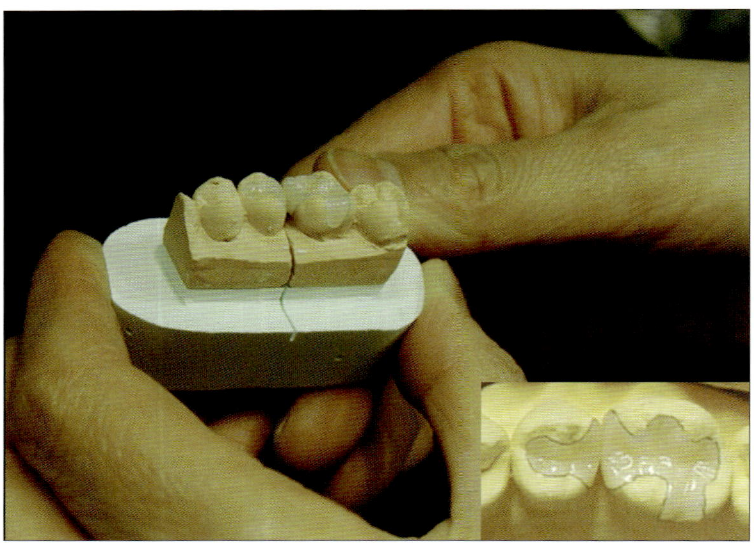

그림 3-116
완성 후 모형에 시적한 상태

제3장 Inlay Bridge

Crown & bridge에 비해 지대치 삭제량이 적어 자연치질을 보존할 수 있는 장점을 살려서 Inlay bridge 레진 수복물을 제작한다. 이때, 강도를 보완하기 위해 보강재로 ㄴ-bar, barrel, bundle fiber를 사용하였다(그림3-117~165).

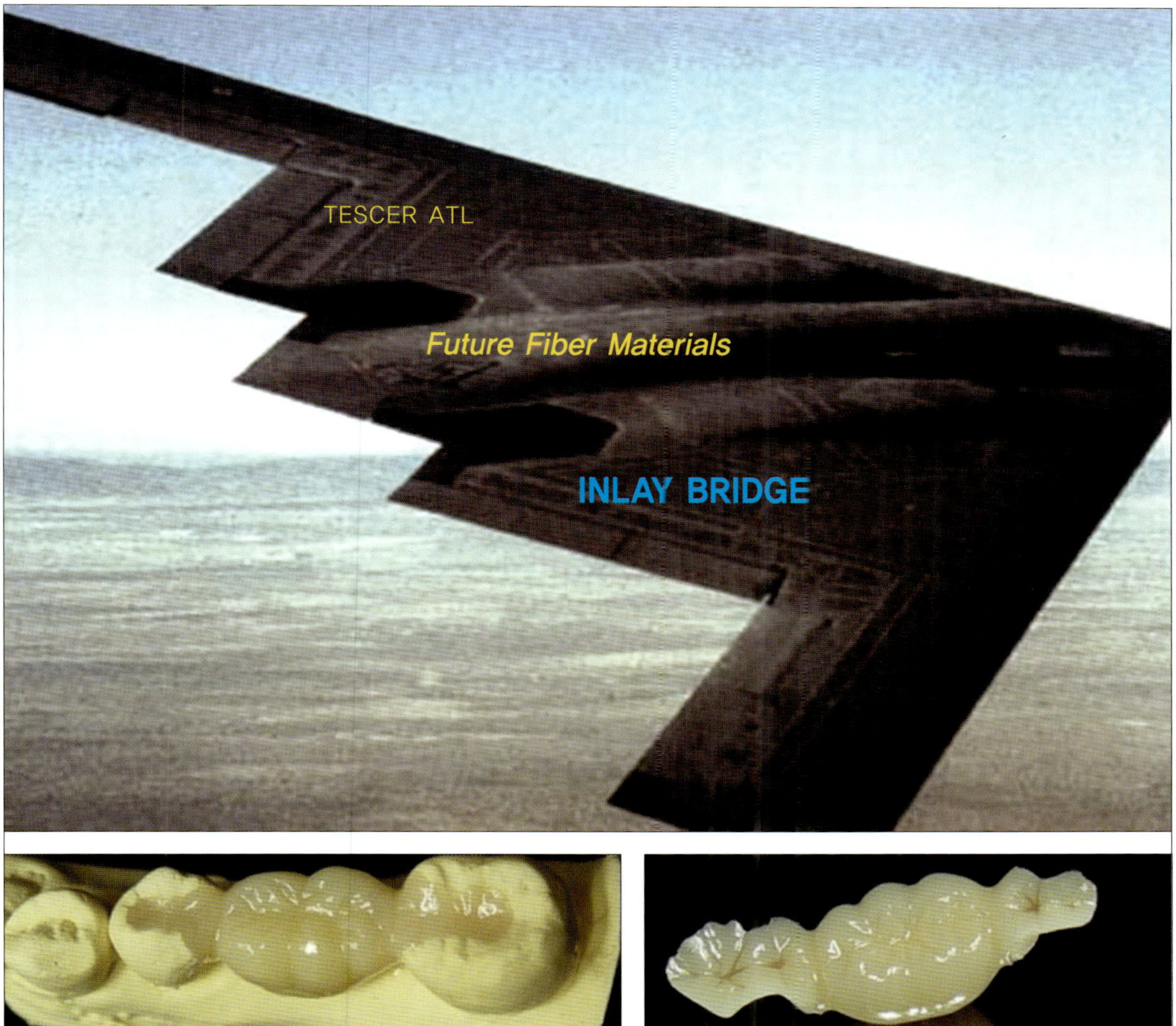

그림 3-117 Inlay bridge

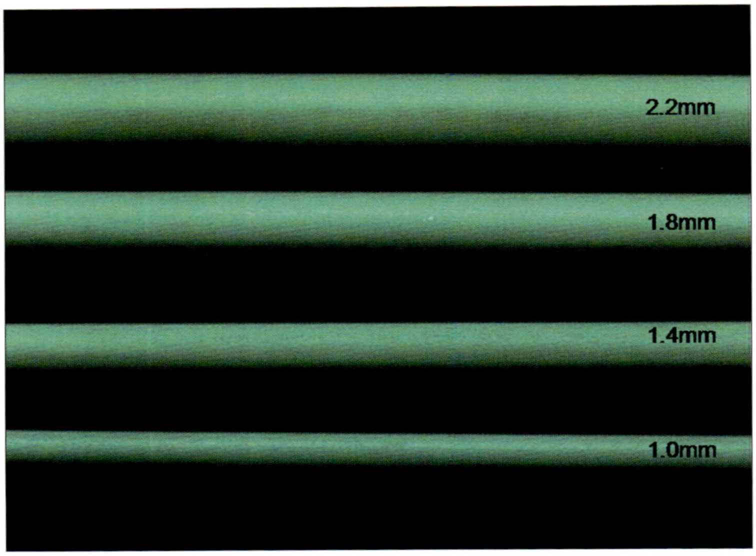

그림 3-118
Inlay bridge의 강도를 보완하기 위한 fiber bar의 두께(I-bar(rod, barrel)

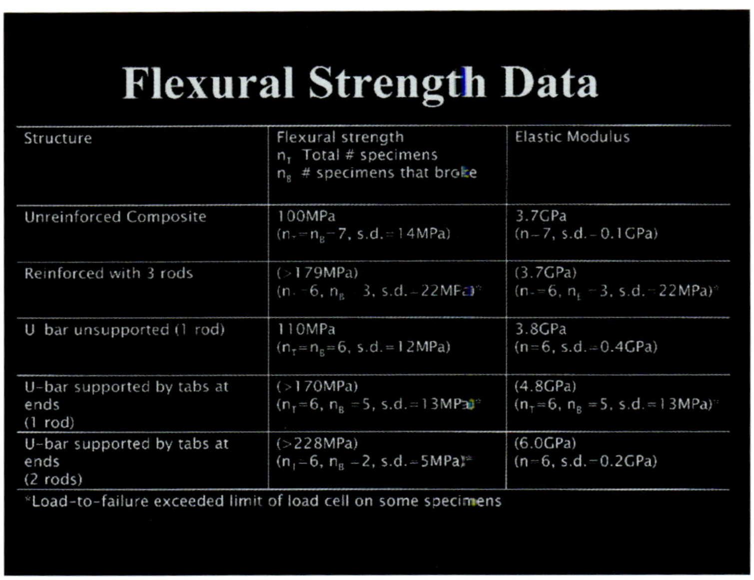

Flexural Strength Data

Structure	Flexural strength n_T Total # specimens n_B # specimens that broke	Elastic Modulus
Unreinforced Composite	100MPa ($n_T = n_B = 7$, s.d. = 14MPa)	3.7GPa (n = 7, s.d. = 0.1GPa)
Reinforced with 3 rods	(>179MPa) ($n_T = 6$, $n_B = 3$, s.d. = 22MPa)*	(3.7GPa) ($n_T = 6$, $n_B = 3$, s.d. = 22MPa)*
U bar unsupported (1 rod)	110MPa ($n_T = n_B = 6$, s.d. = 12MPa)	3.8GPa (n = 6, s.d. = 0.4GPa)
U-bar supported by tabs at ends (1 rod)	(>170MPa) ($n_T = 6$, $n_B = 5$, s.d. = 13MPa)*	(4.8GPa) ($n_T = 6$, $n_B = 5$, s.d. = 13MPa)*
U-bar supported by tabs at ends (2 rods)	(>228MPa) ($n_T = 6$, $n_B = 2$, s.d. = 5MPa)*	(6.0GPa) (n = 6, s.d. = 0.2GPa)

*Load-to-failure exceeded limit of load cell on some specimens

그림 3-119
Flexural Strength Data

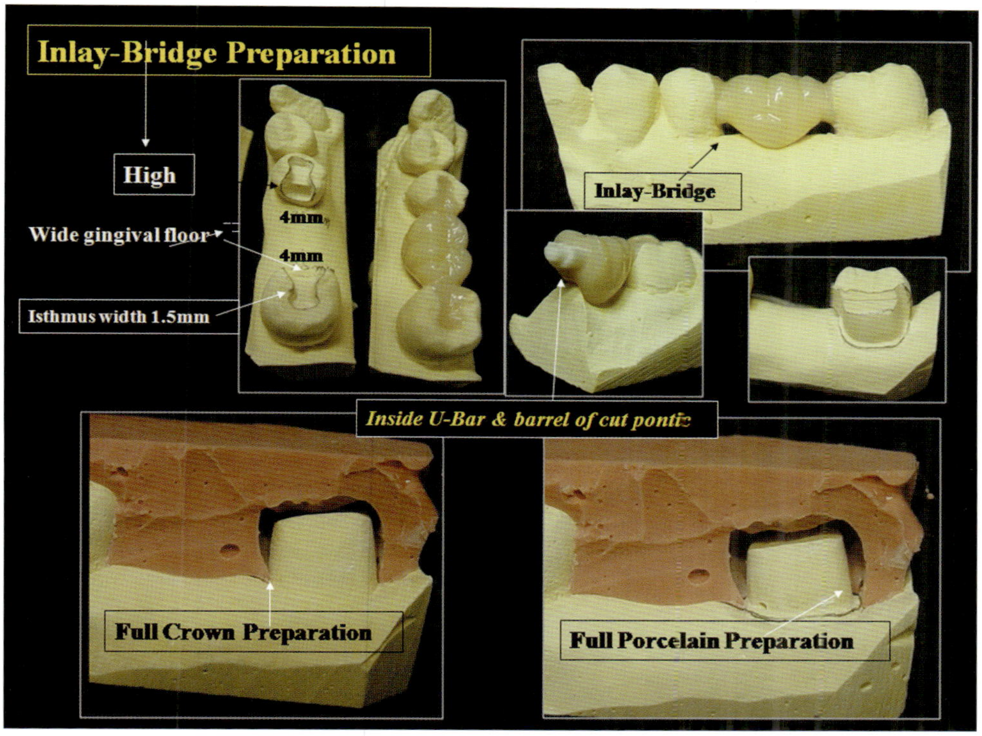

그림 3-120 Inlay bridg와 crown의 knife edge margin과 shoulder margin preparat on의 비교

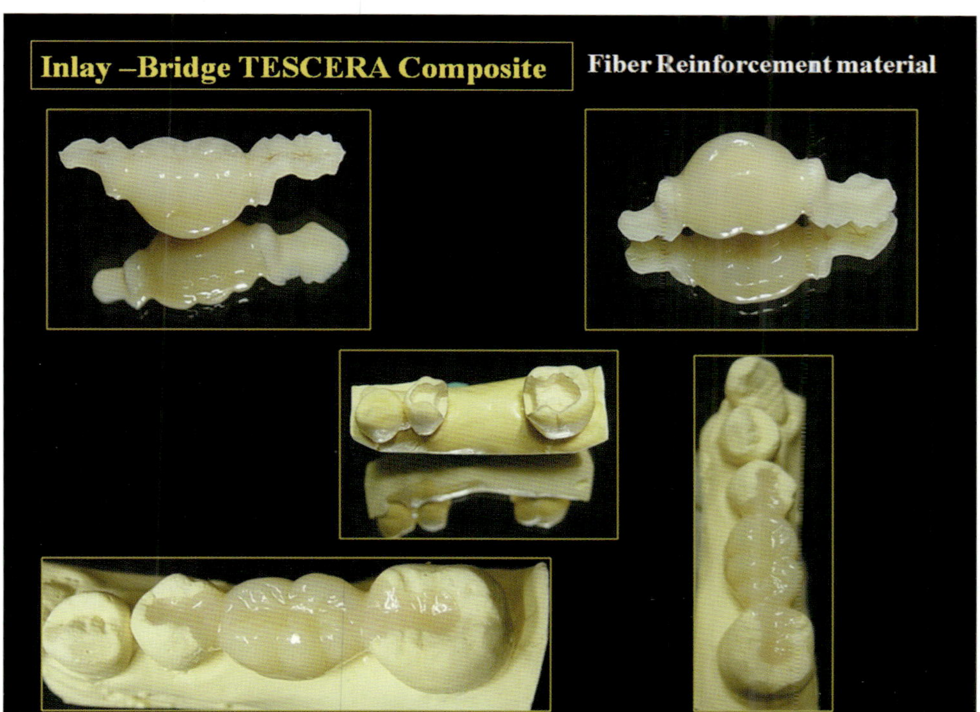

그림 3-121 Inlay bridge preparation된 상태와 완성된 Inlay bridge 수복물

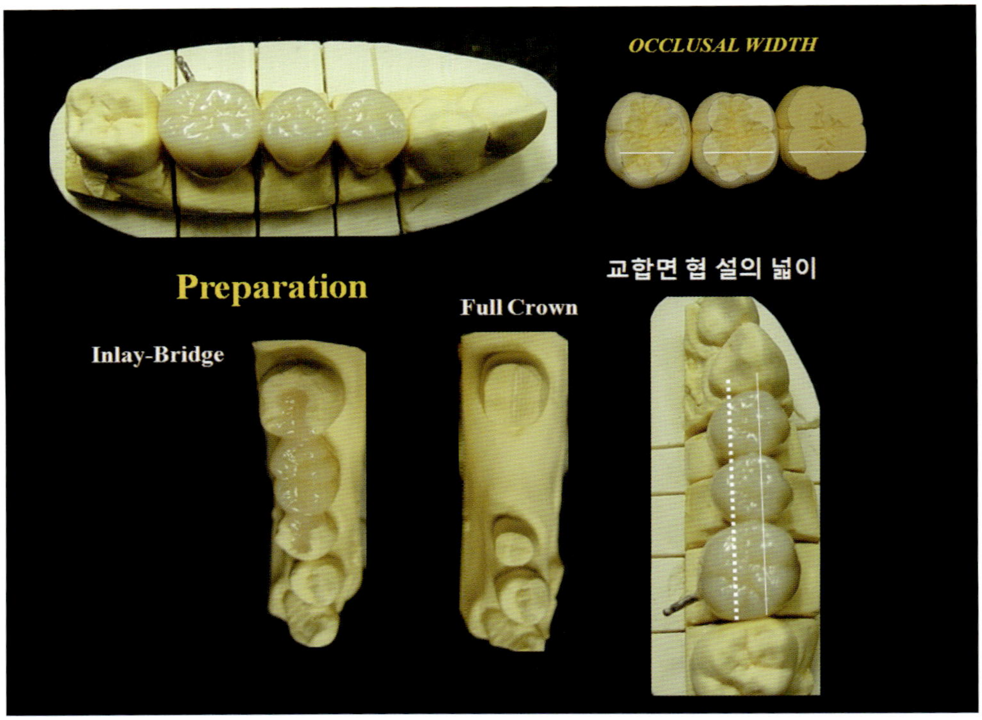

그림 3-122 Crown & bridge와 Inlay bridge의 비교
Inlay bridge나 crown & bridge 수복 시 교합압을 줄이기 위해 교합면 협 · 설 폭을 좁게 형성한다.

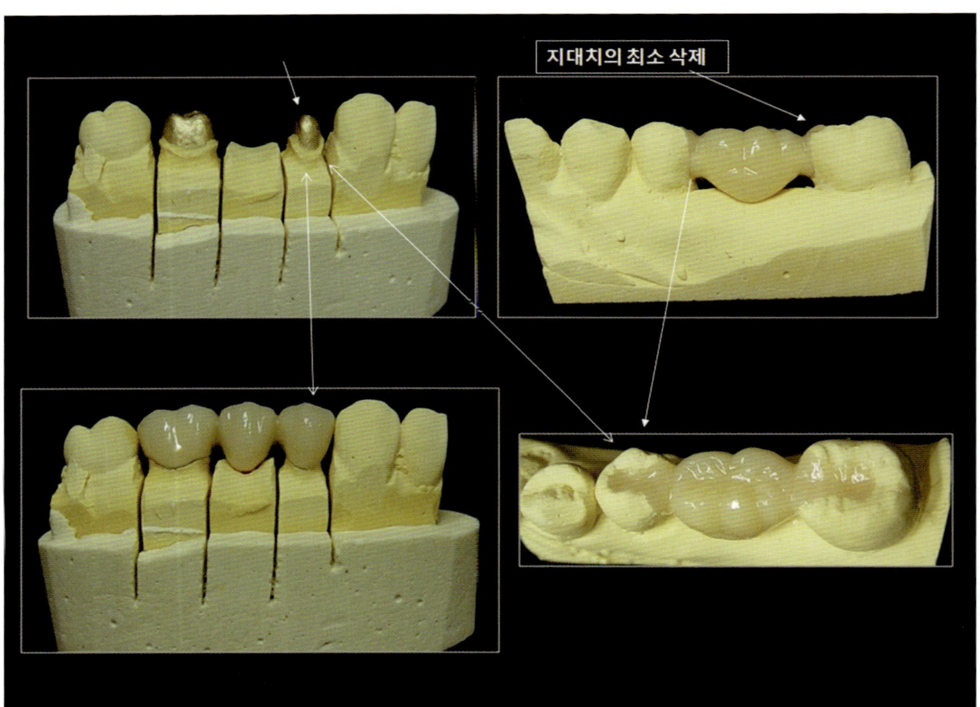

그림 3-123 지대치의 삭제량은 최소의 양으로 삭제하여 자연치질을 최대한 보존한다.

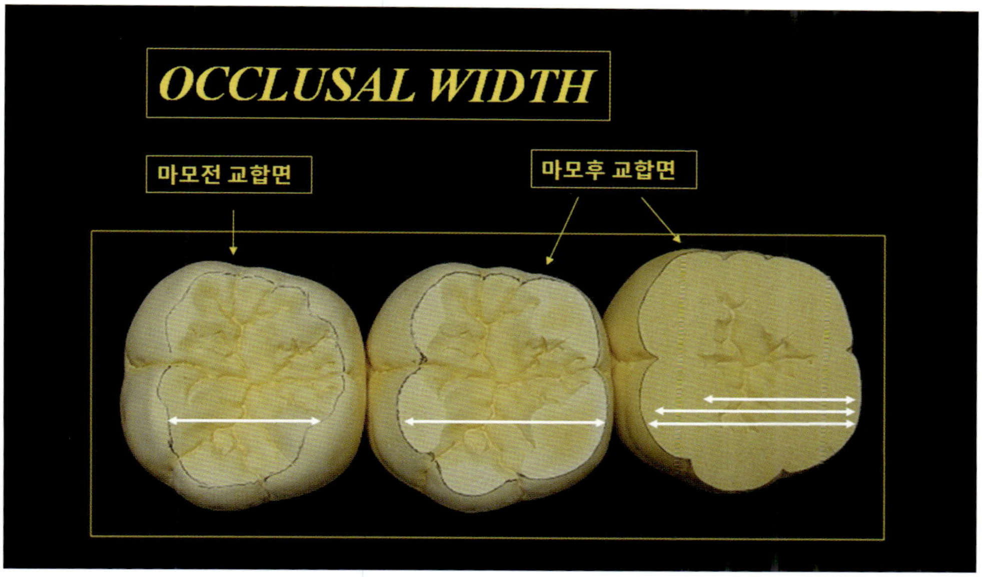

그림 3-124 교합면의 협 · 설 폭경을 넓게 하게 되면 교합면의 마모가 심하다.

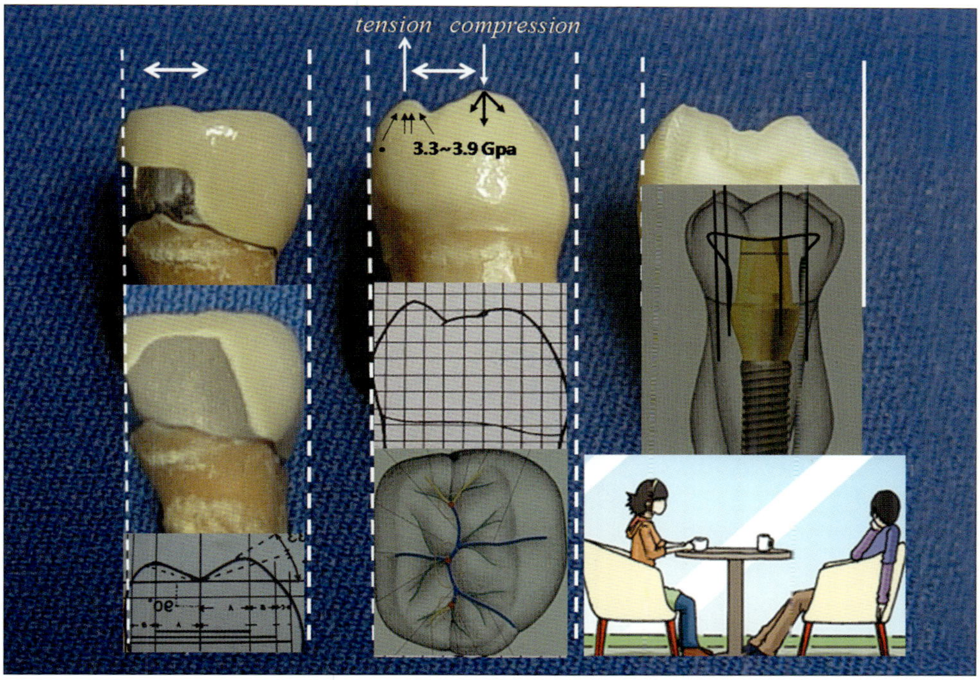

그림 3-125 협 · 설 교두간 간격은 metal table 안으로 들어가게 해야 교합압을 metal table에서 지지해 줄 수 있을 뿐만 아니라 fracture를 방지할 수 있다.

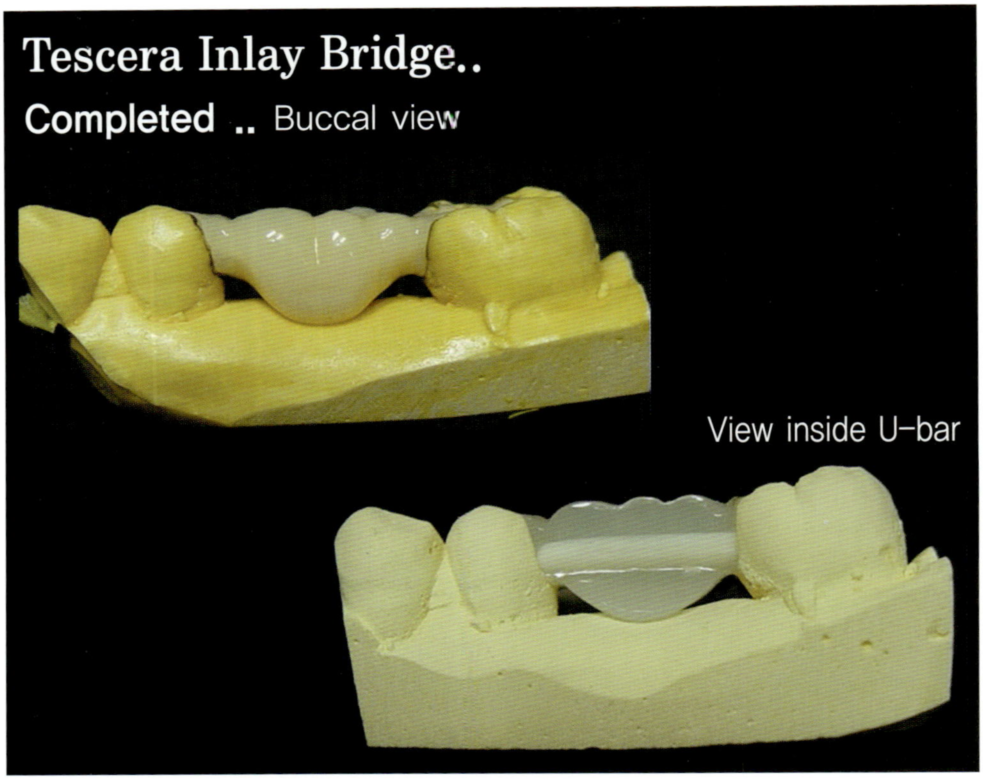

그림 3-126 Inlay bridge의 강도를 보강하기 위해 u-bar가 보강된 상태

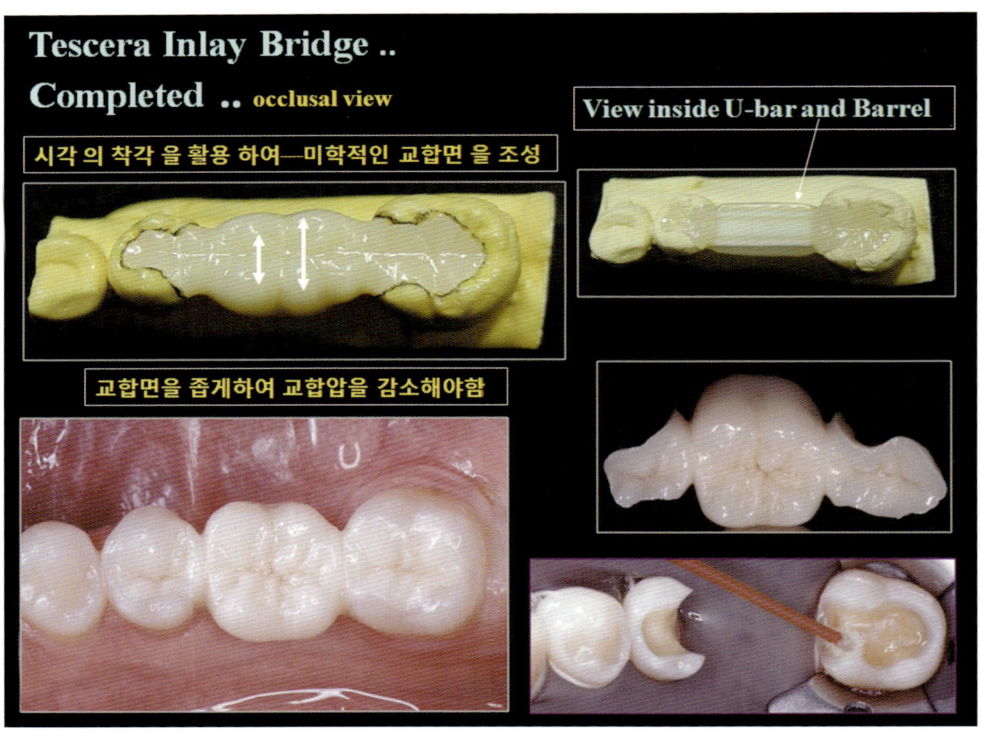

그림 3-127 Inlay bridge의 강도를 보강하기 위해 u-bar 나 barrel이 보강된 상태 Inlay bridge에서 중요한 점은 교합면의 협 · 설간 교두간격은 u-bar를 벗어나지 않아야 한다.

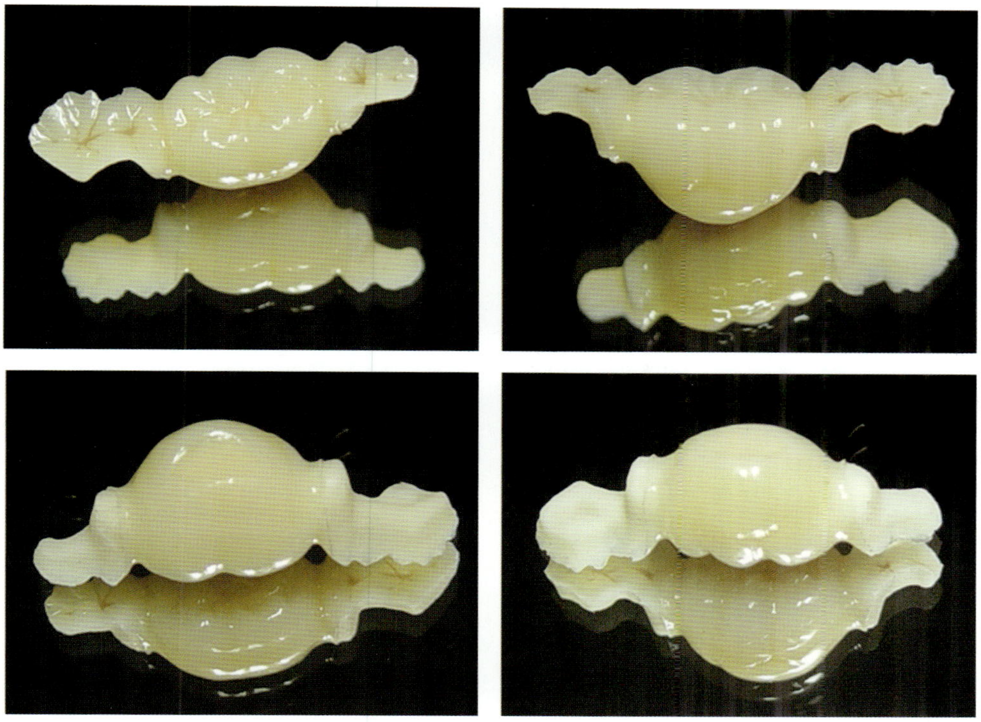

그림 3-128 완성된 Inlay bridge

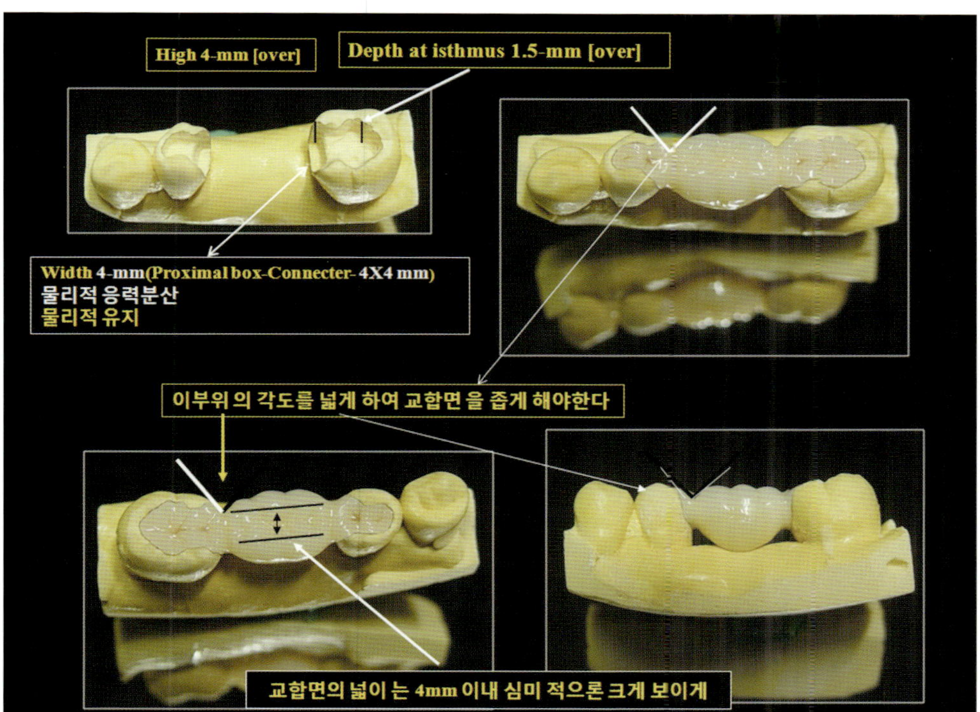

그림 3-129 buccal & lingual embrasure를 충분히 넓게 형성하여 occlusal table이 작아지도록 형성함으로서, 음식물의 자정작용을 용이하게 한다.

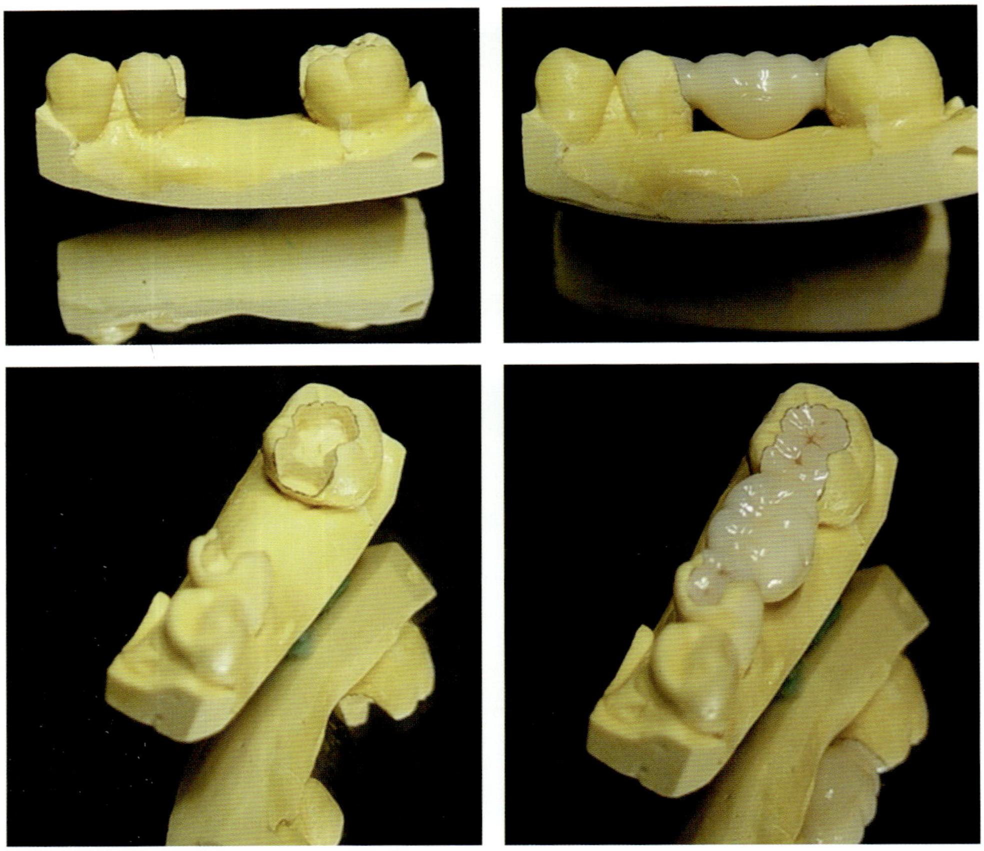

그림 3-130 preparation된 상태의 모형과 완성된 Inlay bridge

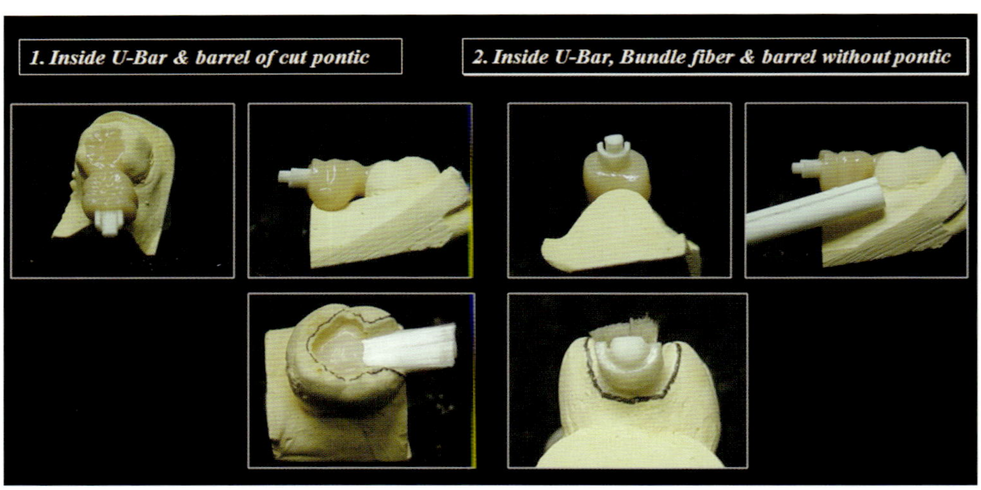

그림 3-131 Inlay bridge 제작시 강도를 보강하기 위해 사용한 u-bar, I-bar, bundle fiber

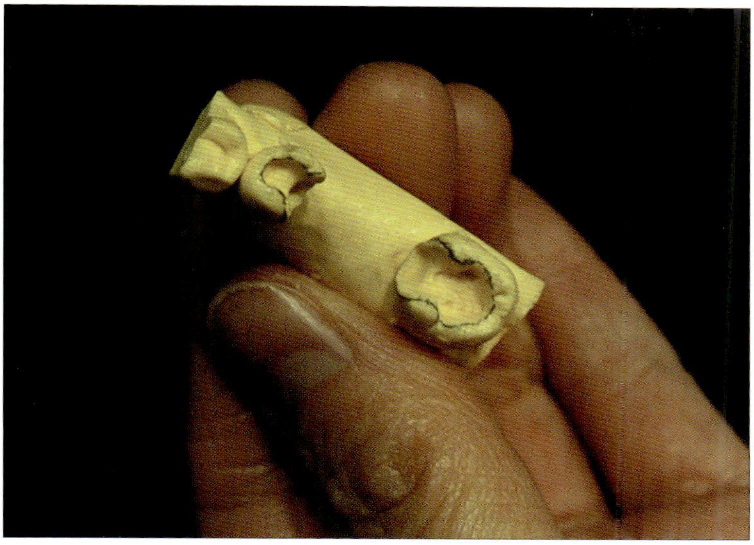

그림 3-132
Inlay bridge 레진 수복물 제작 전 지대치 모형

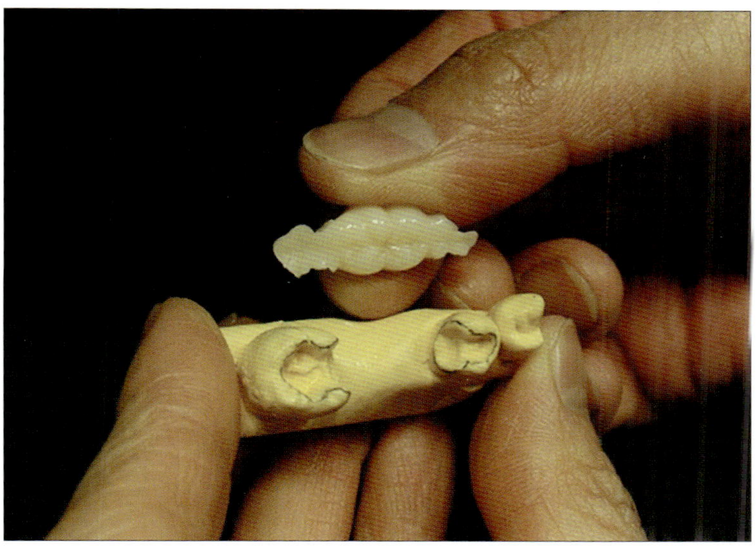

그림 3-133
완성된 Inlay bridge 수복물 시적 전 상태

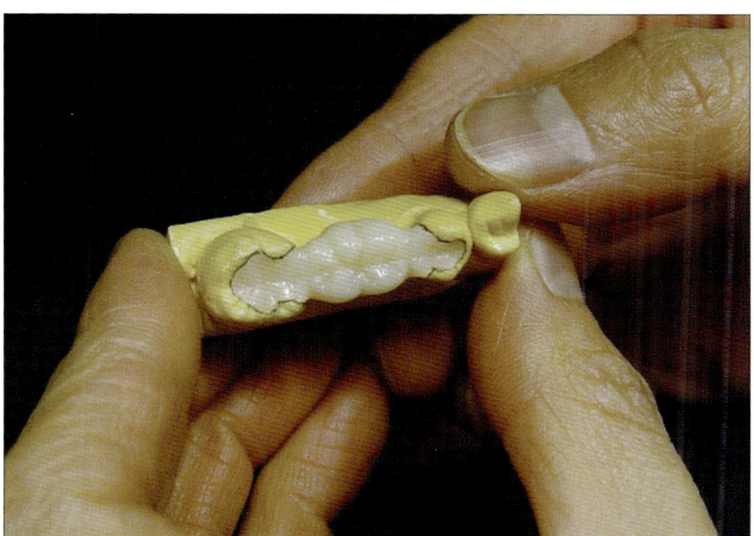

그림 3-134
완성된 Inlay bridge 수복물 시적 상태(교합면)

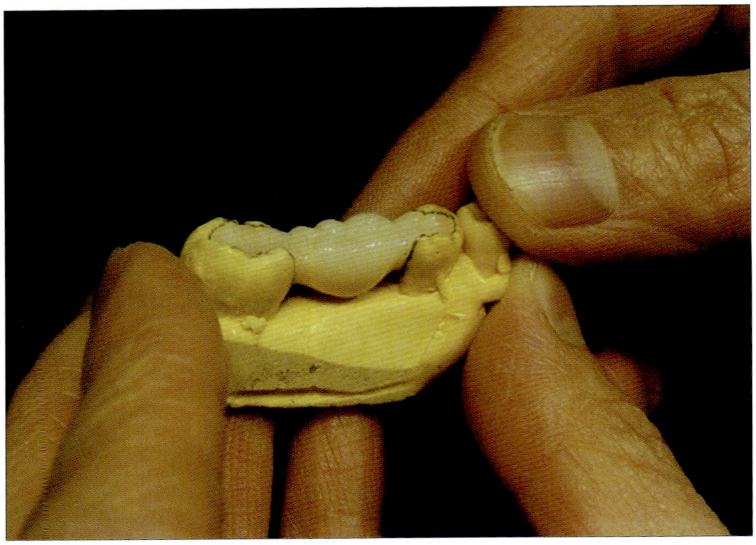

그림 3-135
완성된 Inlay bridge 수복물(설면)

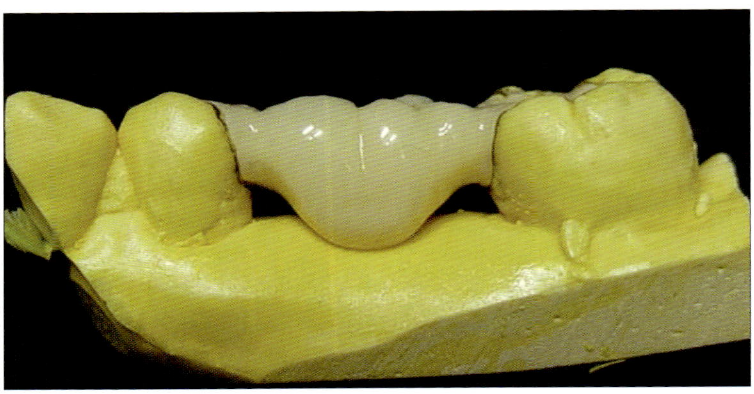

그림 3-136
완성된 Inlay bridge 수복물(협면)

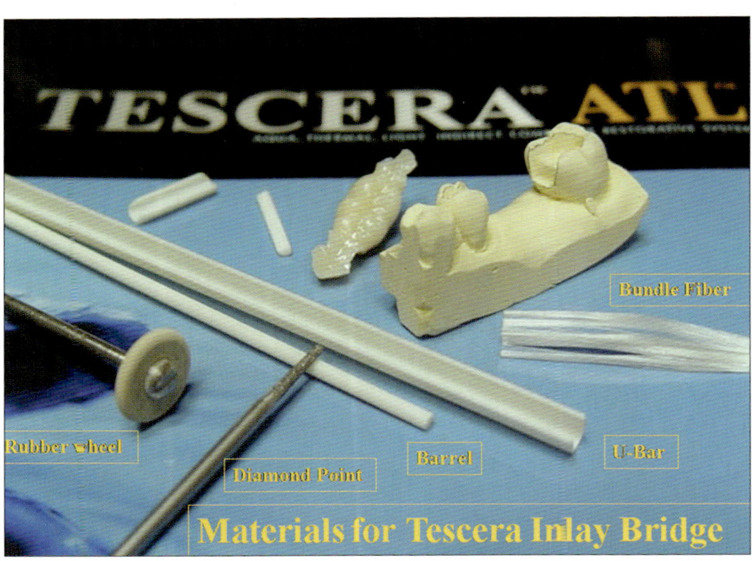

그림 3-137
Materials for Tescera Inlay Bridge

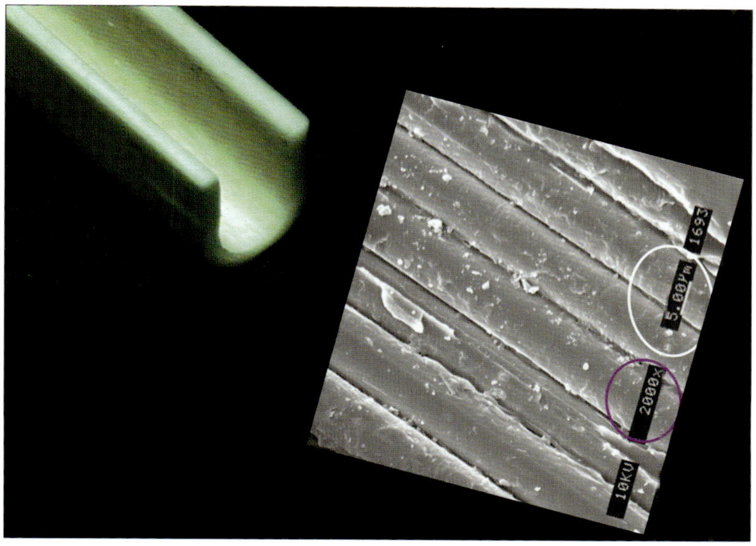

그림 3-138
u-bar의 2000배율 전자현미경사진

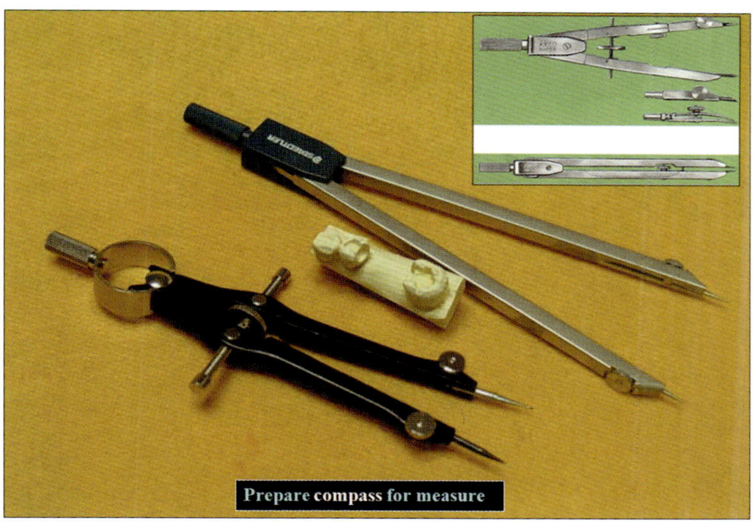

그림 3-139
fiber의 길이를 측정하기 위한 compass

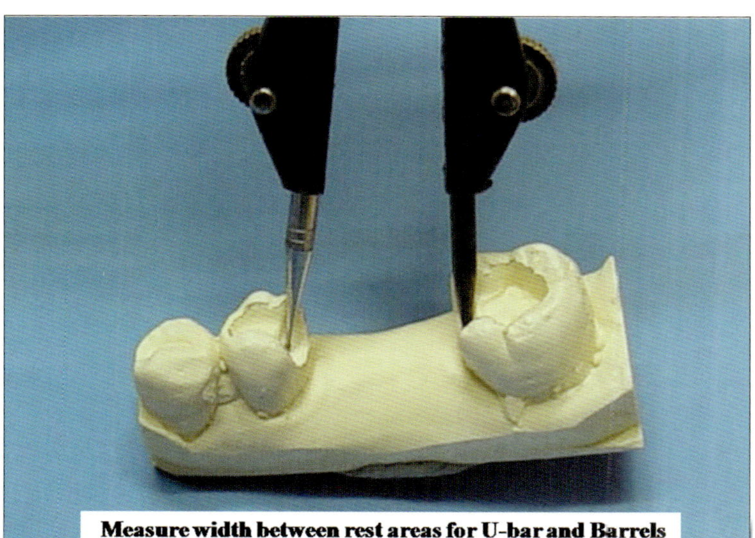

그림 3-140
u-bar & barrel fiber 보강을 위한 하악 우측 5번과 7번 대구치와의 거리를 측정한다.

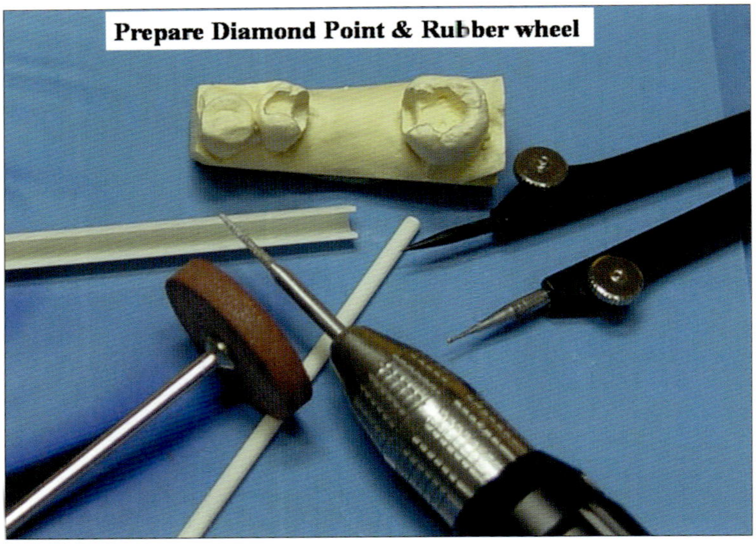

그림 3-141
fiber를 자른 후, 다듬기 위하여 diamond point & rubber wheel을 준비한다.

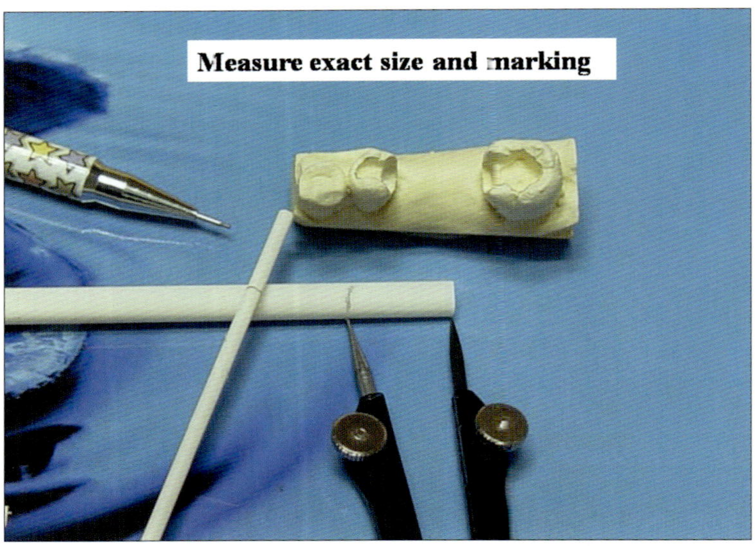

그림 3-142
compass를 이용하여 fiber의 길이를 측정한다.

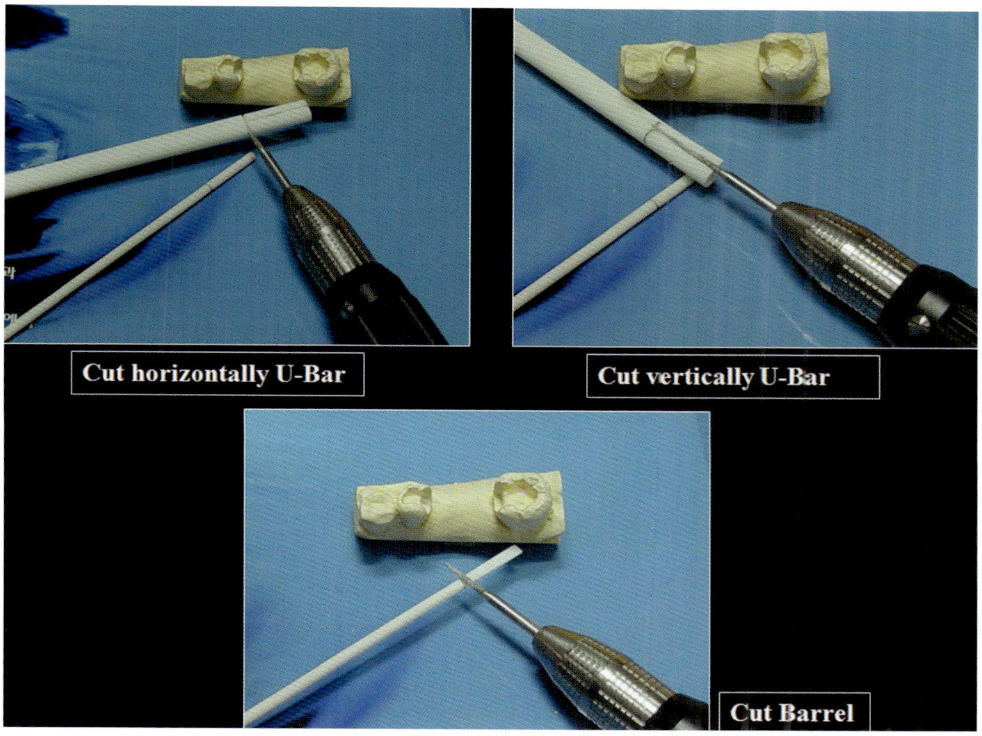

그림 3-143 diamond point를 이용하여 측정한 길이만큼 fiber(u-bar, barrel)를 자르다.

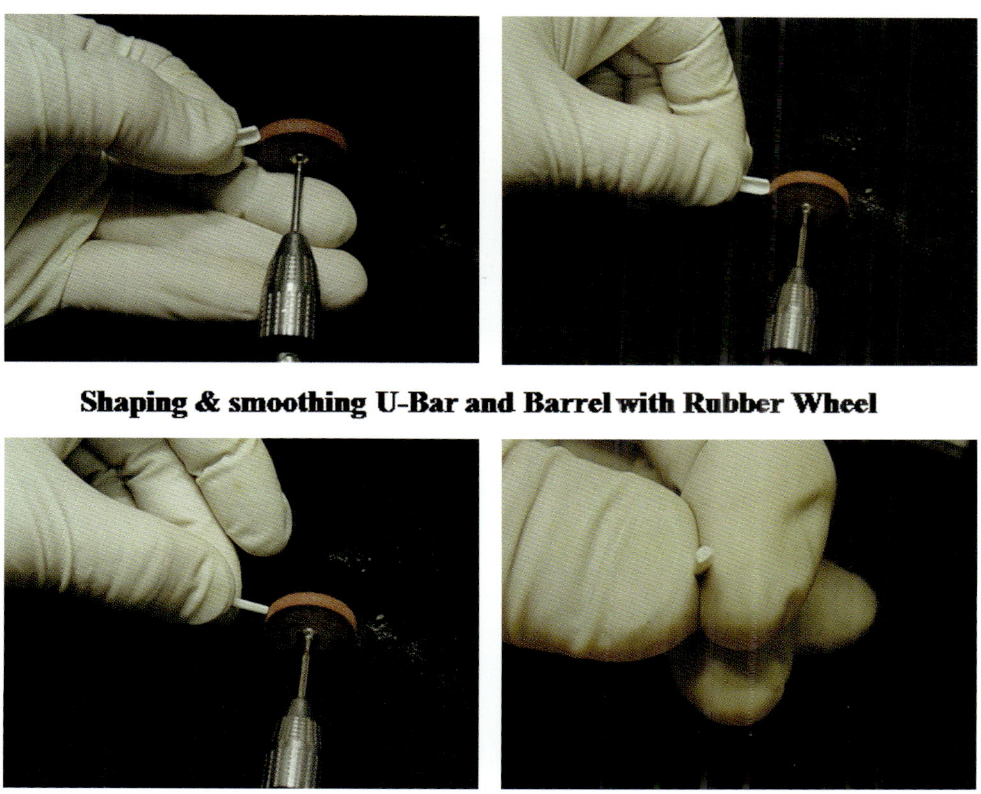

그림 3-144 diamond point를 이용하여 측정한 길이만큼 fiber(u-bar, barrel)를 자른후 rubber wheel로 다듬는다.

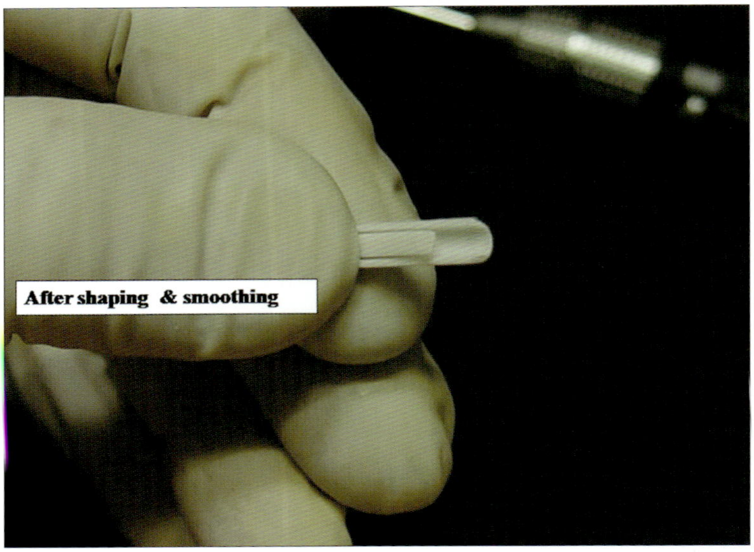

그림 3-145
u-bar 안에 barrel을 맞춰본다.

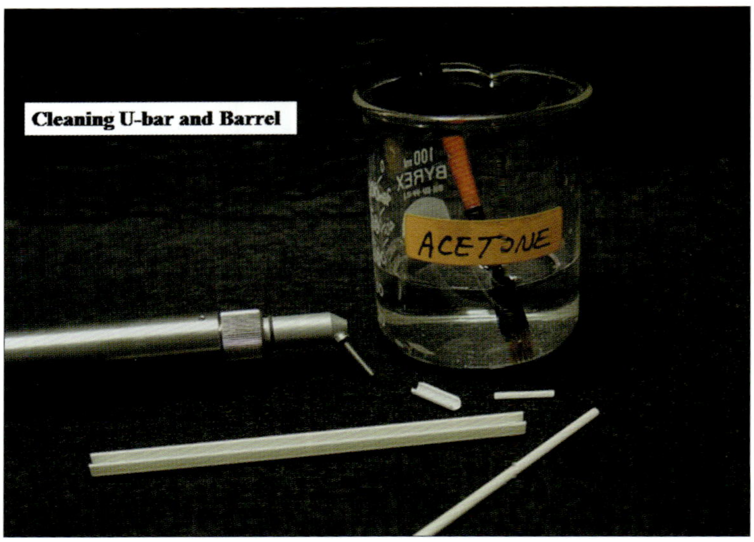

그림 3-146
fiber(u-bar, barrel)를 아세톤에 세척한다.

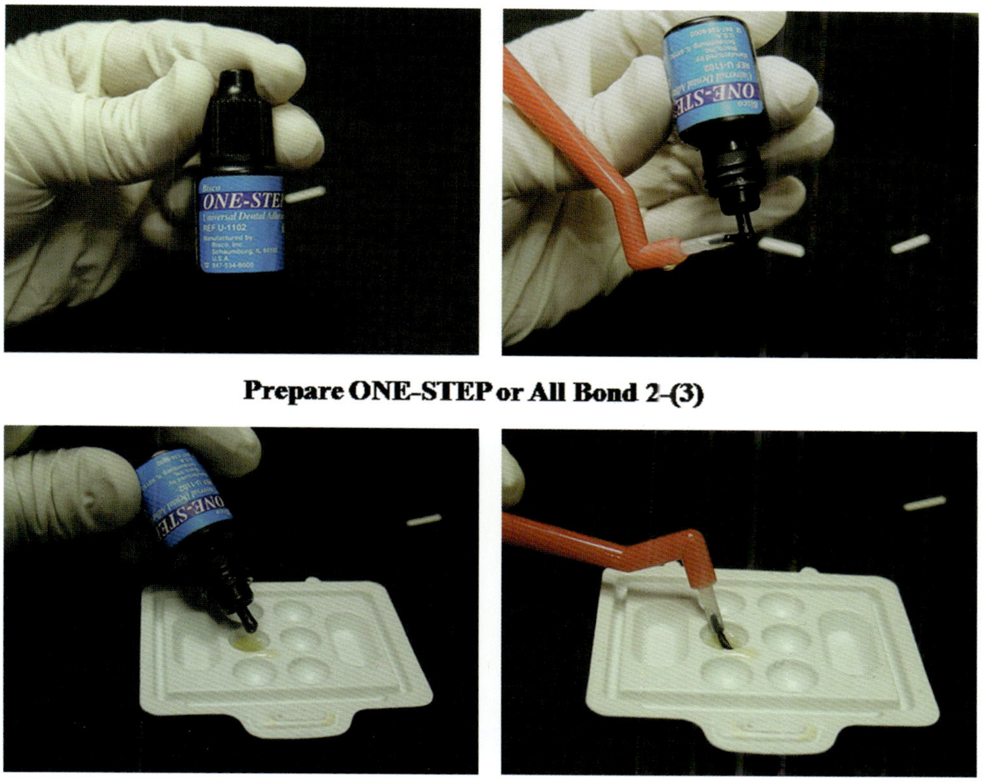

그림 3-147 one step primer(접착제)를 u-bar와 barrel에 coating한다.

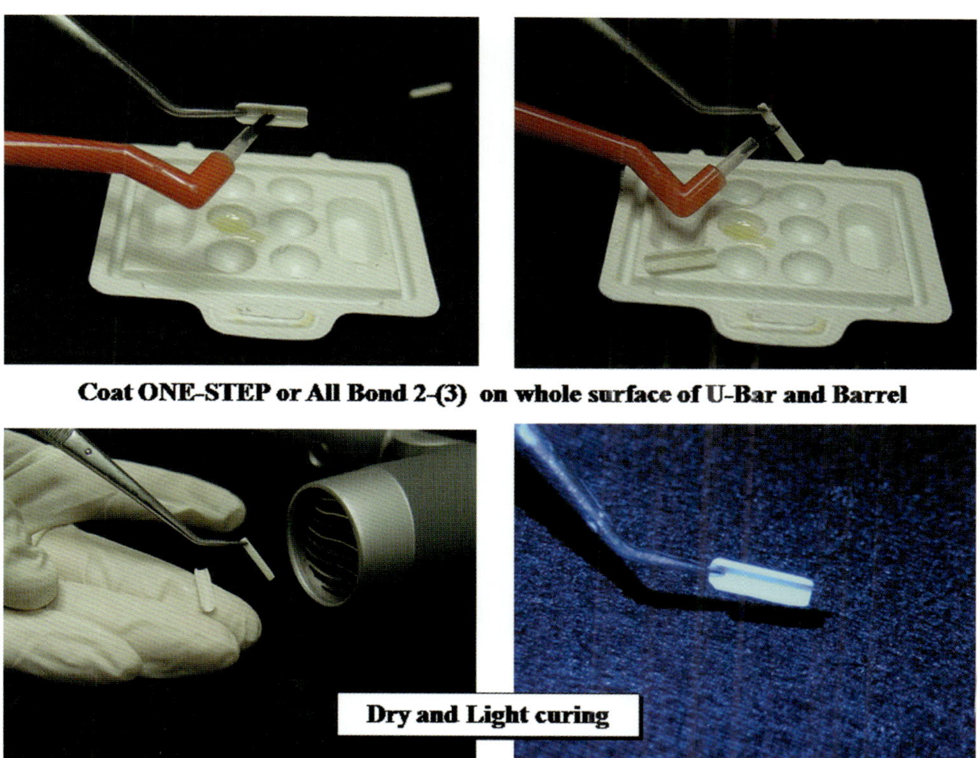

그림 3-148 one step primer 코팅 후 각각 dry시킨 다음 light gun을 이용하여 20초 이상 광조사한다.

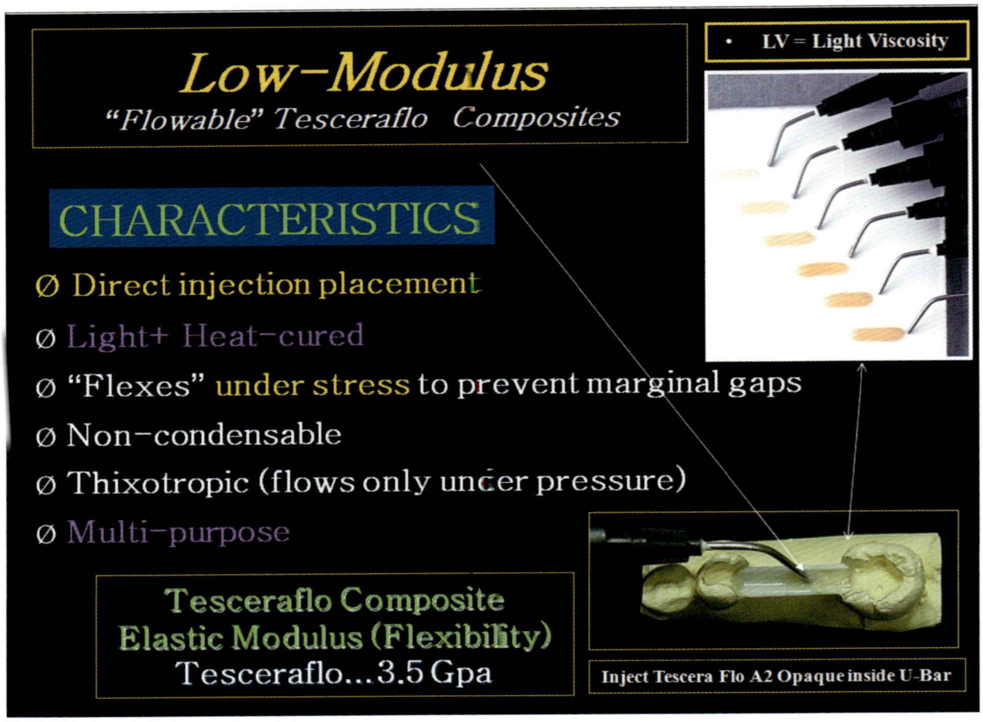

그림 3-149 Flowable Tesceraflo Composite의 특징

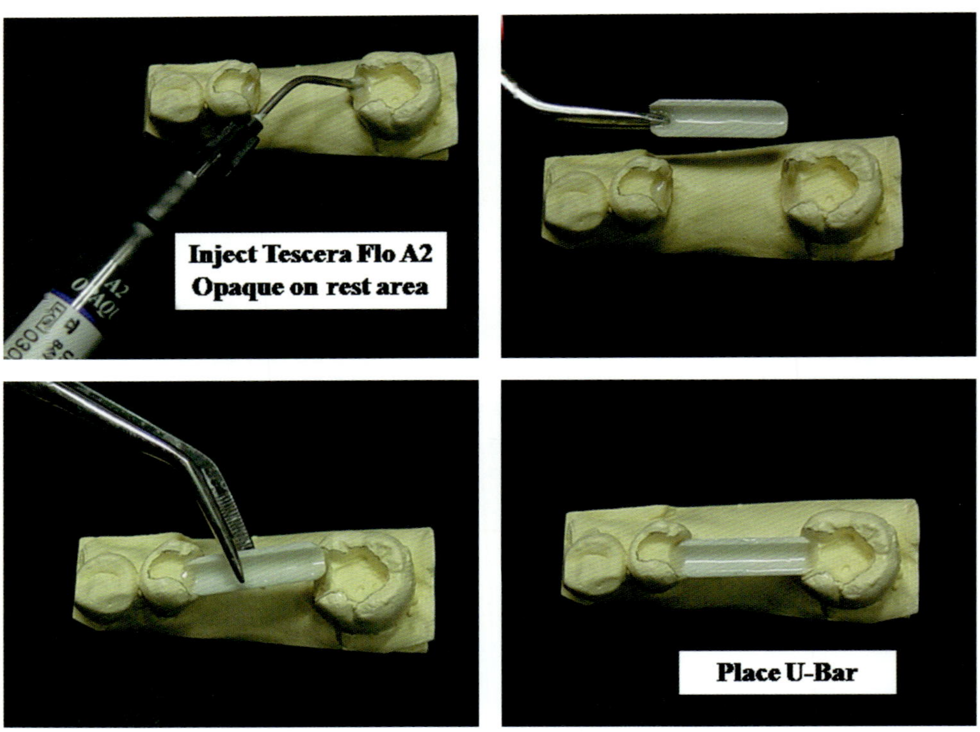

그림 3-150 하악 우측 5~7번 사이의 gingival floor에 Tesceraflo를 올린 다음, u-bar를 올려 놓은 후 light gun을 이용하여 광조사한다.

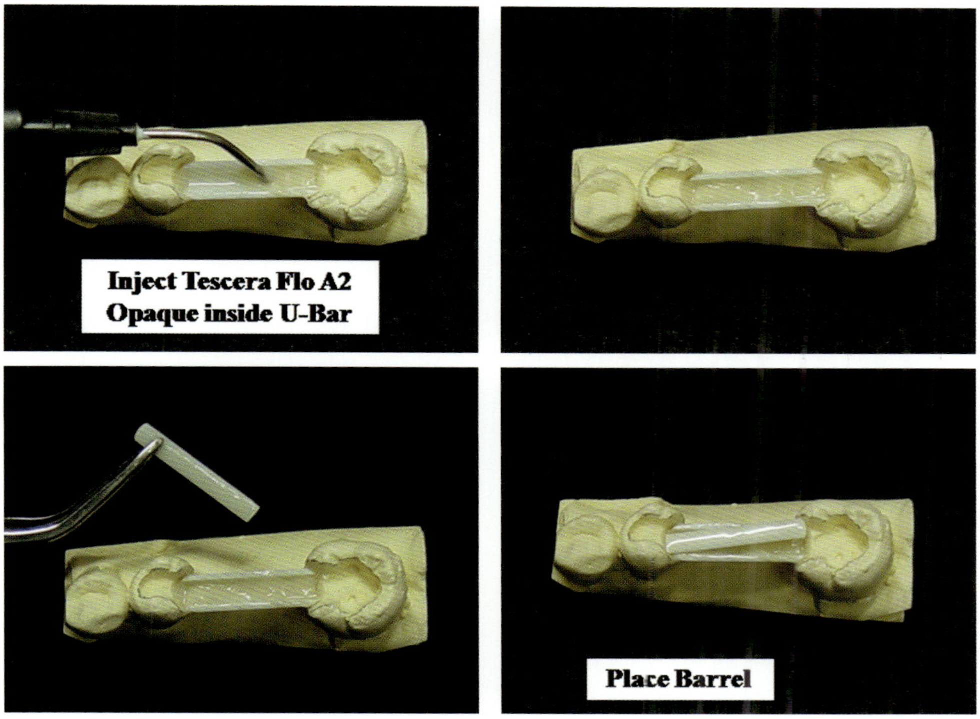

그림 3-151 그 후, u-bar 내부에 Tesceraflo를 올린 후 barrel을 올려놓는다.

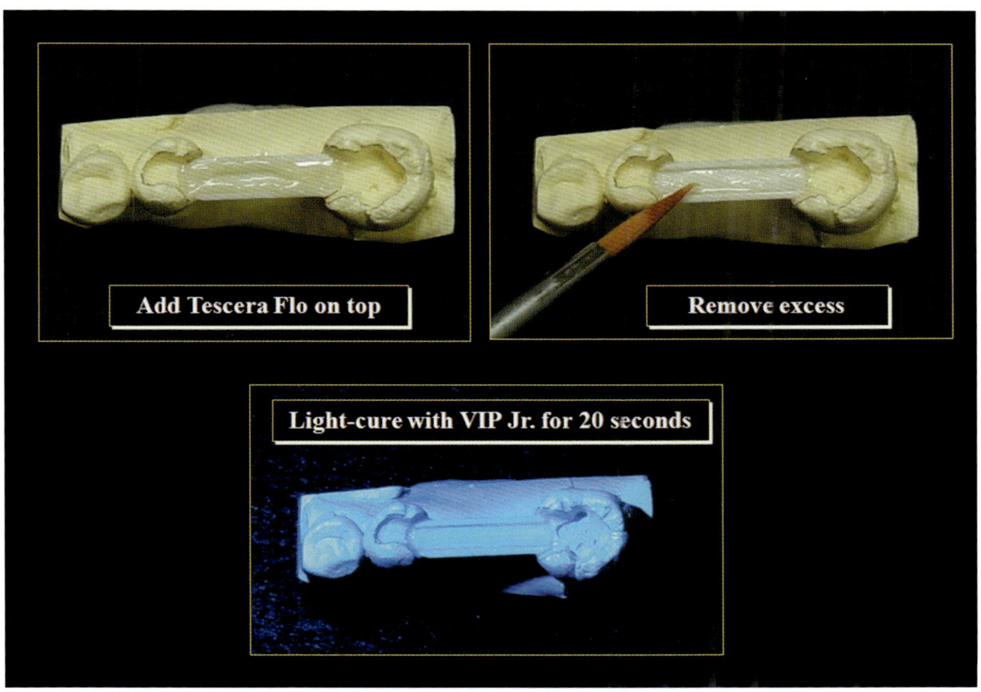

그림 3-152 하악 우측 5~7번 barrel를 올려놓은 후, 과잉으로 넘친 Tesceraflo는 붓으로 깔끔하게 제거한 후 light gun을 이용하여 20초 이상 광조사한다.

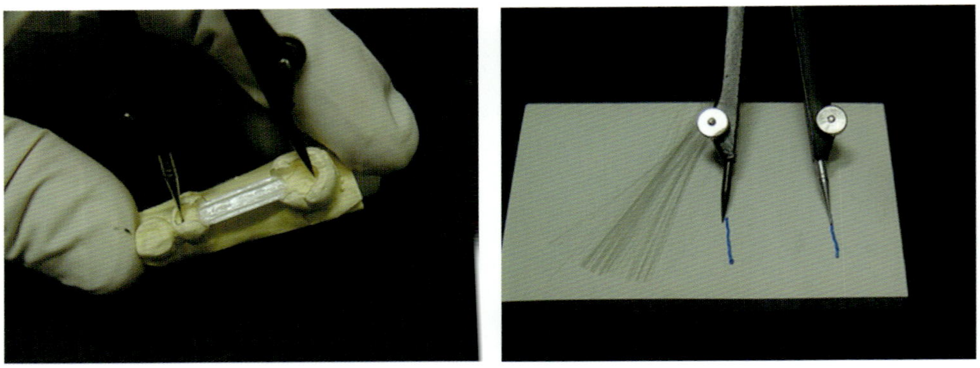

Measure the distance and mark the size

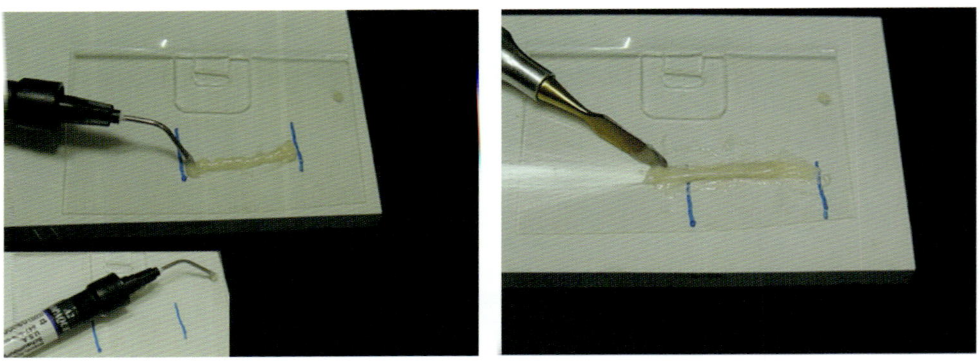

Mix bundle fiber with Tescera Flo Opaque A2

그림 3-153 하악 우측 5번~7번까지 와동의 길이를 측정한 후 종이 위에 와동의 길이를 marking 한다. 그 후 Tesceraflo opaque A2로 mix 한다.

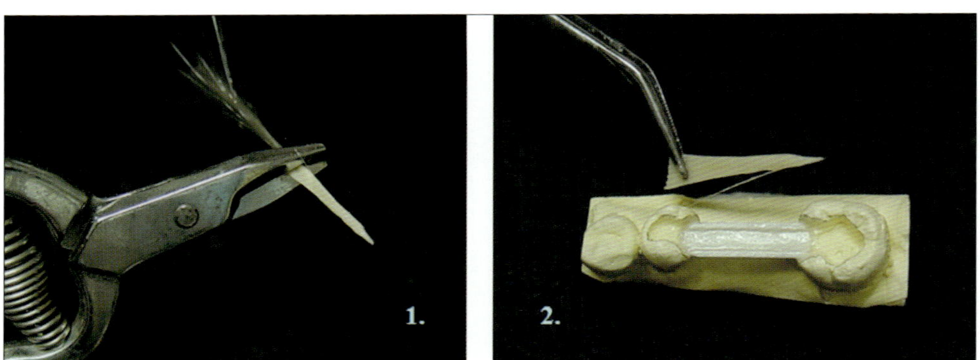

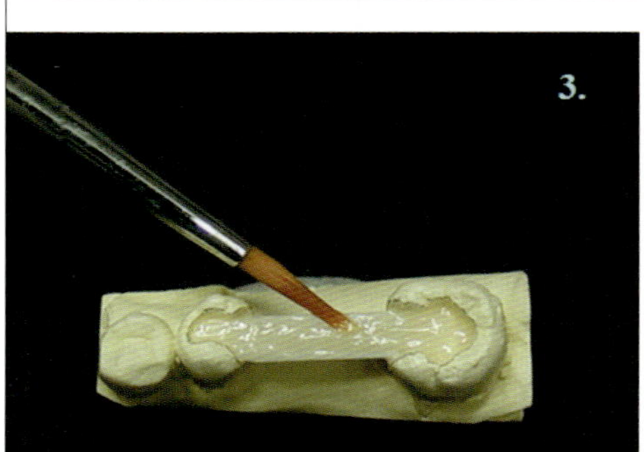

1. **Cut mixed bundle fiber with plier.**
2. **Place bundle fiber and add Tescera Flo A2 Opaque.**
3. **Remove excess with brush**
4. **Lightcuring on Light-cup for 2minutes.**

그림 3-154 Tesceraflo를 올린 후, mixing 된 bundle을 측정한 길이만큼 자른 후, u-bar와 l-bar 위에 bundle fiber를 놓는다. 잔여부분은 붓으로 press하면서 resin을 제거한다. 그 후, light gun으로 20초 이상 광조사한다.

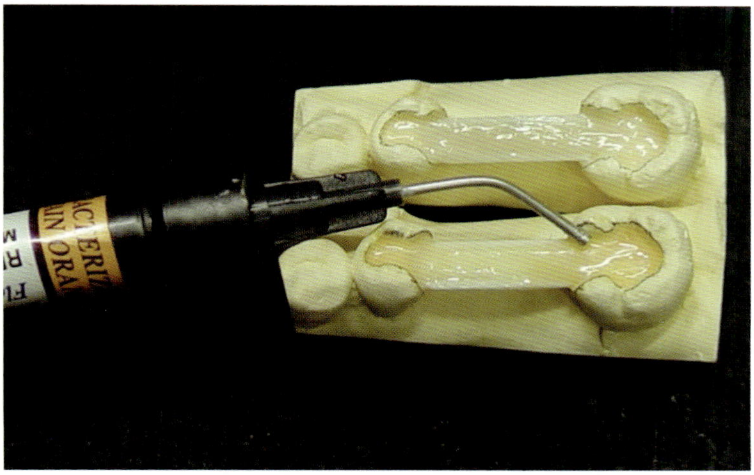

Inner Stain on Occlusal Surface with Tescera Characterization Stain - Orange

그림 3-155
inner stain을 위해 교합면에 orange색으로 stain한다.

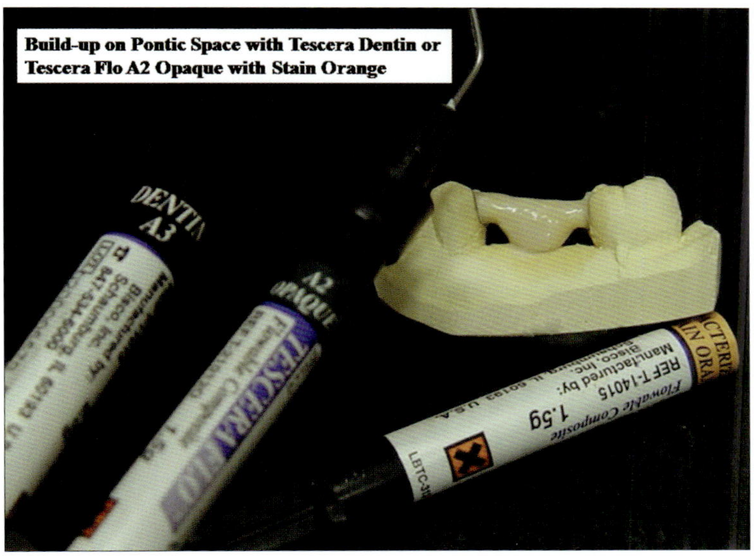

그림 3-156
bridge에서 pontic의 u-bar 하방부위를 Tescera dentin을 이용하여 먼저 형성한다.

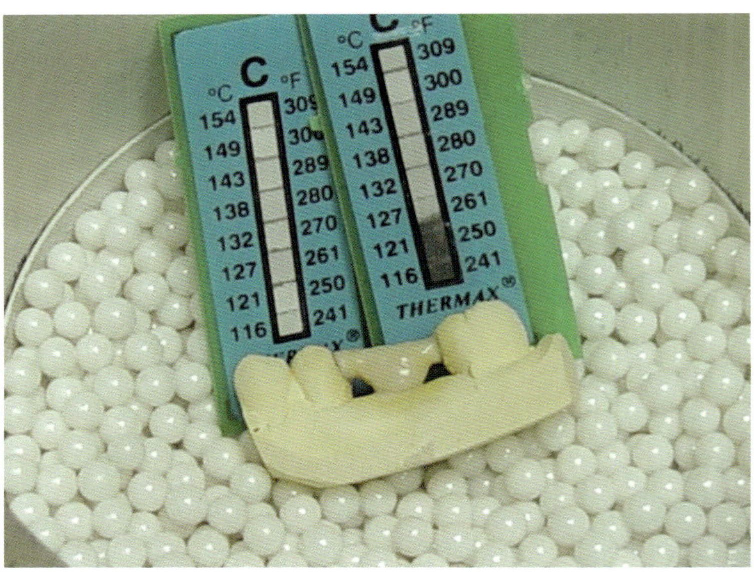

그림 3-157
pontic이 완성되면 light cup에 curing 후 light gun을 이용하여 20초 이상 광조사한다(5분간 광중합 후, 132°C 이상 되지 않는것을 확인한 상태).

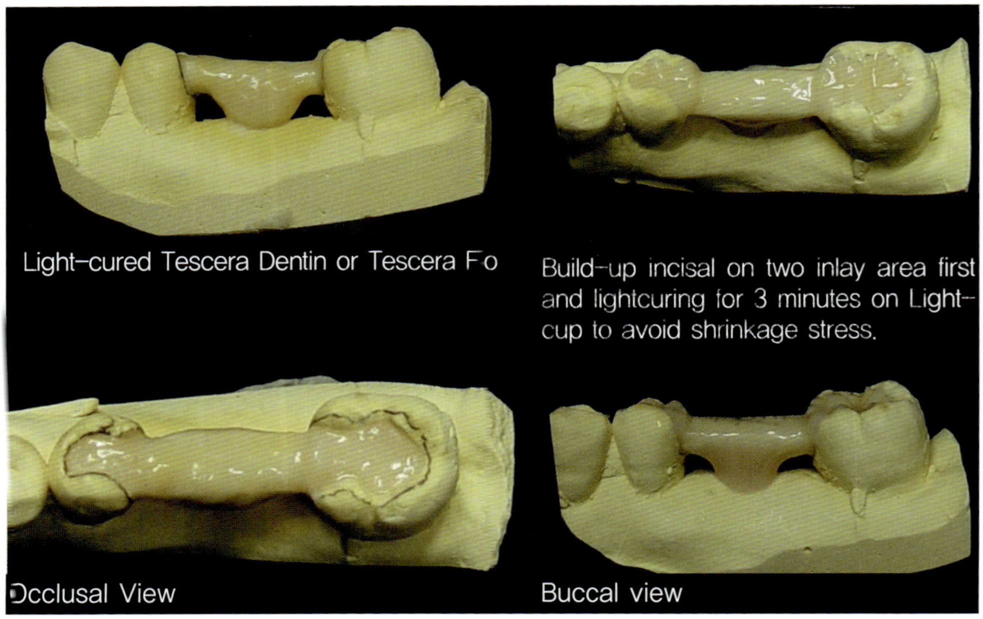

그림 3-158 수축을 줄이기 위해 지대치 inlay를 각각 제작하여 광조사한다.

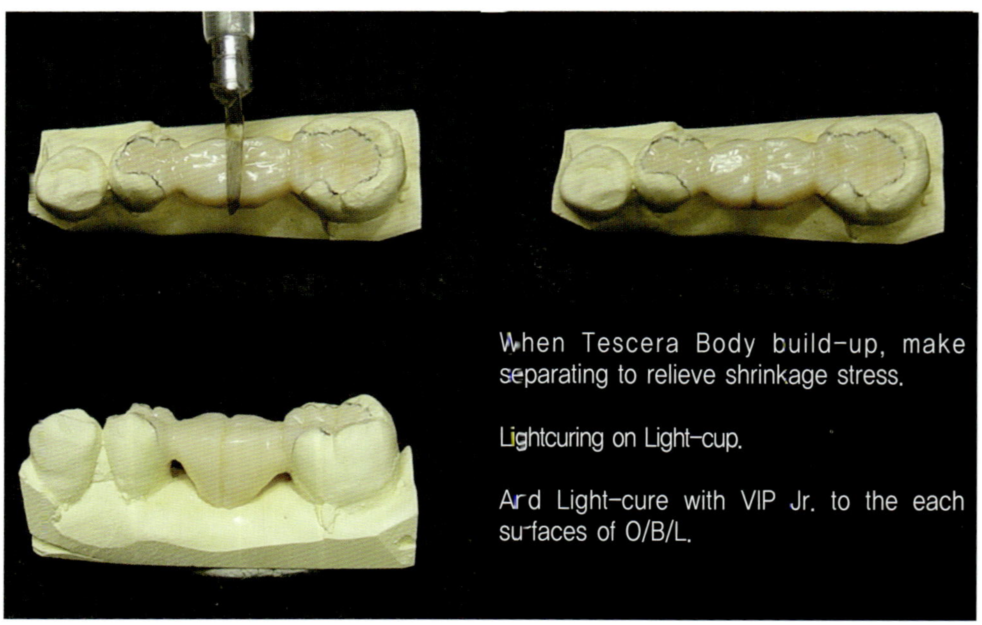

그림 3-159 pontic을 전체적으로 body build-up을 한다. 이때 교합면과 협면을 1/2로 분리하여 부분 부분에 대한 각각의 수축을 얻음으로써 응력을 줄일 수 있다. body 축성이 끝난 후 light cup에 5분간 광중합 한 다음 light gun을 이용하여 20초 이상을 광조사한다.

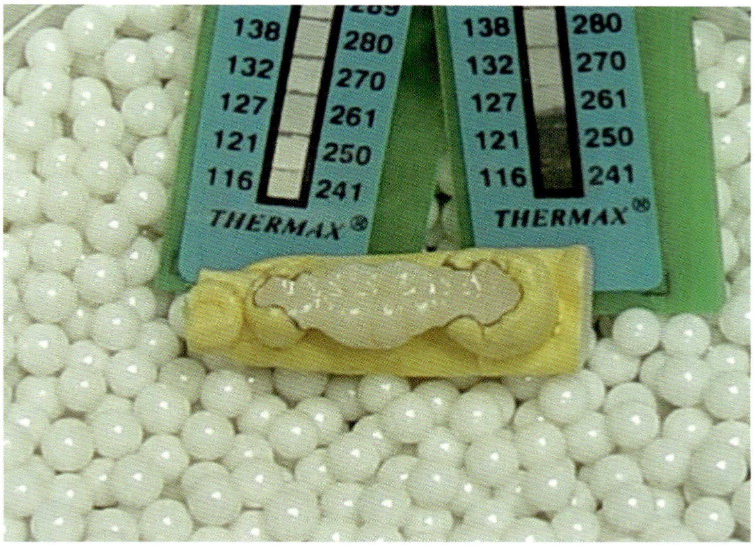

그림 3-160
incisal까지 축성이 끝나면 light cup에 광중합 후 light gun을 이용하여 20초 이상을 광조사한다.

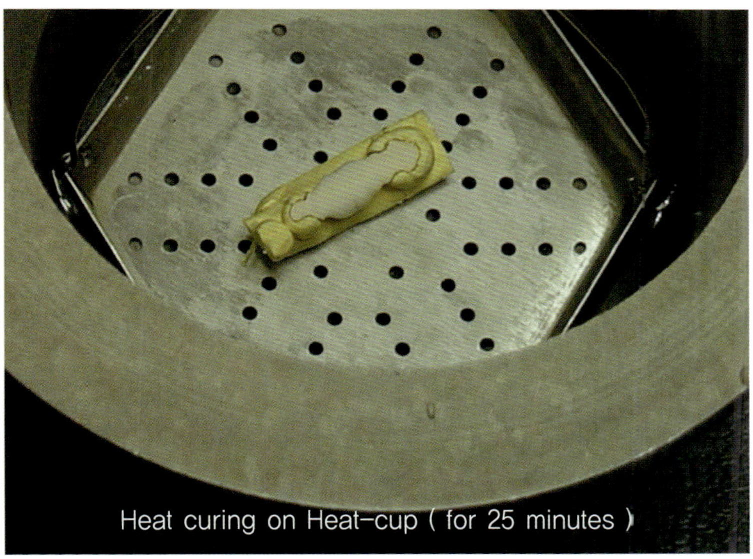

그림 3-161
광중합 한 다음에, heat cup에 25분간 열중합한다.

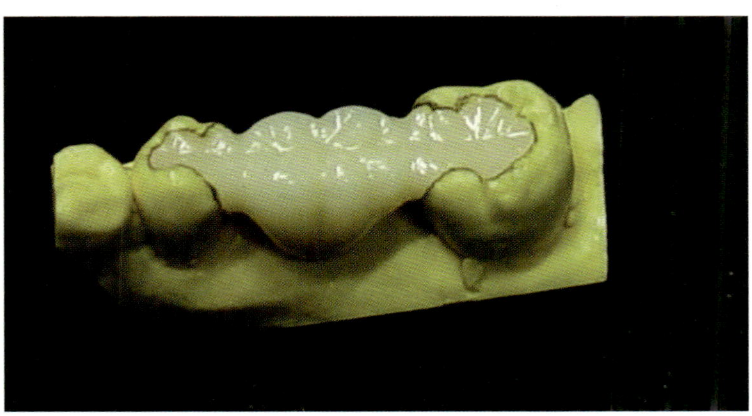

그림 3-162
polishing 과정은 동일하며 완성된 Inlay bridge

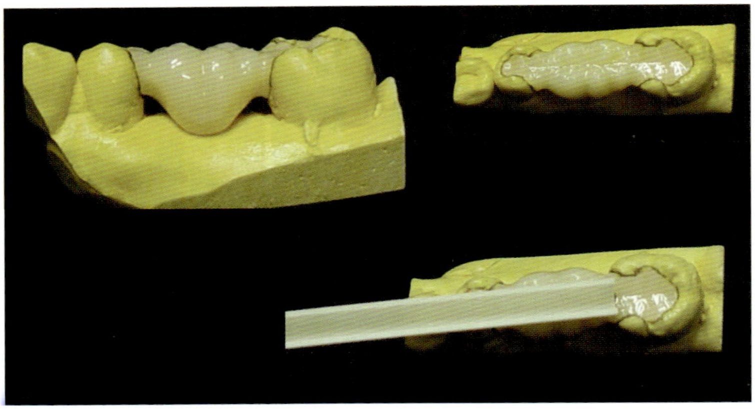

그림 3-163

완성된 Inlay bridge의 협·설 교두간 폭경을 u-bar의 넓이와 동일한지 확인한다. 이유는 협·설 교두간 간격을 좁게하여 fracture 되는 것을 방지하기 위함이다.

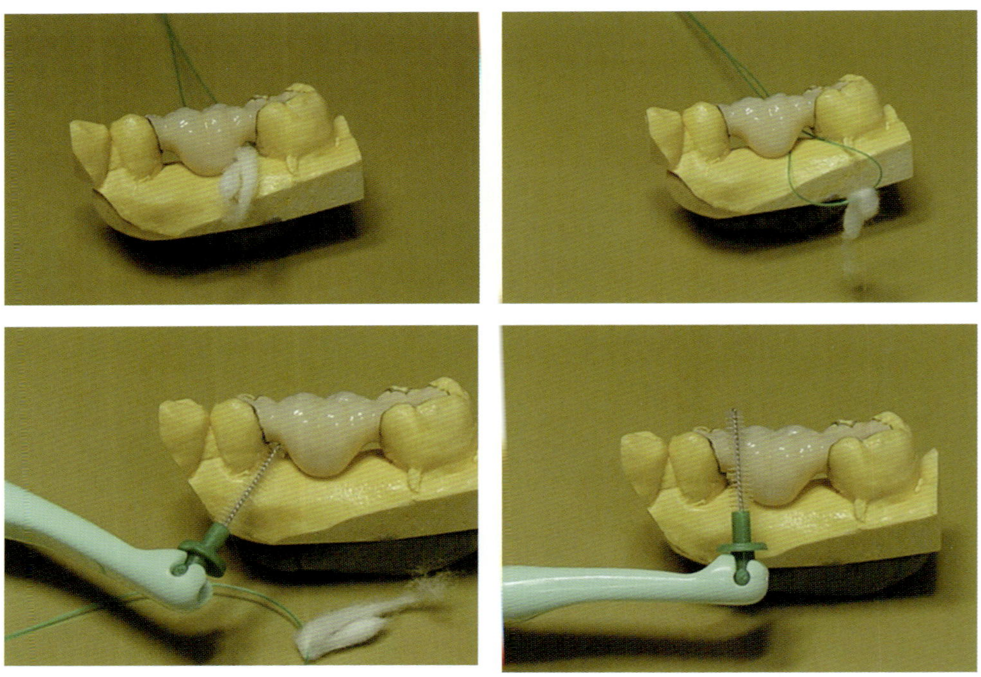

그림 3-164 완성된 inlay bridge의 치은 부위에 충분한 embrasure가 형성되어, 치실과 치간용 칫솔의 진입이 용이하다.

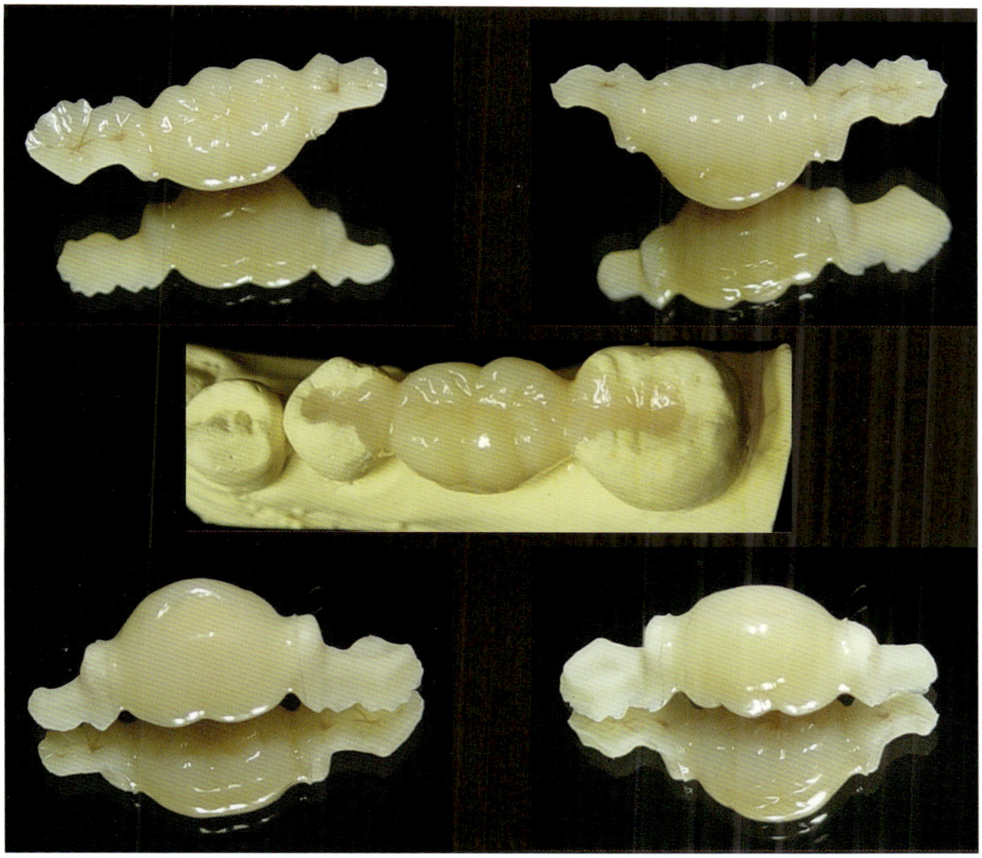

그림 3-165 완성된 Inlay bridge

제4장 Laminate Veneer System

Laminate veneer system으로서 상악 우측 측절치 laminate veneer 수복물을 치아가 부분적으로 파절 시 적용시키는 방법, body부터 축성하는 방법, 그리고 incisal만으로 축성하는 세 가지 방법으로 수복물을 제작 과정이다(그림3-166~193).

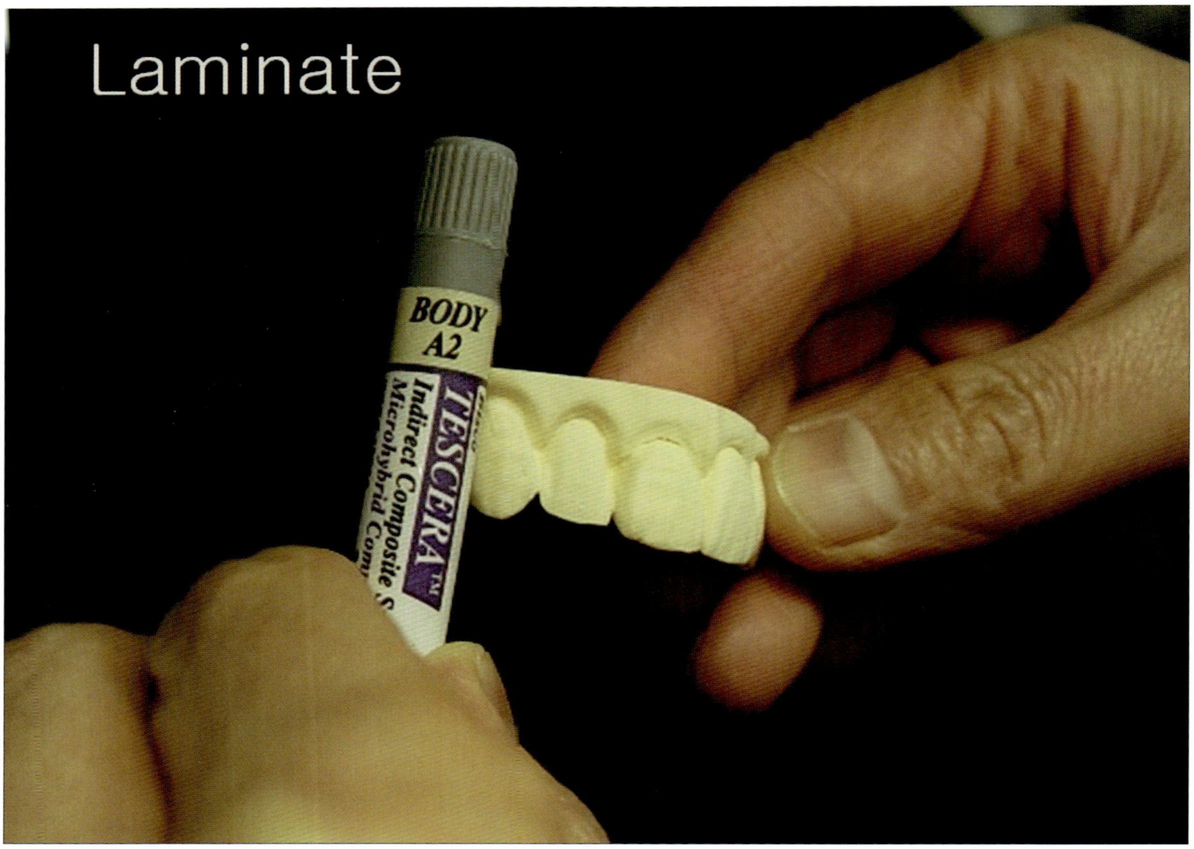

그림 3-166 상악우측 측절치 laminate veneer 수복물 제작

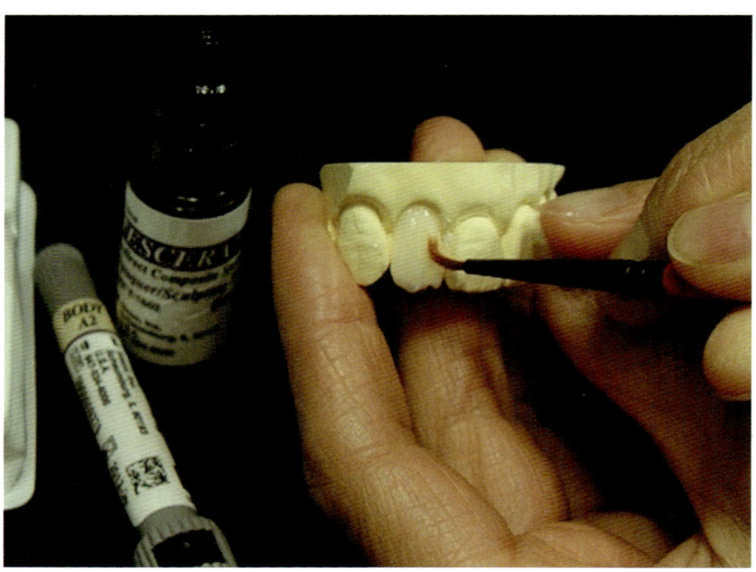

그림 3-167
body A2를 이용해서 1차 축성을 한다. 축성 후 sculting resin을 붓에 발라서 vanishing 한다.

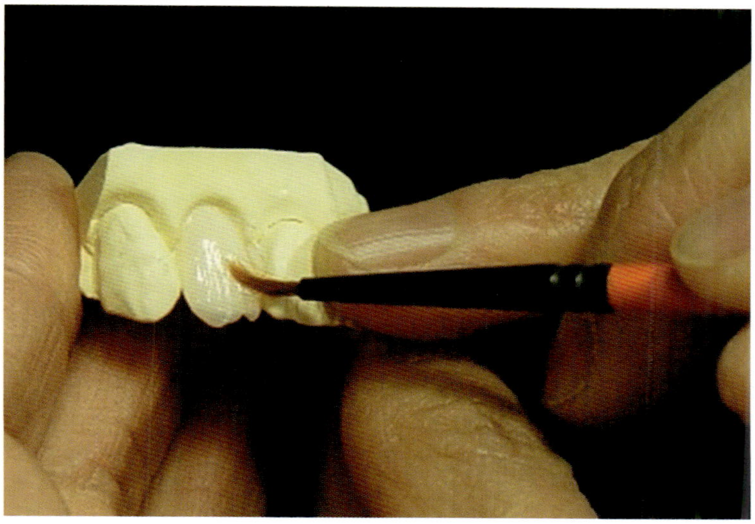

그림 3-168

vanishing 한 후 light cup을 이용하여 광중합 후 light gun으로 20초 이상 광조사한다.

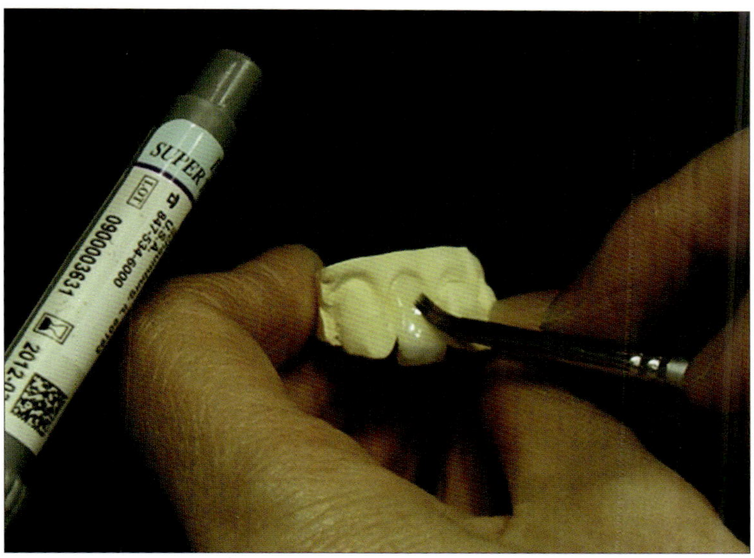

그림 3-169

Incisal을 축성 후 sculting resin을 붓에 발라서 vanishing 한 다음 light cup에 광중합한다. 그 후 light gun으로 20초 이상 광조사 한 후, heat cup에 열중합하여 완성한다.

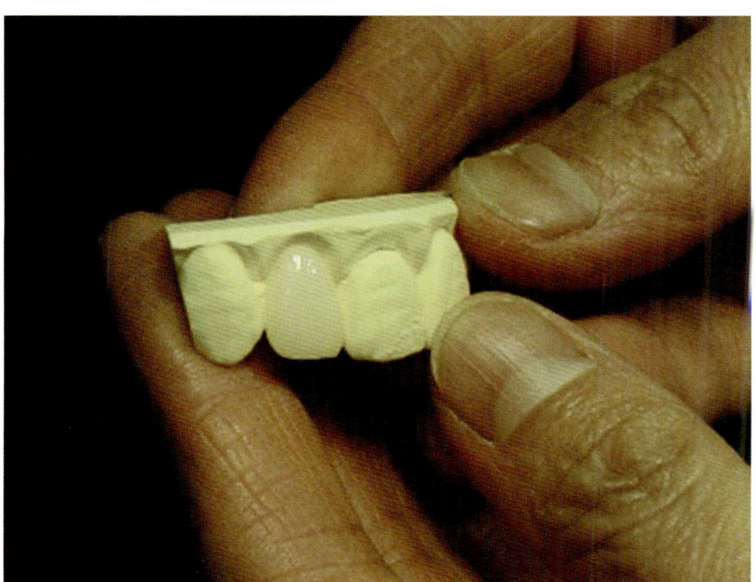

그림 3-170

laminate veneer 수복물 완성

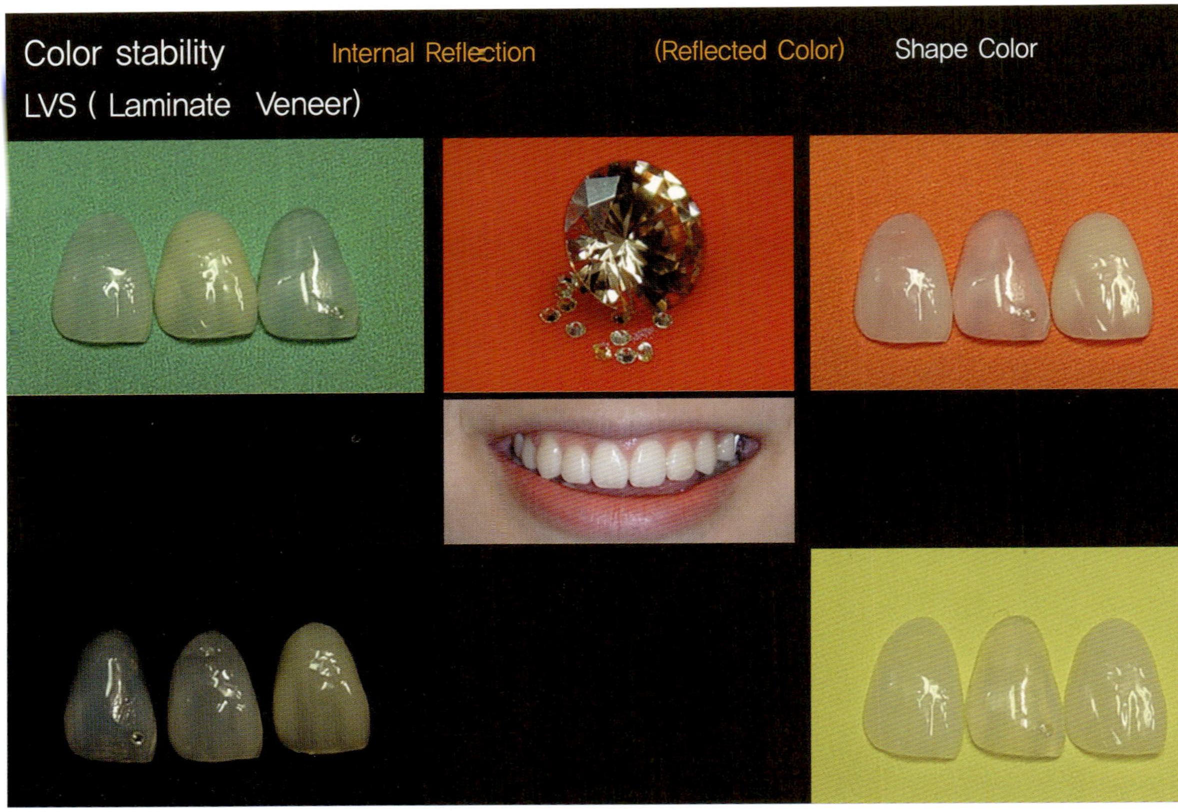

그림 3-171 color stability internal reflection (reflec ed color) laminate veneer

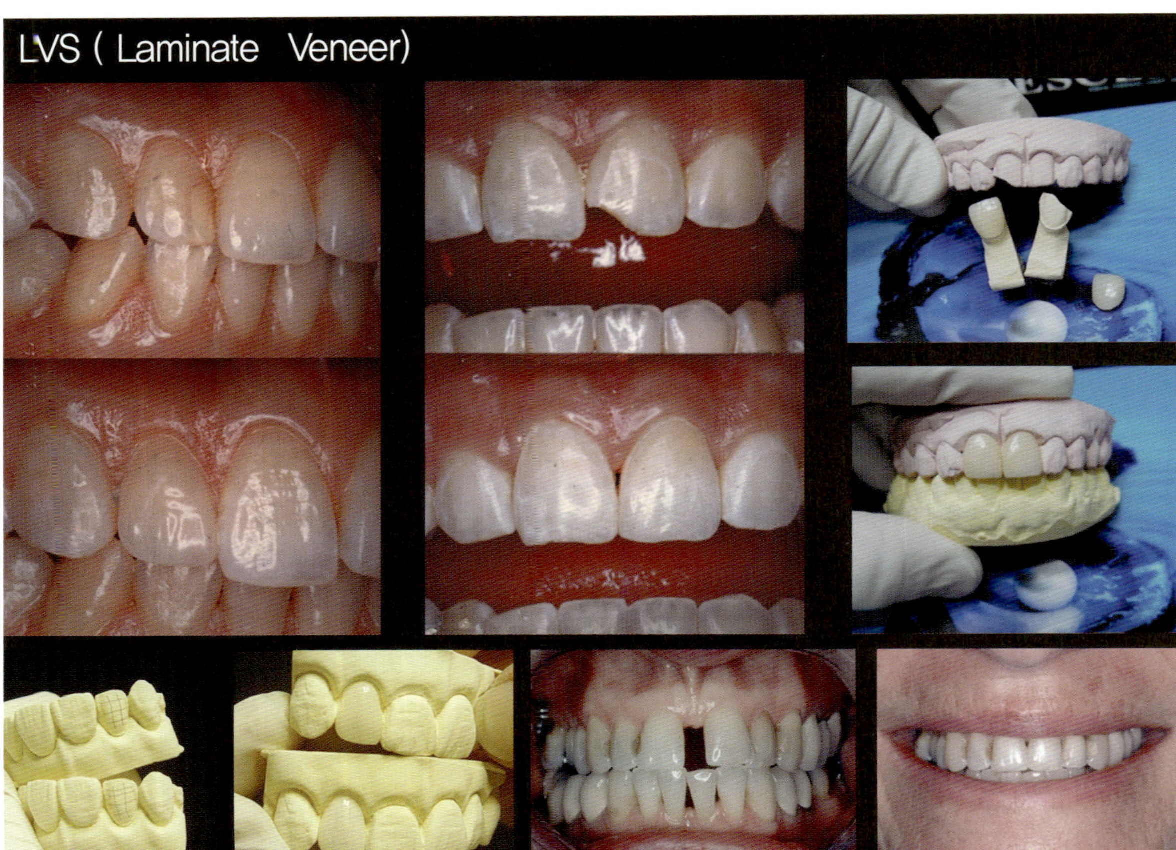

그림 3-172 임상 case의 laminate veneer 수복물 적용

※ 치아가 부분적으로 파절시 적용시키는 Laminate veneer 수복물 제작과정

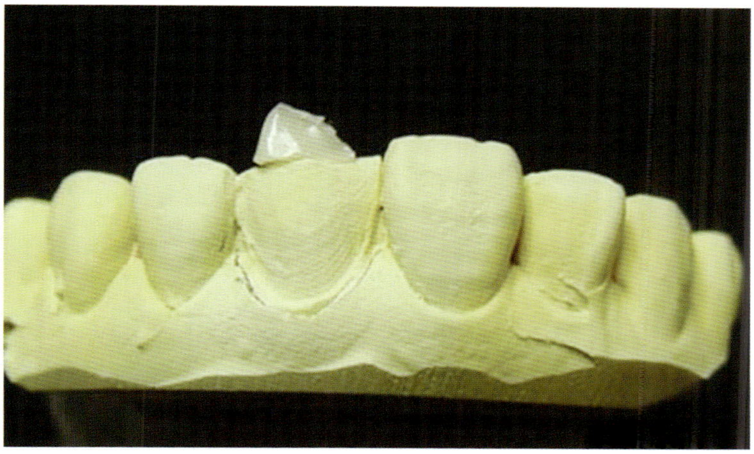

그림 3-173
cpacity한 dentin을 파절부에 올린다.

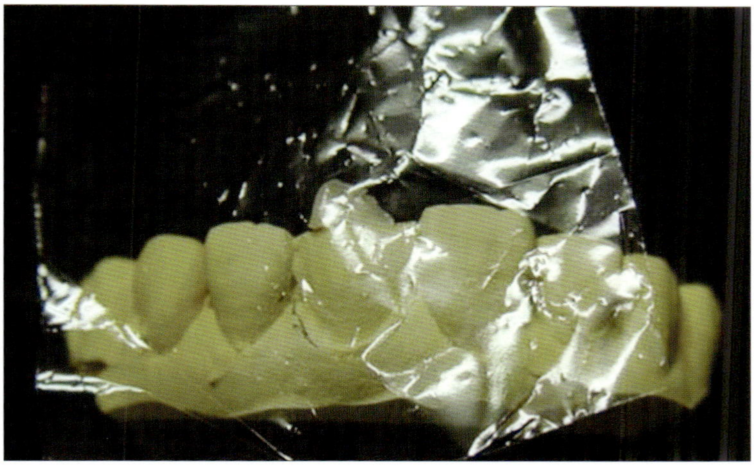

그림 3-174
비닐을 덮는다.

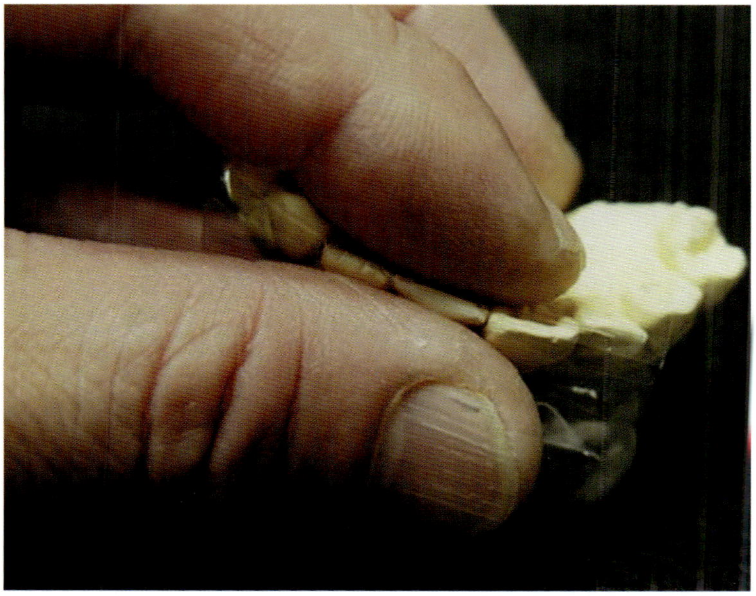

그림 3-175
비닐로 덮은 후 압접한다.

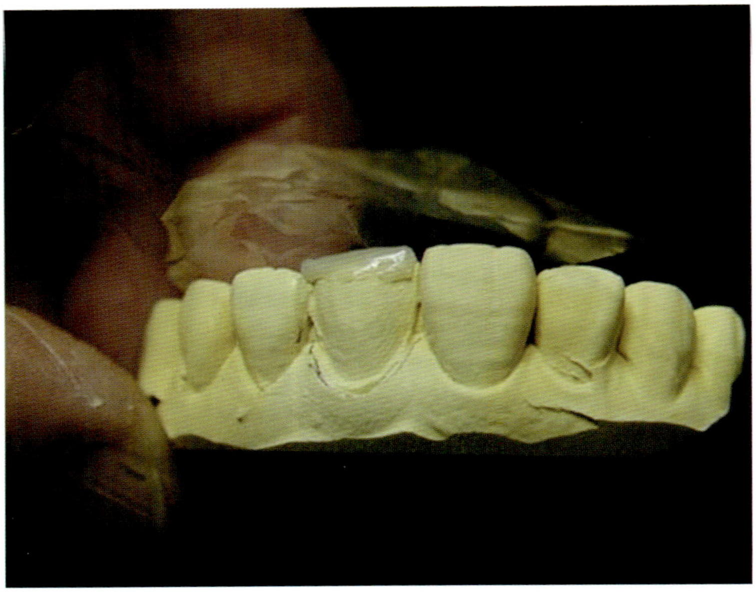

그림 3-176
파절부에 dentin resin이 압접 된 상태

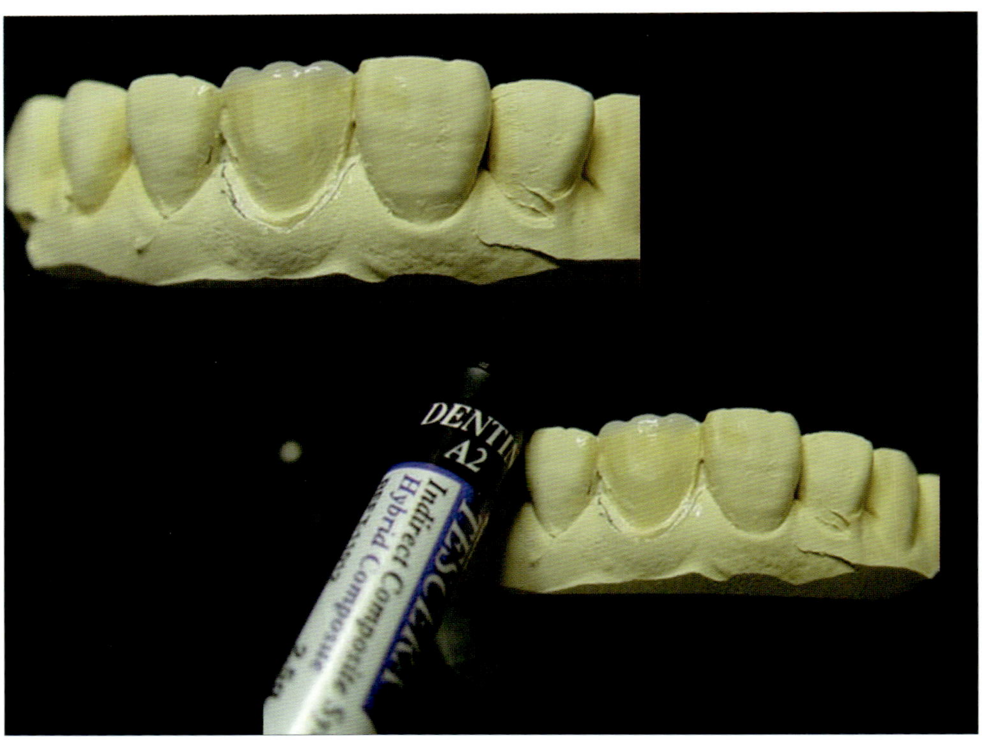

그림 3-177 파절부를 원상태 대로 형성한 다음 mamelon 형성 후 light gun으로 20초 이상 광조사한다.

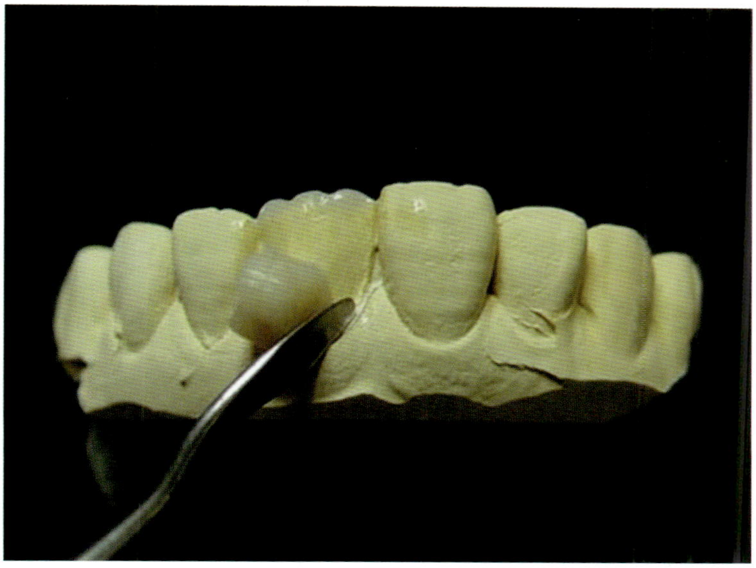

그림 3-178
body를 축성한다.

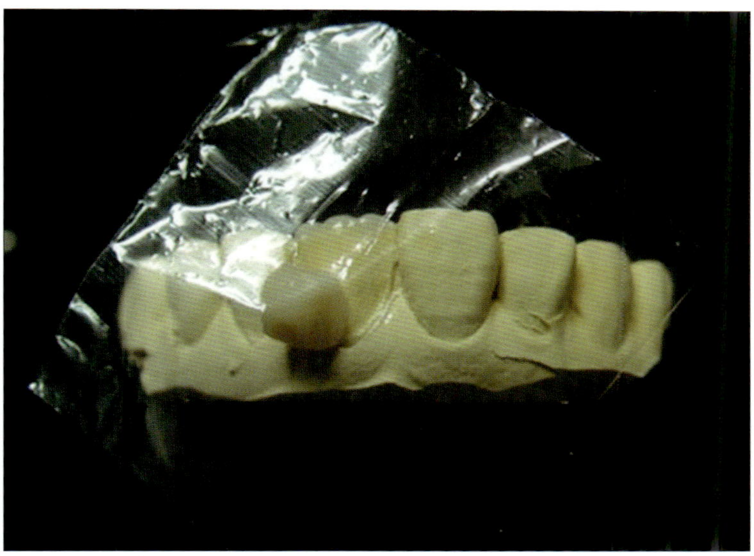

그림 3-179
그 후 비닐을 덮고 압접한다.

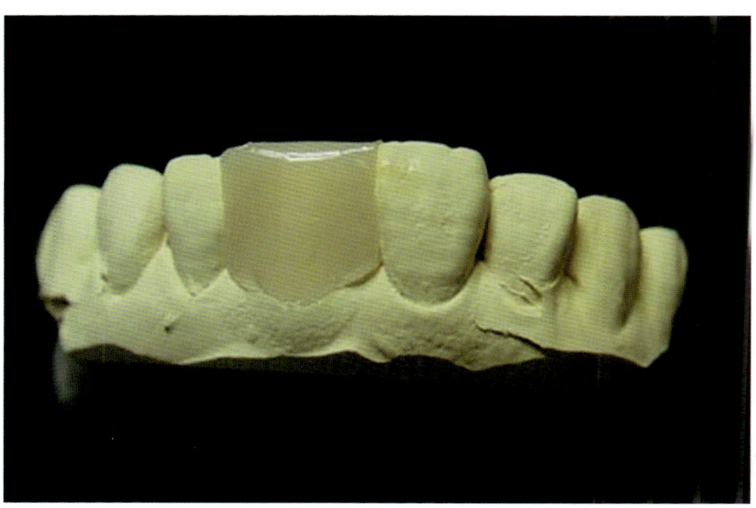

그림 3-180
body가 압접된 상태

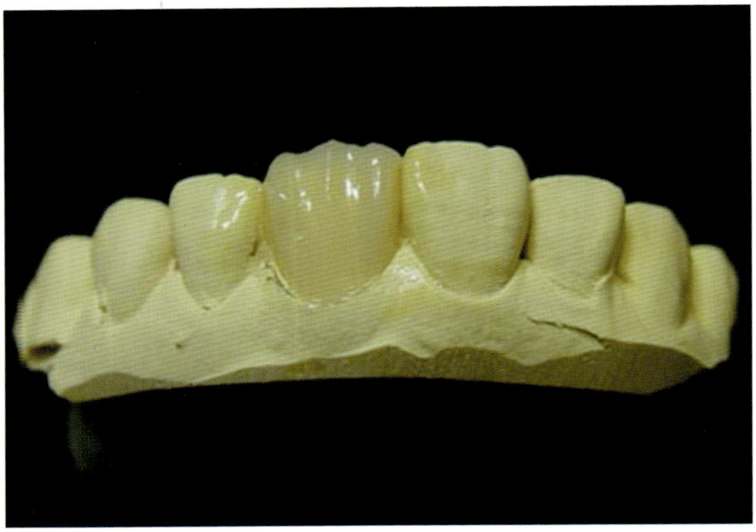

그림 3-181
조각도 나 resin spatula로 축성하여 형태를 조정한다.

※ Body부터 축성하는 Laminate 수복물 제작

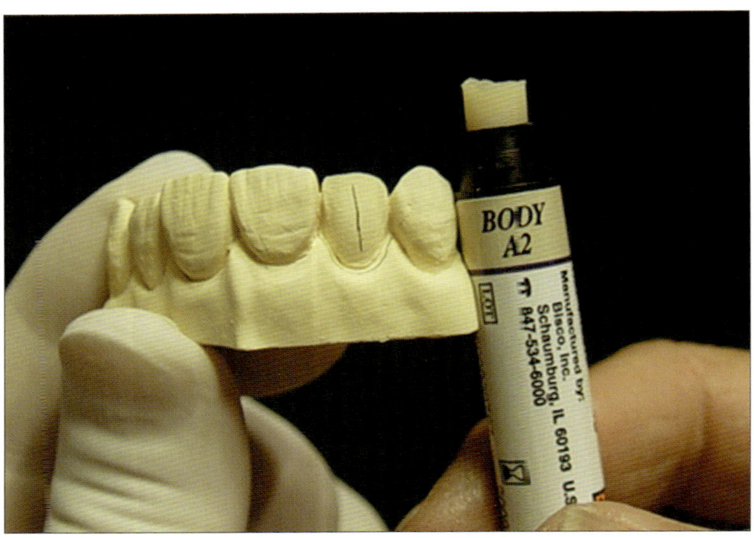

그림 3-182
body를 축성하기 위한 지대치 모형

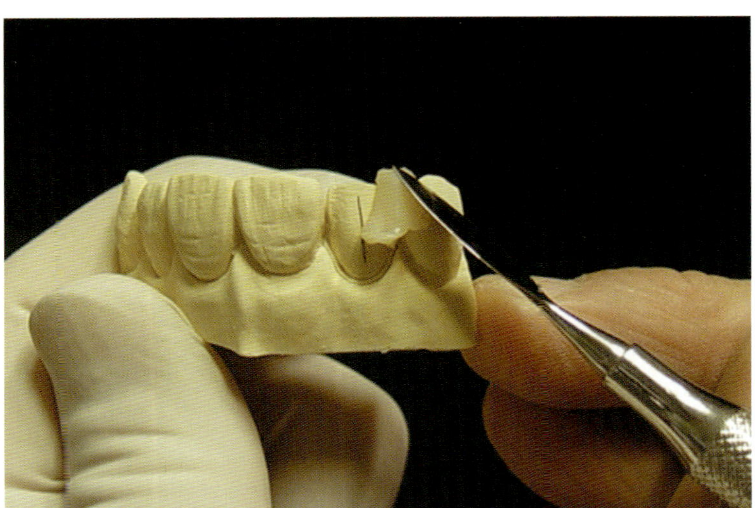

그림 3-183
body를 필요한 양만큼 덜어내어 올린다.

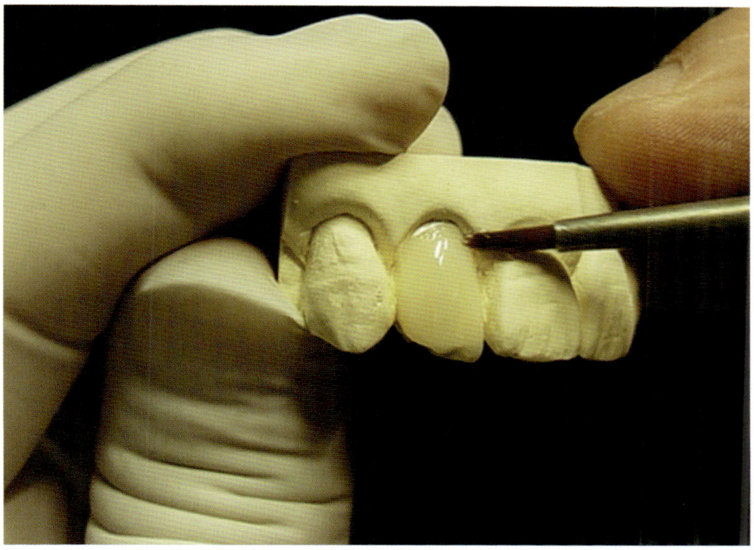

그림 3-184
그 후, sculting resin을 붓에 발라서 vanishing한다.

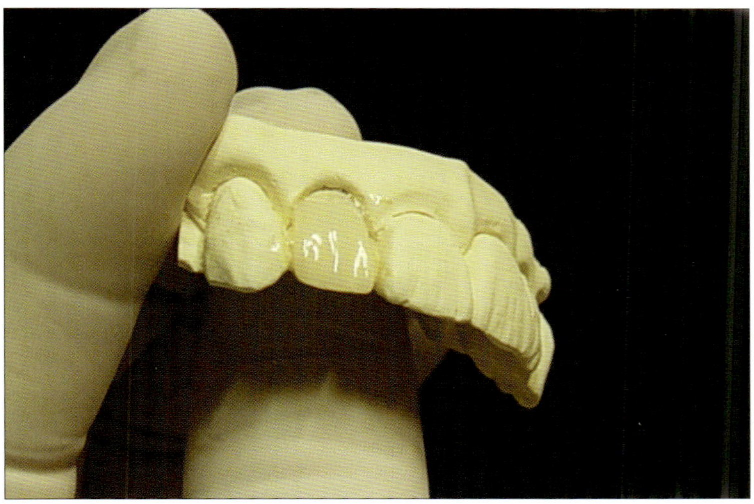

그림 3-185
sculting resin을 붓에 발라서 vanishing한 상태

※ Incisal만으로 완성하는 Laminate veneer 수복물 제작

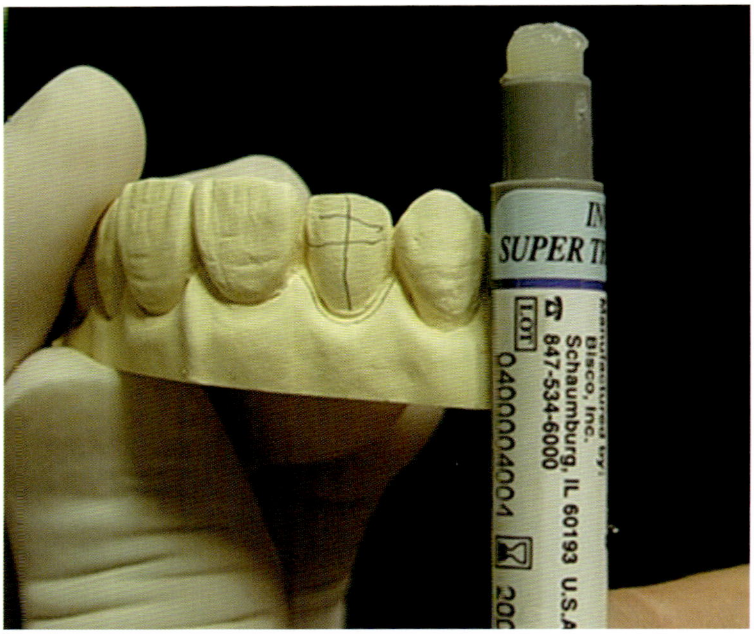

그림 3-186
Incisal을 축성하기 위한 지대치 모형

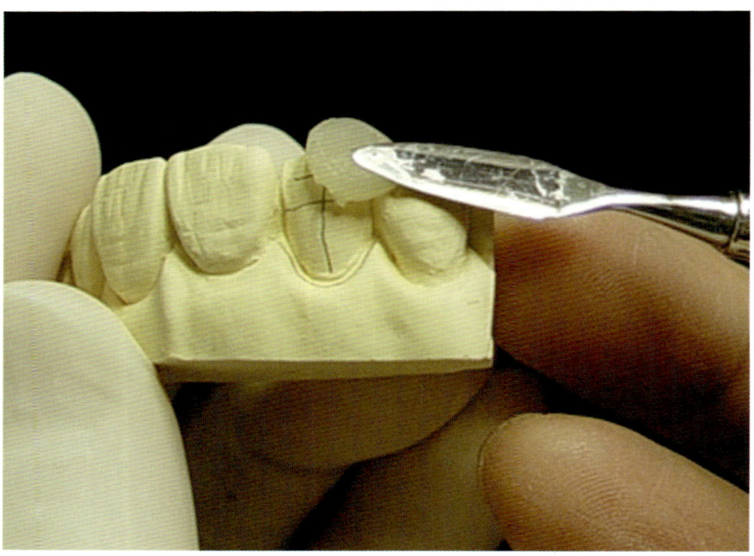

그림 3-187
Incisal을 필요한 양만큼 덜어내어 올린다.

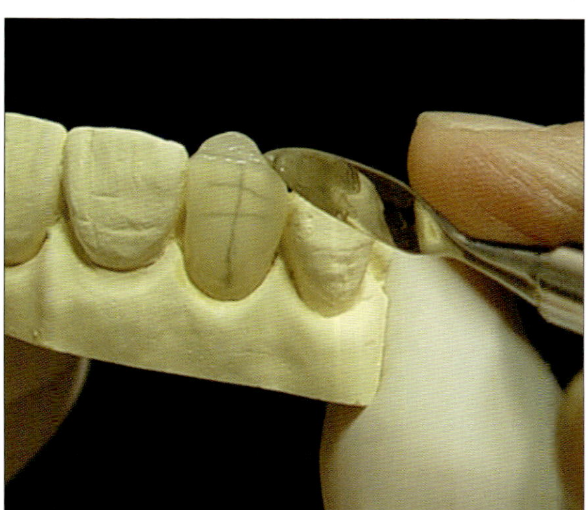

그림 3-188
Incisal을 올린 후 resin spatula로 형태를 조정한다.

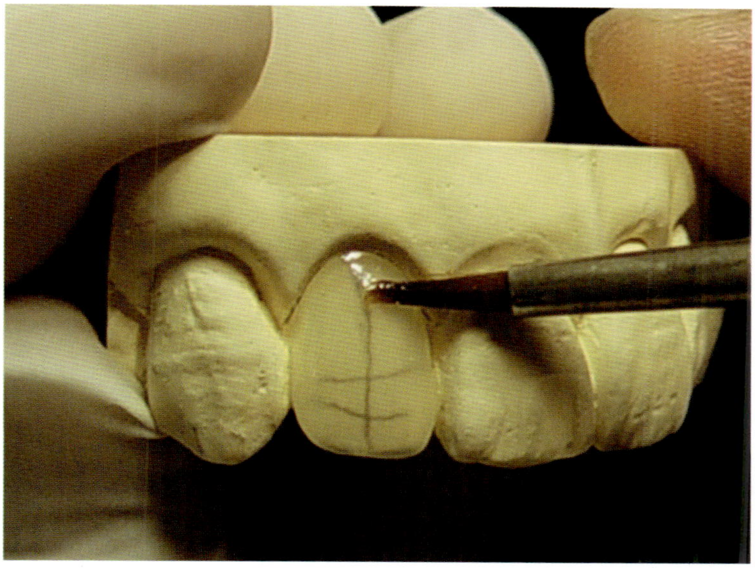

그림 3-189
형태를 다음은 후, sculting resin을 붓에 발라서 vanishing한다.

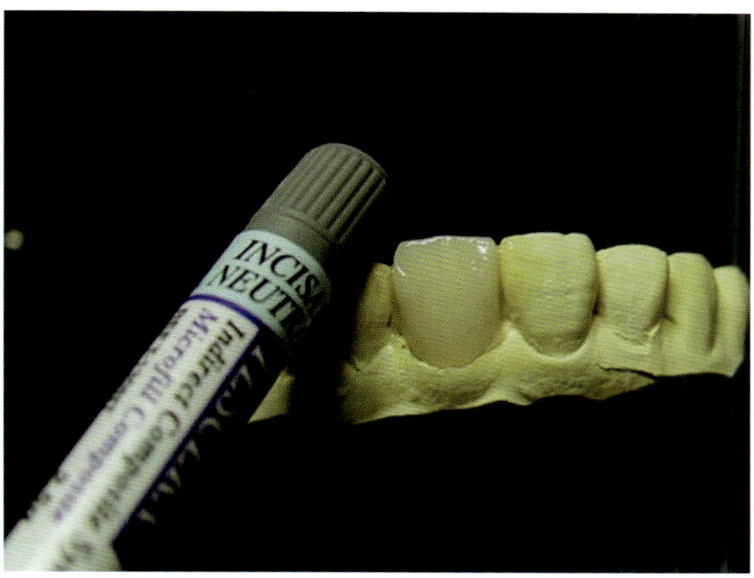

그림 3-190
치아가 부분적으로 파절시 적용시키는 laminate veneer 수복물 제작, body부터 축성하는 laminate 수복물 제작, 그리고 Incisal 만으로 완성하는 laminate veneer 수복물을 제작하는 세 가지의 경우, 모두 Incisal 축성 후 중합하는 과정은 동일하다.

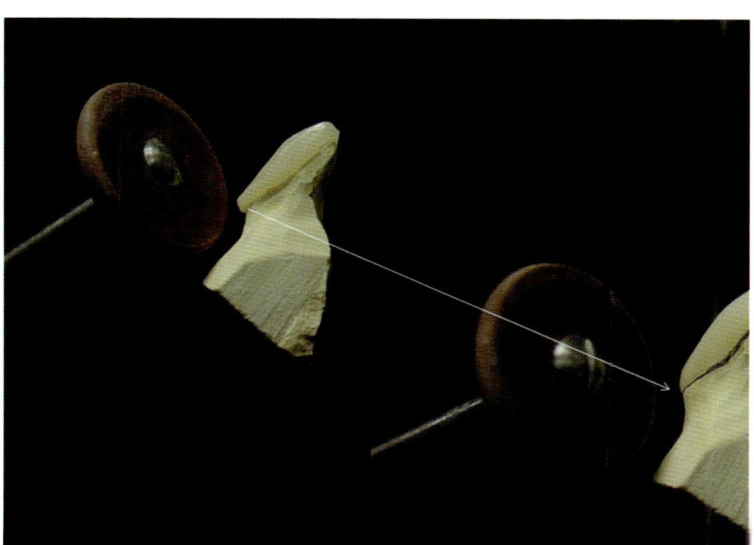

그림 3-191
수복물을 margin trimming한 모형에 맞춘 후 rubber wheel을 이용하여 margin 부분을 정확히 맞춘다.

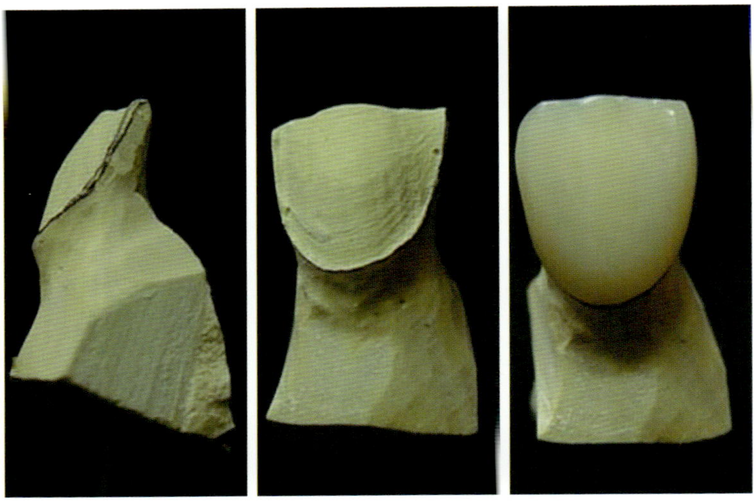

그림 3-192
파절된 모형과 laminate veneer가 완성된 상태.

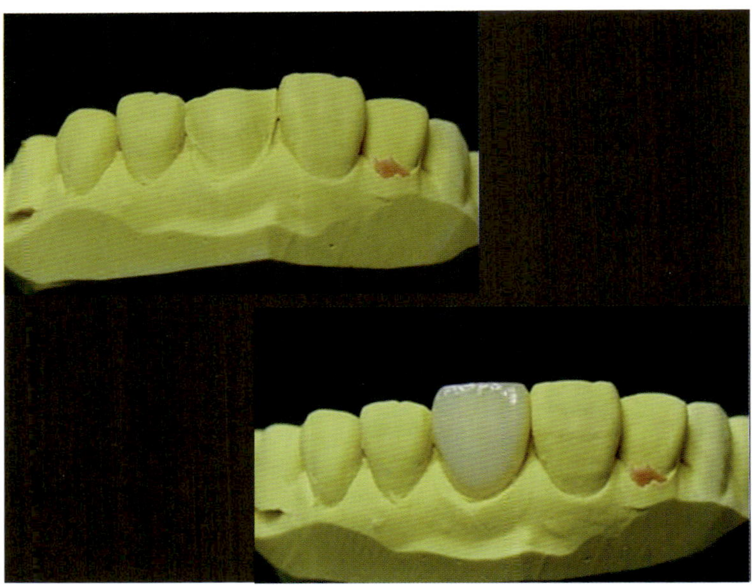

그림 3-193
전악 모형에 완성된 laminate veneer 수복물이 시적된 상태

제5장 Composite Resin Jacket Crown

상악 우측 2번, 하악 우측 6번, 하악 좌측 6번과 7번 Implant composite resin jacket crown 제작과정이다(그림3-194~214).

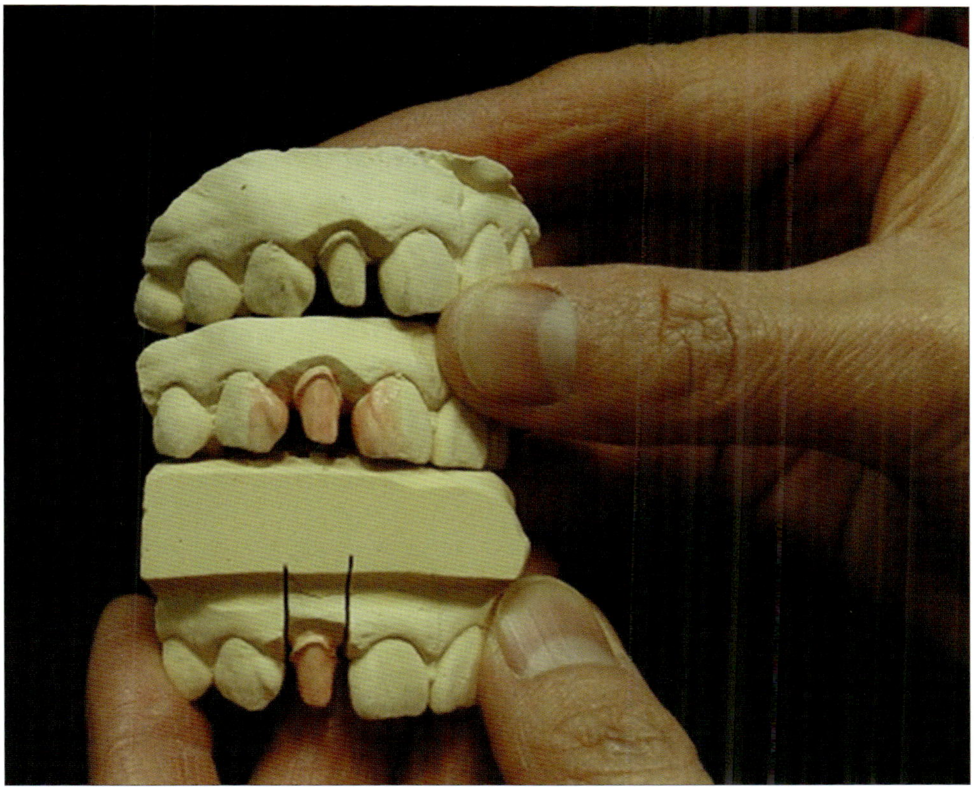

그림 3-194 상악 우측 2번 지대치 모형에 레진 분리제나 rubber separator를 도포한 모형

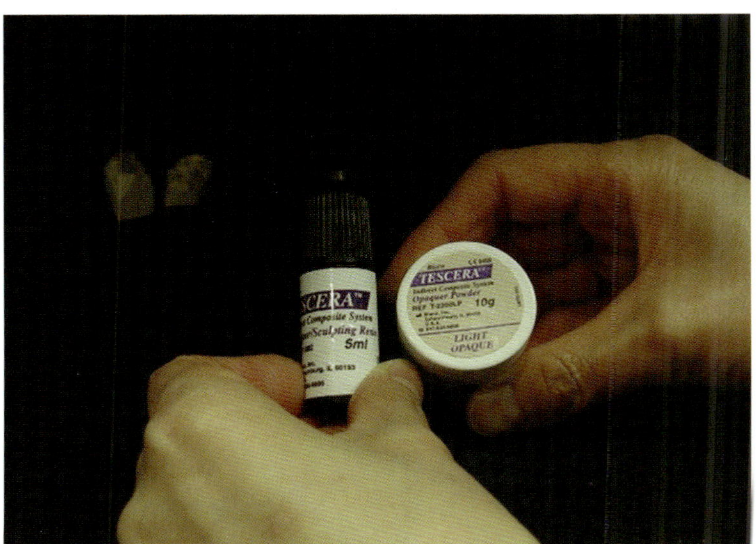

그림 3-195
Sculting Resin

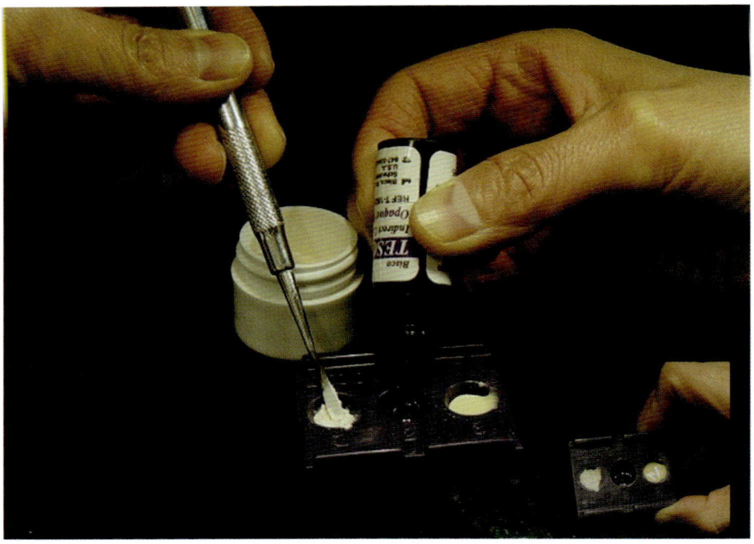

그림 3-196

sculpting resin과 Tescera opaque powder를 mixing bowel에 혼합 비율에 따라 측정하여 덜어 놓는다.

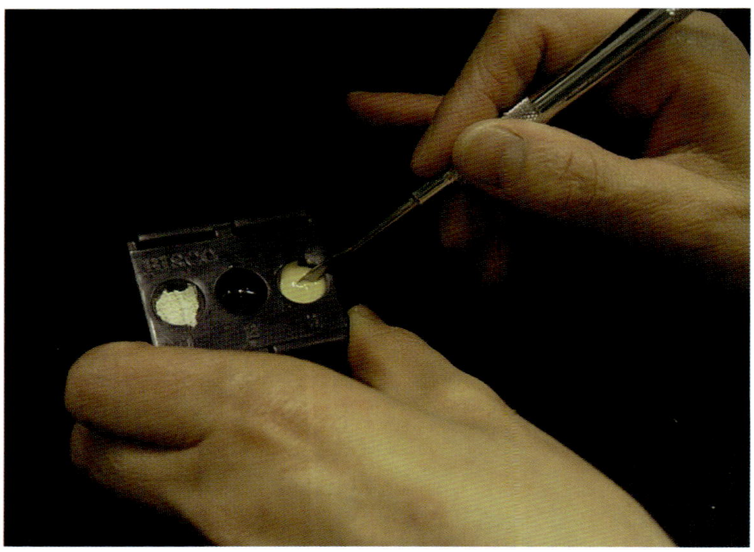

그림 3-197

그 후 mix한다.

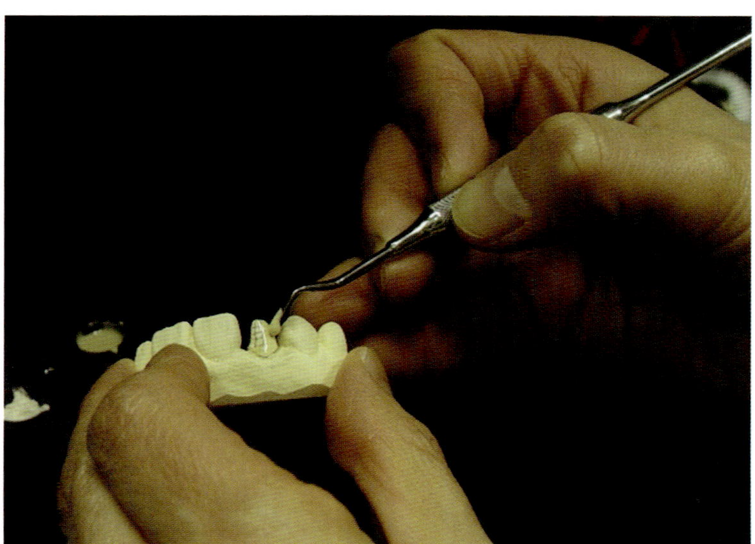

그림 3-198

변색된 치아와 metal core나 composite core의 경우에는 지대치의 stone model에 사진과 같이 연필로 marking을 한 후, resin 분리제를 도포한다. 그 후, mix한 opaque으로 연필로 marking 한 것이 보이지 않게 masking 한다.

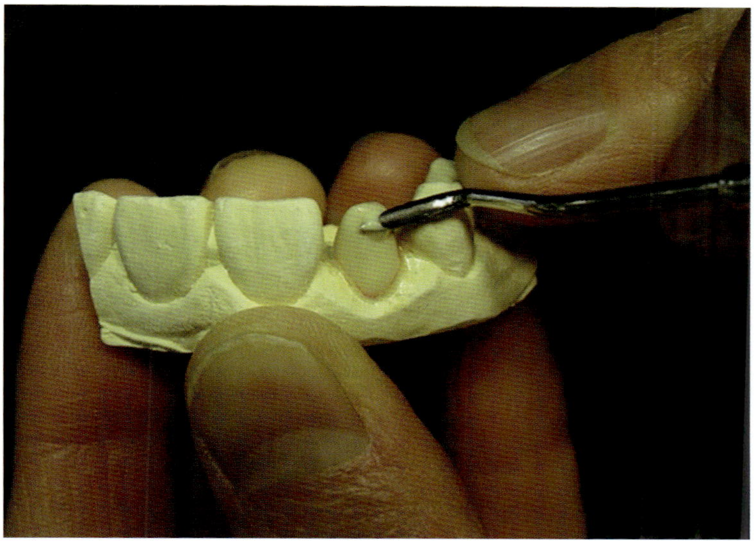

그림 3-199
mix한 것으로 opaque을 올린다.

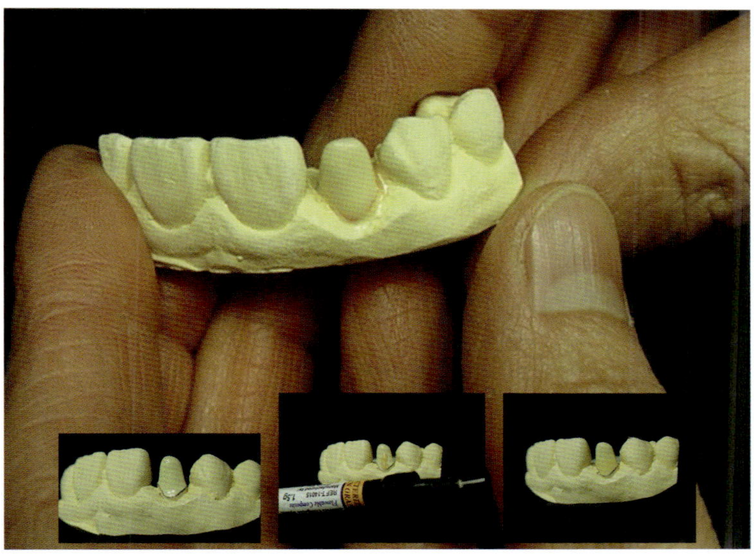

그림 3-200
상단 사진은 opaque으로 masking된 상태이며 하단 사진은 brown gingival stain한 치아이다.

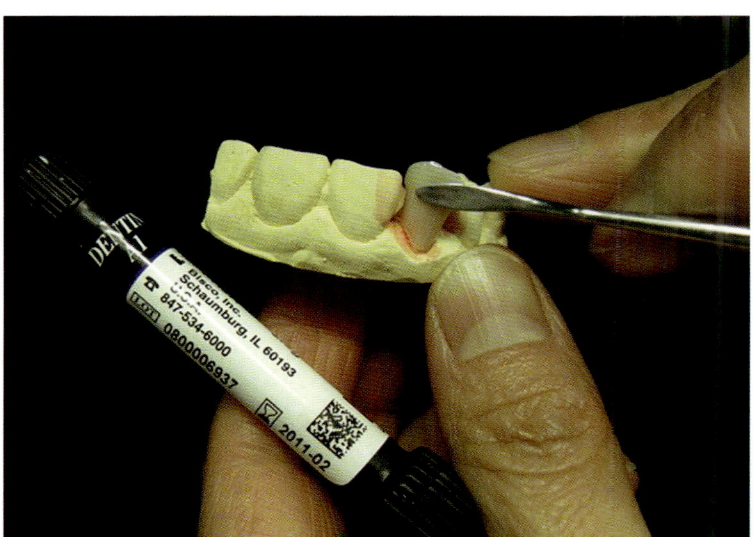

그림 3-201
변색되지 않은 치아의 경우에는 dentin으로 core를 형성한다.

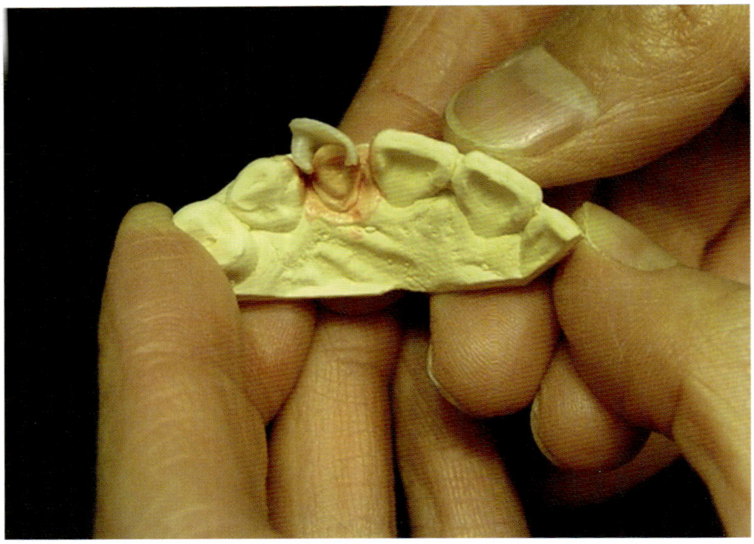

그림 3-202
dentin으로 core를 축성하는 과정

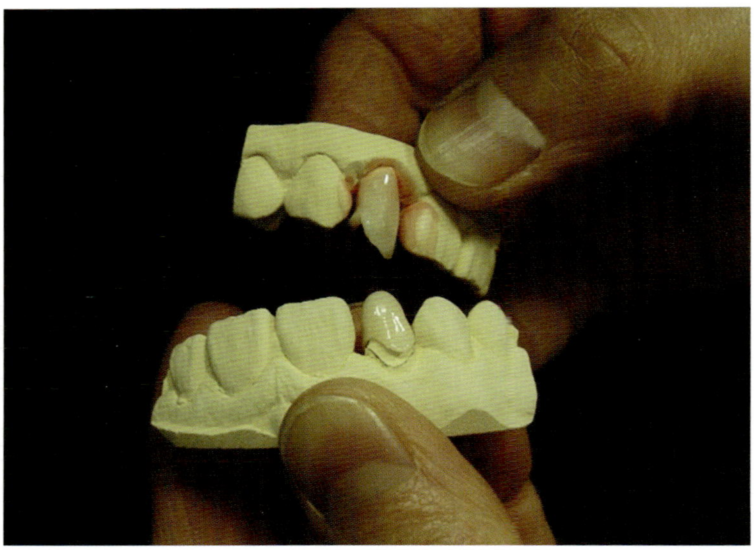

그림 3-203
*dentin core를 분리하기 위해서 rubber separator를 도포한 후 0.6 mm의 일률적인 두께로 core를 제작한다.

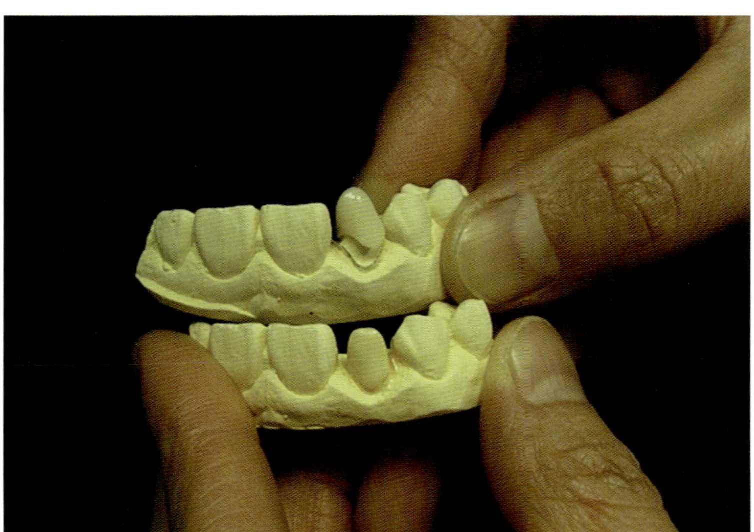

그림 3-204
약 0.6 mm정도의 두께로 완성된 dentin core

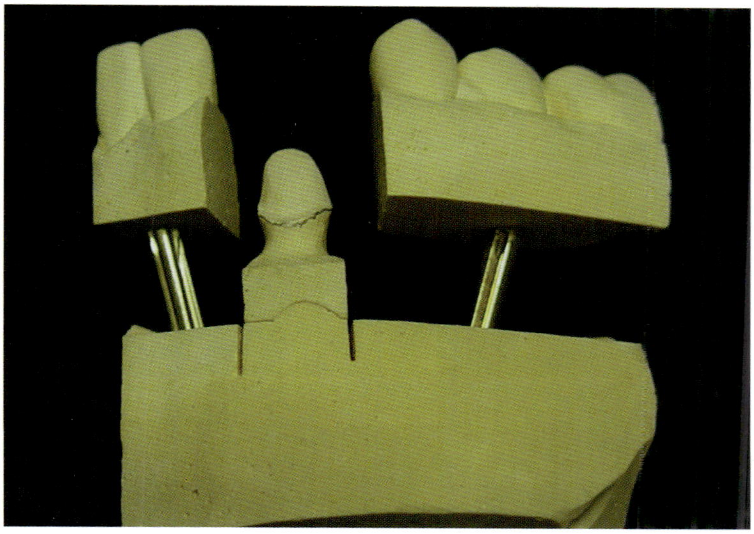

그림 3-205
15° 이상의 각도로 dowel pin 작업된 모형

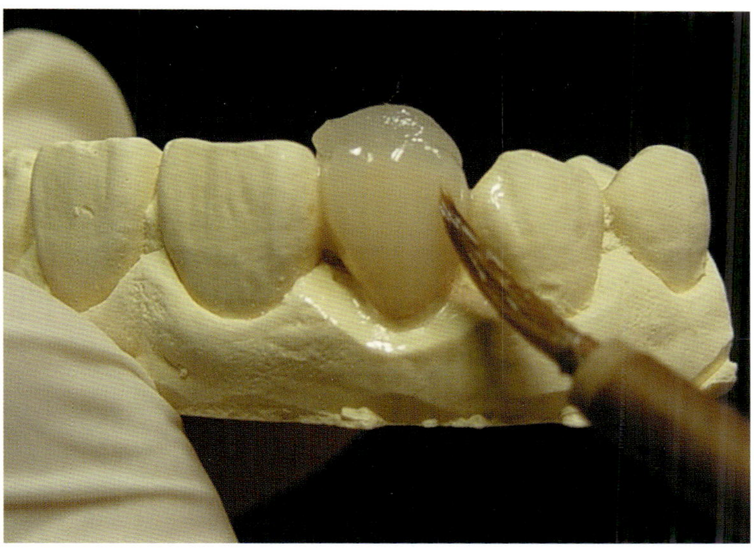

그림 3-206
dentin core 완성 후 또는opaque으로 masking한 모형에 body를 축성한다.

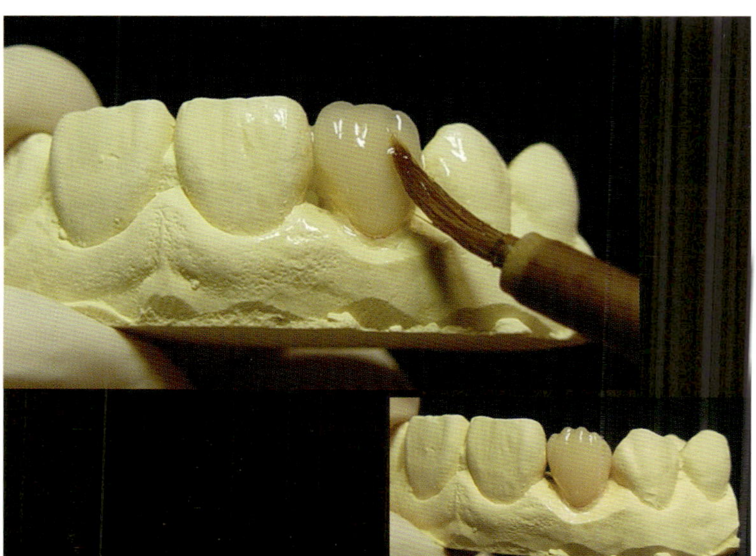

그림 3-207
그 후 mamelon까지 형성한 다음 light cup에 광조사한다.

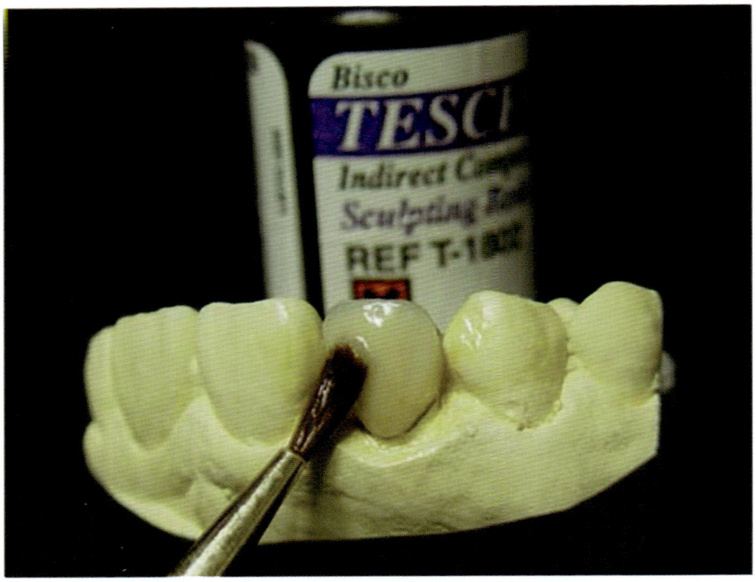

그림 3-208
Incisal을 축성하고 sculpting resin으로 vanishing한 후, 중합과정과 연마, glazing 하여 완성하는 과정은 동일하다.

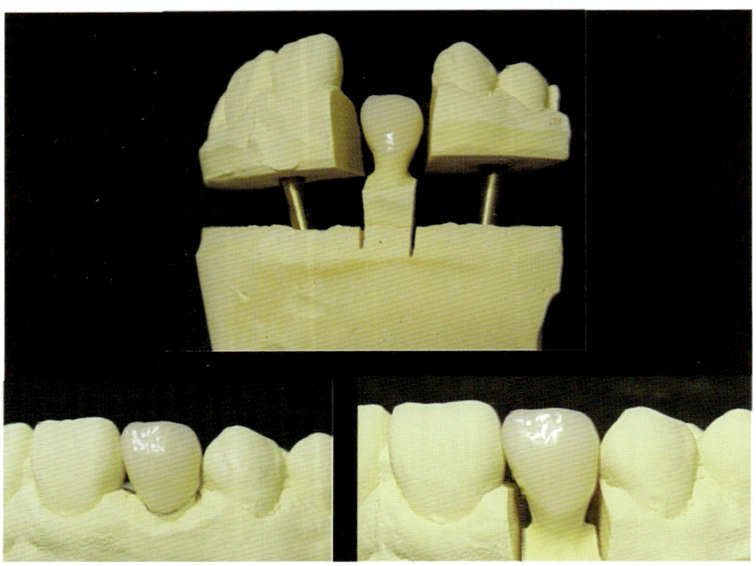

그림 3-209
완성된 상악 우측 측절치 Full Jacket Crown

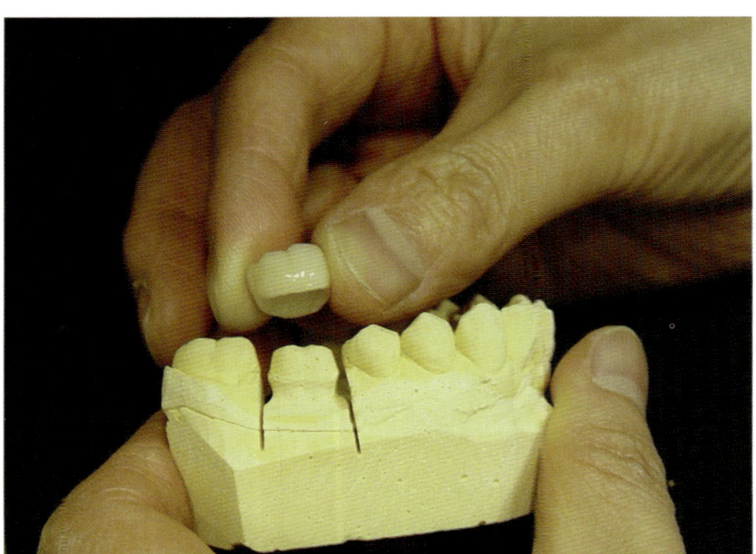

그림 3-210
완성된 하악 우측 제 1대구치 Full Jacket Crown 시적 전 상태

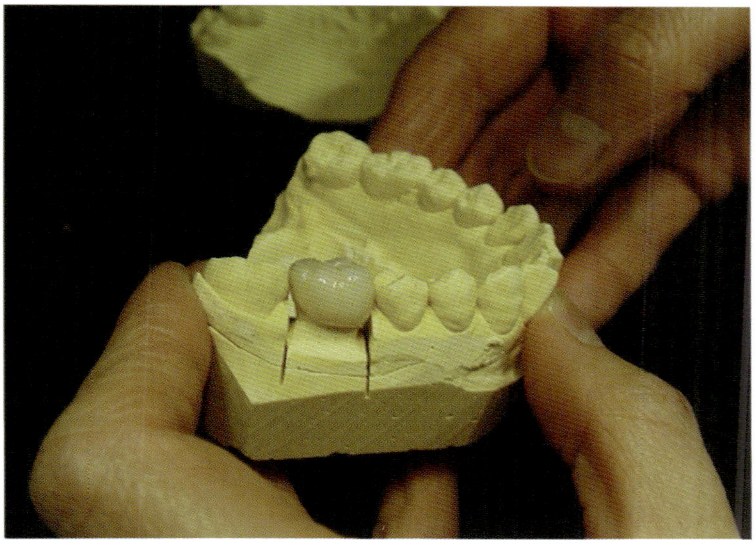

그림 3-211
완성된 하악 우측 제1대구치 Full Jacket Crown 시적된 상태

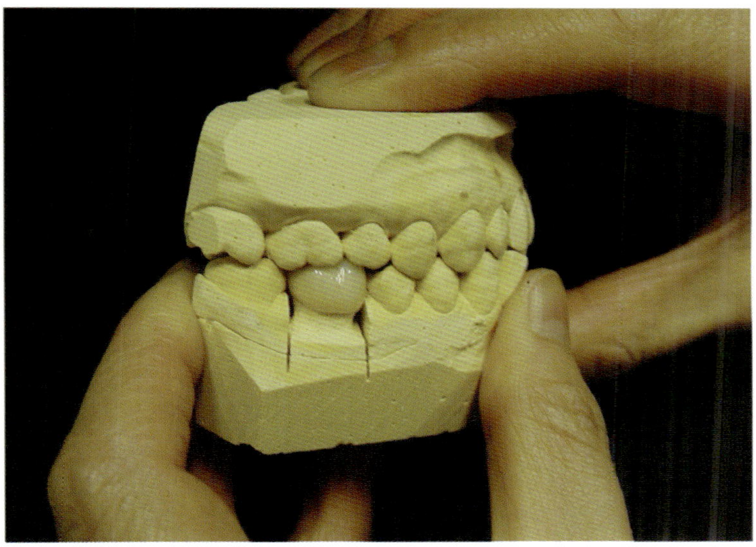

그림 3-212
완성된 하악 우측 제1대구치 Full Jacket Crown 교합 상태 확인

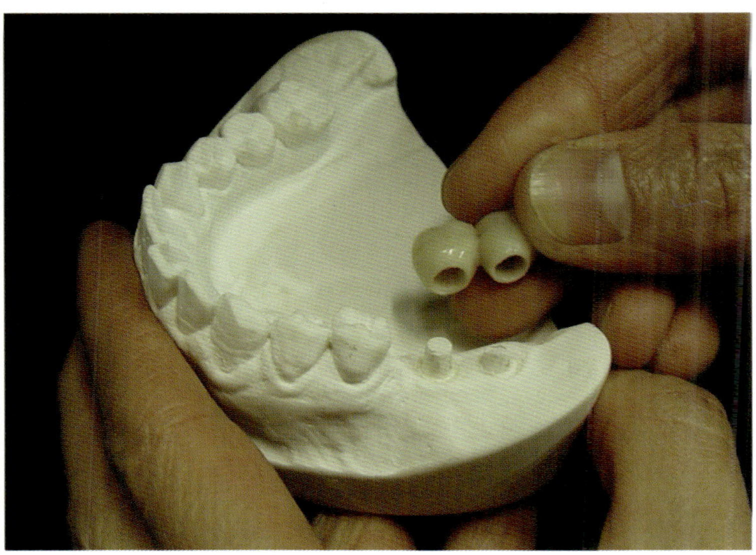

그림 3-213
완성된 하악 좌측 6번, 7번 Implant jacket crown 시적 전 상태

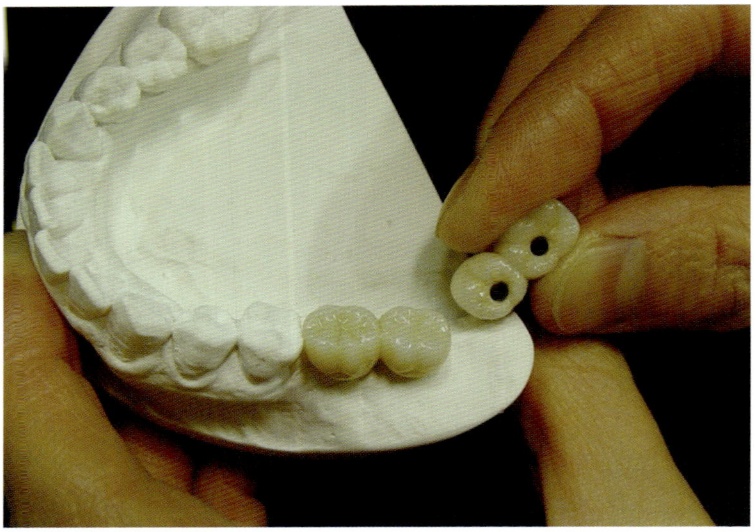

그림 3-214
완성된 하악 좌측 6번, 7번 Implant jacket crown 시적 된 상태

제6장 Crown and Bridge(Veneers of Metal Supported Restorations Using Tescera Unit)

상악 좌측 4~6번 3 unit bridge의 retenticn bead를 이용한 metal facing composite resin 수복물 제작 과정이다(그림3-215~232).

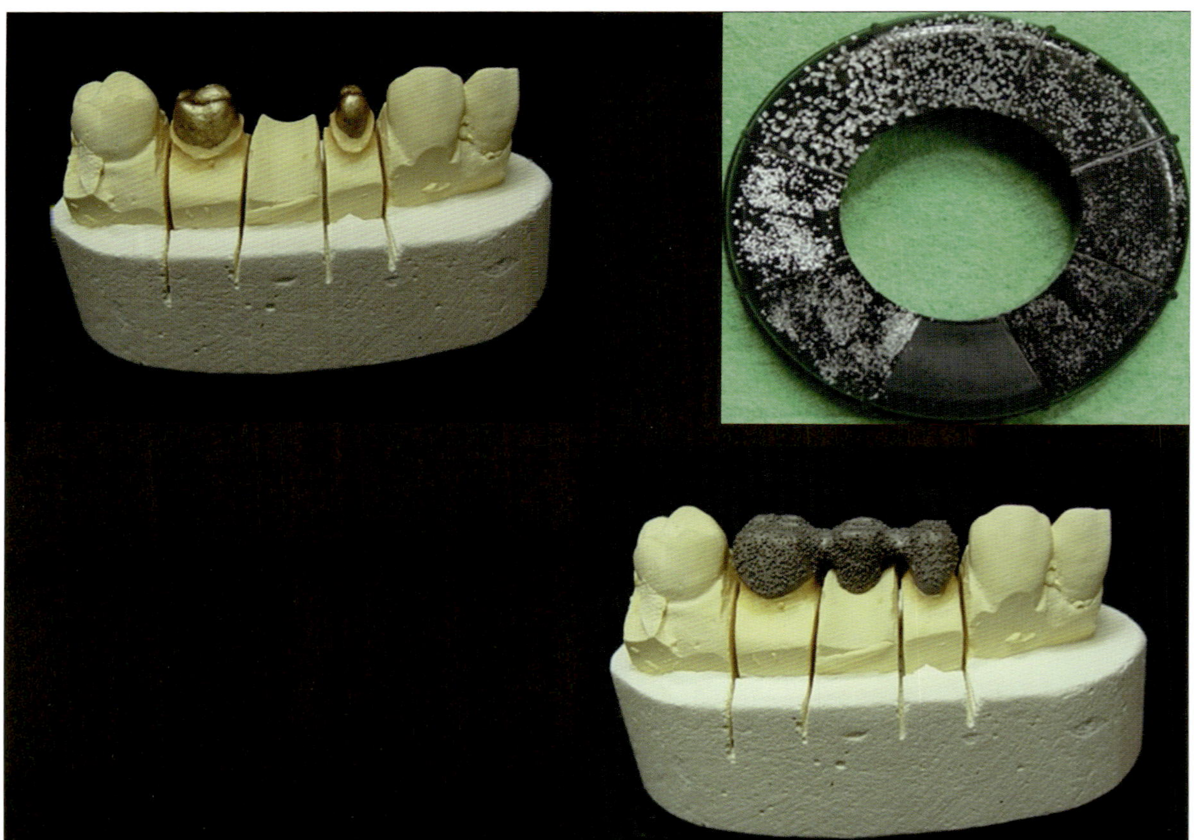

그림 3-215 상악 좌측 4~6번 3unit bridge Tescera Composite Facing Technique 3unit bridge 지대치 모형과 retention beads를 이용한 metal facing 모형

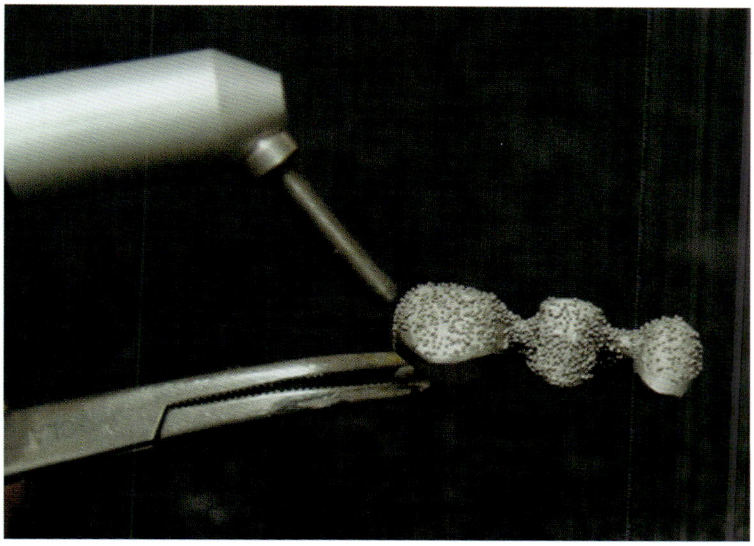

그림 3-216
50 ㎛ aluminium oxide로 sand blasting 한다.

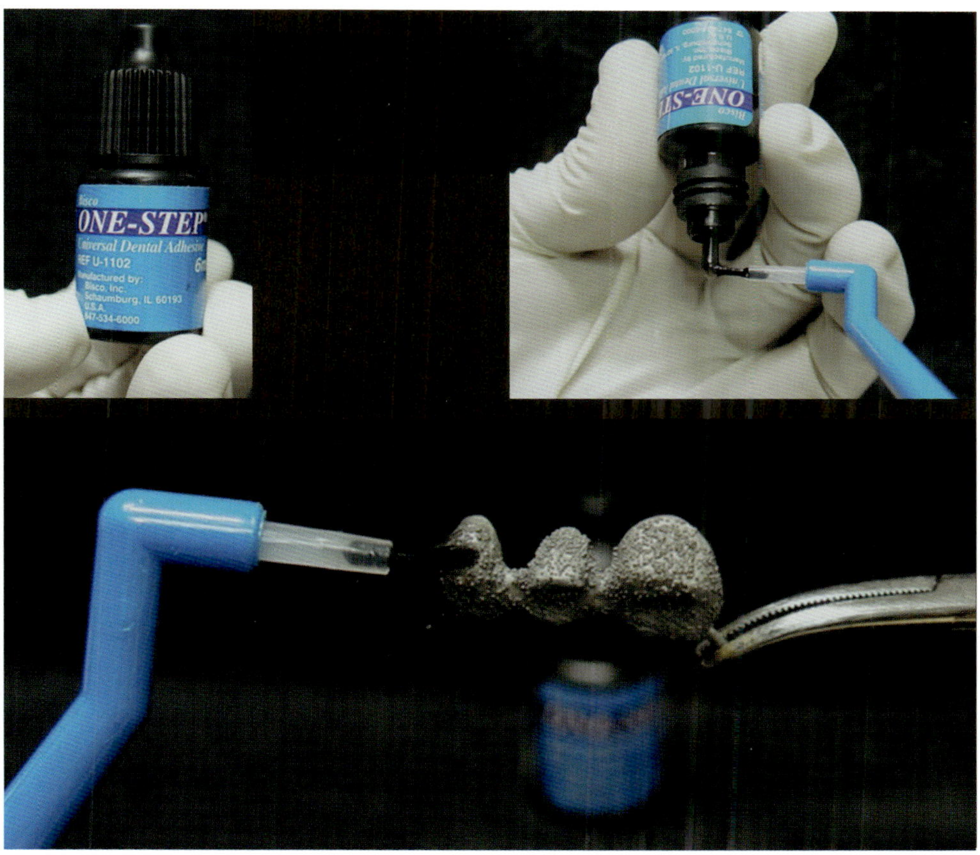

그림 3-217 sand blasting한 다음 metal 표면을 깨끗이 세척한다. 그 후, one-step-primer를 일률적인 두께로 2회 코팅한다.

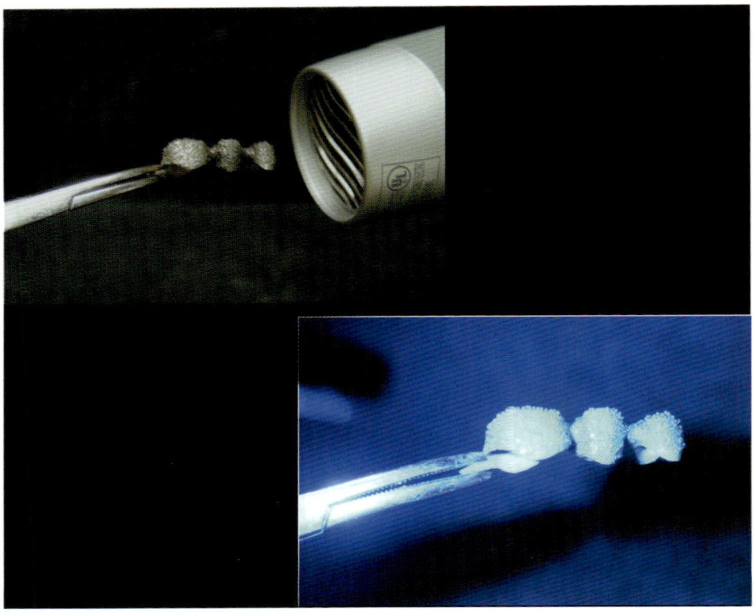

그림 3-218
그 후 따뜻한 바람으로 말린 다음 light gun 으로 20초이상 광조사한다.

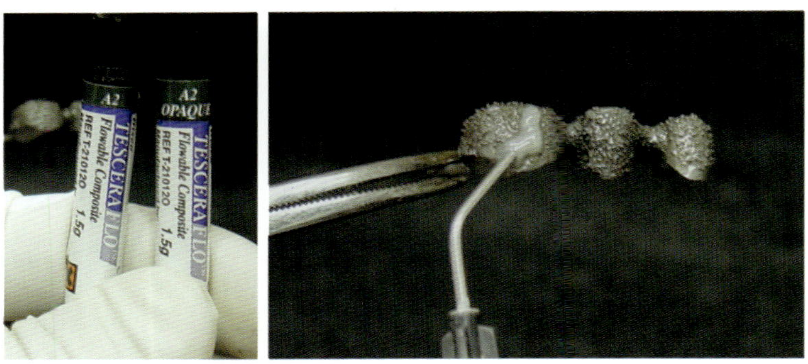

그림 3-219
Tesceraflo A2 나 opaque A2를 이용하여 얇게 도포한다.

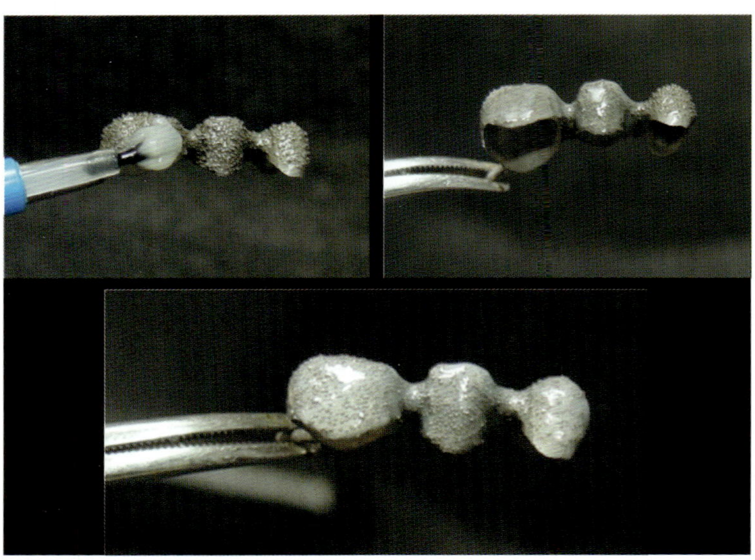

그림 3-220
Tesceraflo A2 나 opaque A2를 이용하여 얇게 도포한다. 그 후 광조사는 20초 이상 한다(Tesceraflo는 one-step 후 완충작용을 위해 얇게 도포하는 것이다).

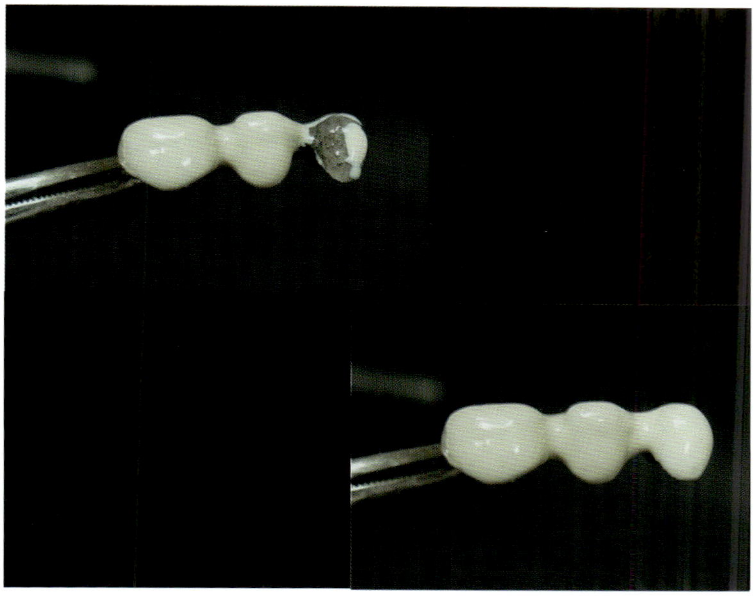

그림 3-221
opaque된 상태

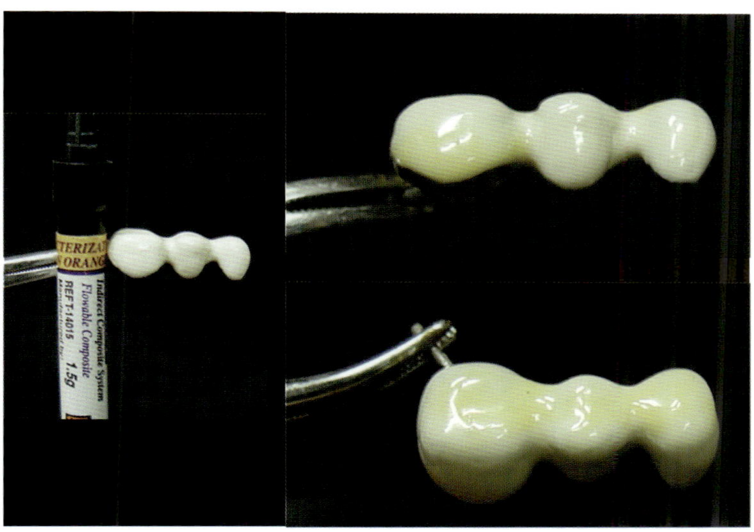

그림 3-222
opaque후 gingival과 occlusal면에 orange color로 내부 stain된 상태

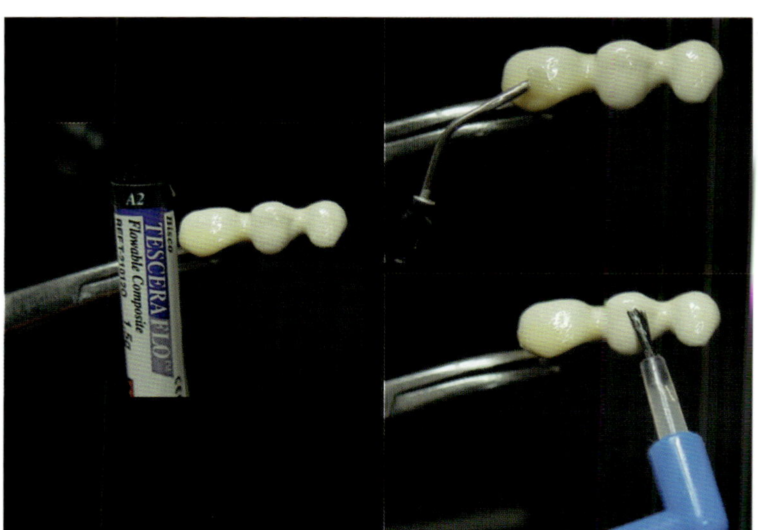

그림 3-223
opaque 전·후에 Tesceralflo를 coating 한다.

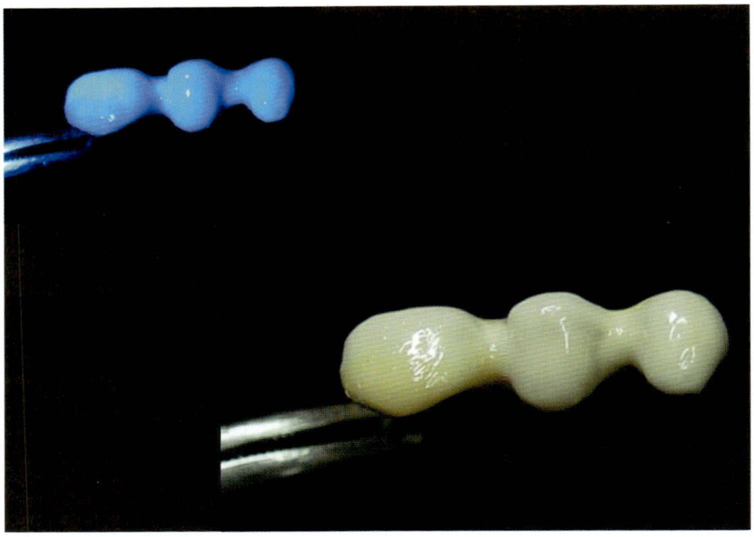

그림 3-224
그 후 한면 당, 20초 이상 광조사한다.

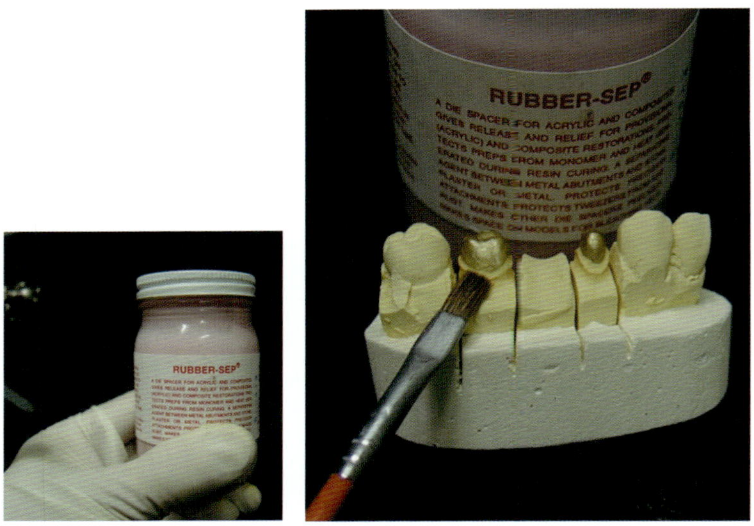

그림 3-225
body 축성하기 위해 rubber separator를 인접면과 pontic base까지 도포한다.

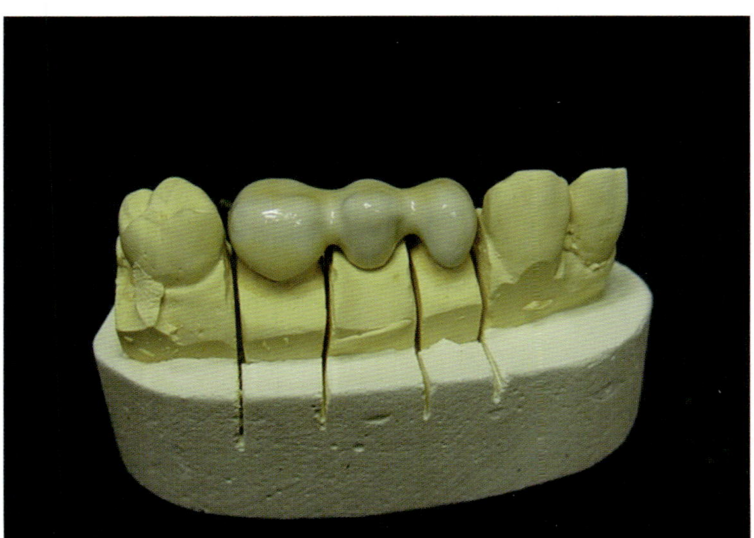

그림 3-226
body를 축성하기 위해 모형에 장착한다. 장착 후 5번 pontic의 base부분이 부족한 상태

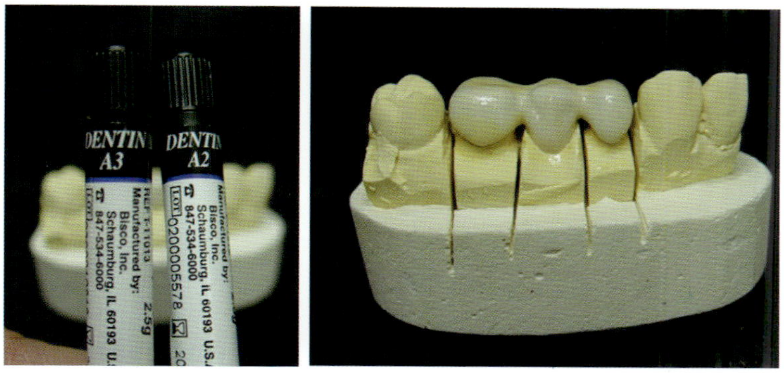

그림 3-227
pontic base가 정확히 맞지 않을 경우, Tescera dentin을 이용하여 4번, 6번 지대치와 조화 있게 부족한 부분을 보완하여 형성한다.

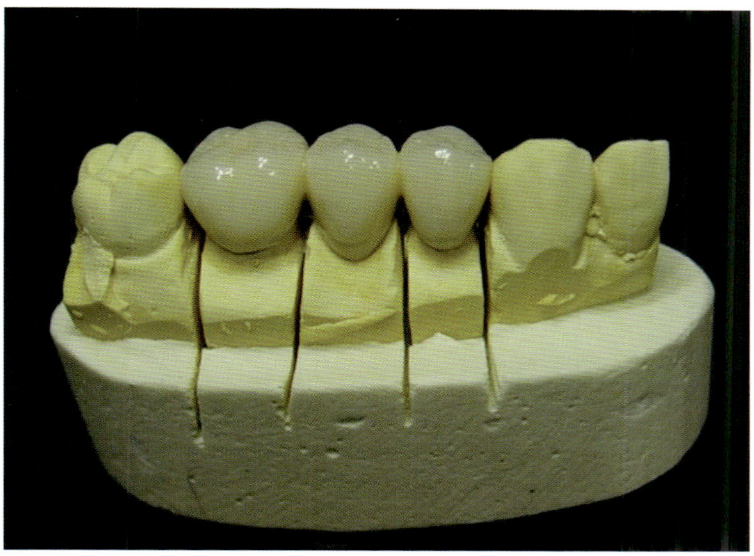

그림 3-228
body와 incial을 축성한 후 light cup을 이용하여 광중합시킨 후 heat cup에 열중합한다. 그 후 polishing하여 완성된 상태(협면)

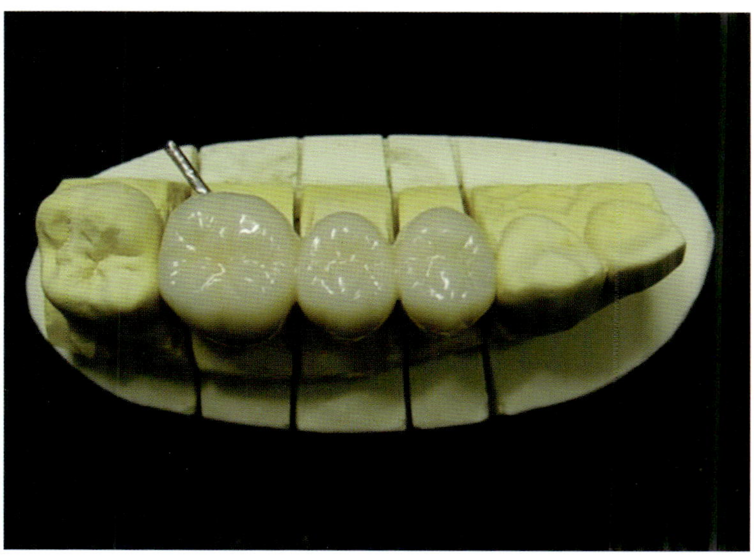

그림 3-229
body와 incial을 축성한 후 light cup을 이용하여 광중합시킨 후 heat cup에 열중합한다. 그 후 polishing하여 완성된 상태(교합면)

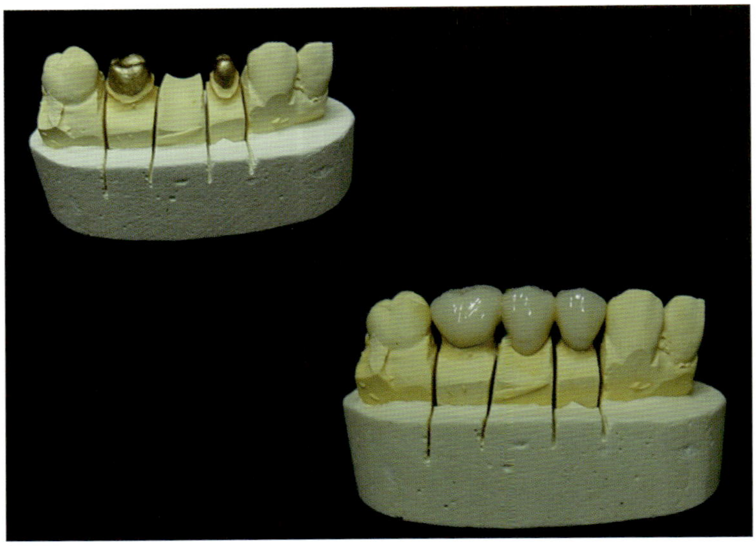

그림 3-230
body와 incial을 축성한 후 light cup을 이용하여 광중합시킨 후 heat cup에 열중합한다. 그 후 polishing하여 완성된 상태(지대치 삭제된 모형과 완성된 모형)

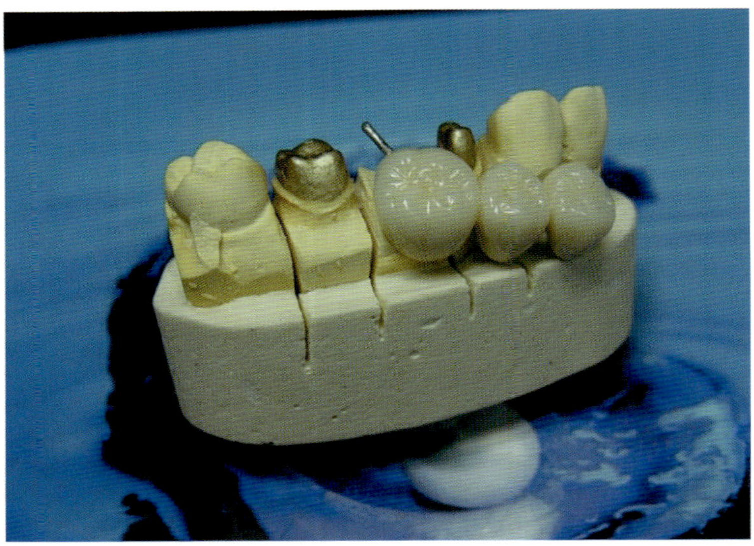

그림 3-231
완성된 수복물

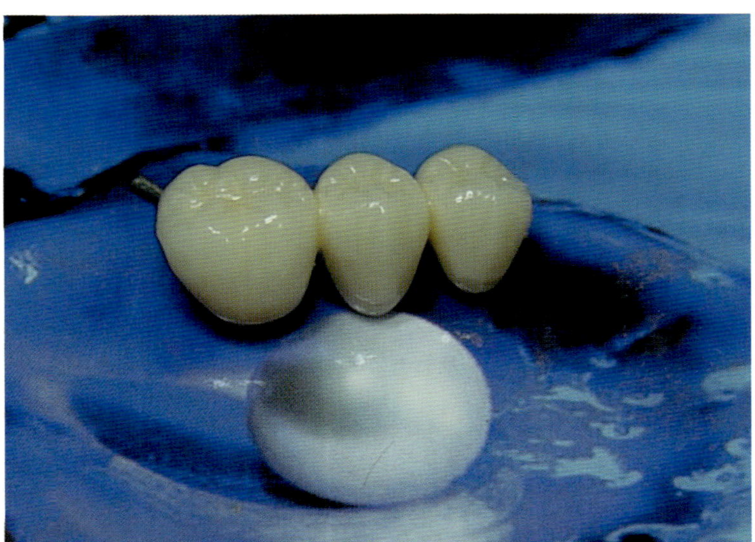

그림 3-232
완성된 수복물

제7장 Porcelain Bonding System

Porcelain metal cap과 Zirconia cap 위에 Tescera bonding system을 이용한 레진 수복물 제작과정이다(그림3-233~268).

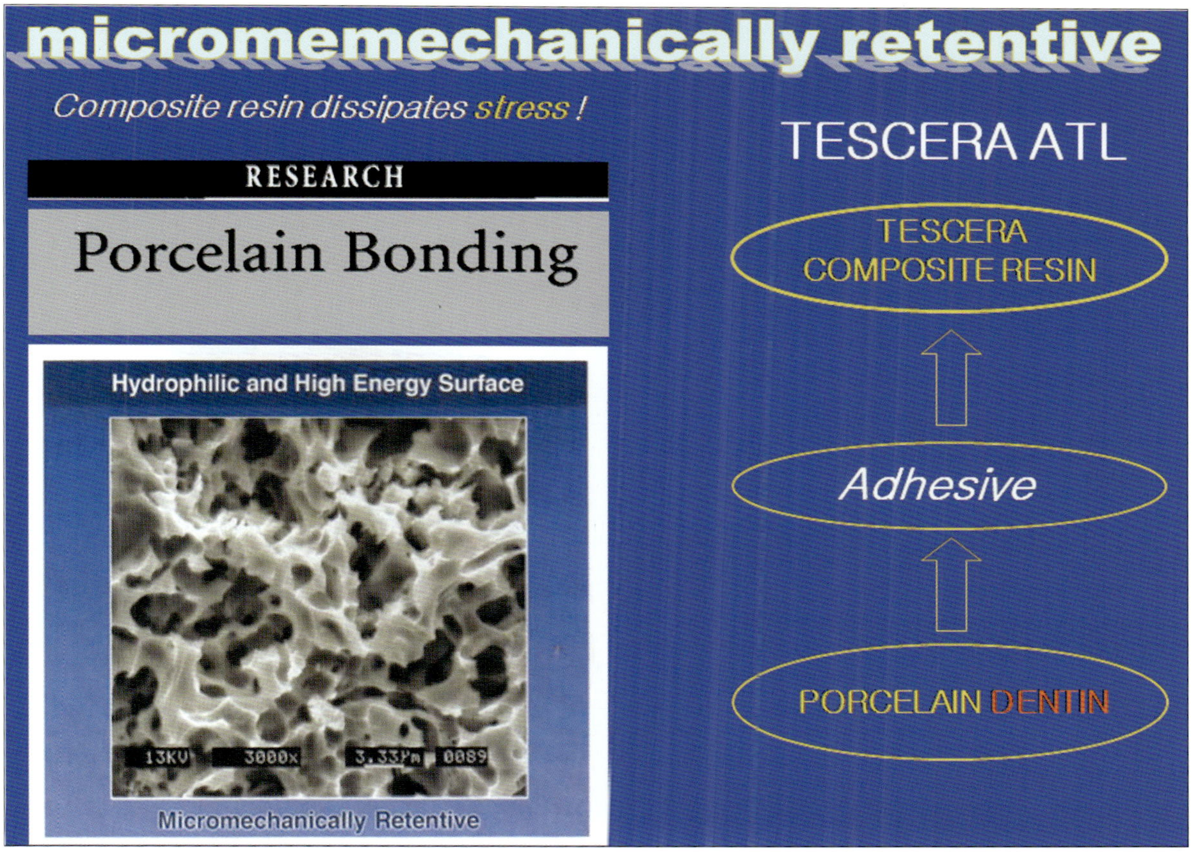

그림 3-233 porcelain bonding system

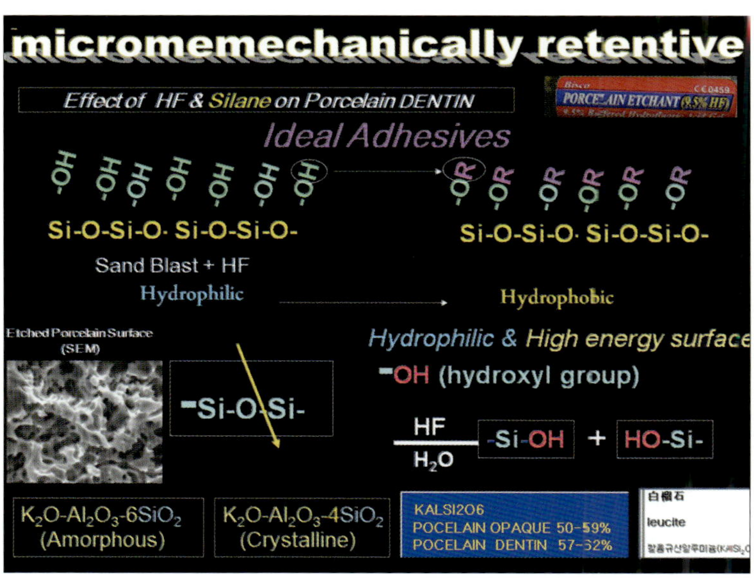

그림 3-234 porcelain dentin면에 sand blasting → etching(pocelain etchant 9.5% or 4%)→ porcelain primer(silane)

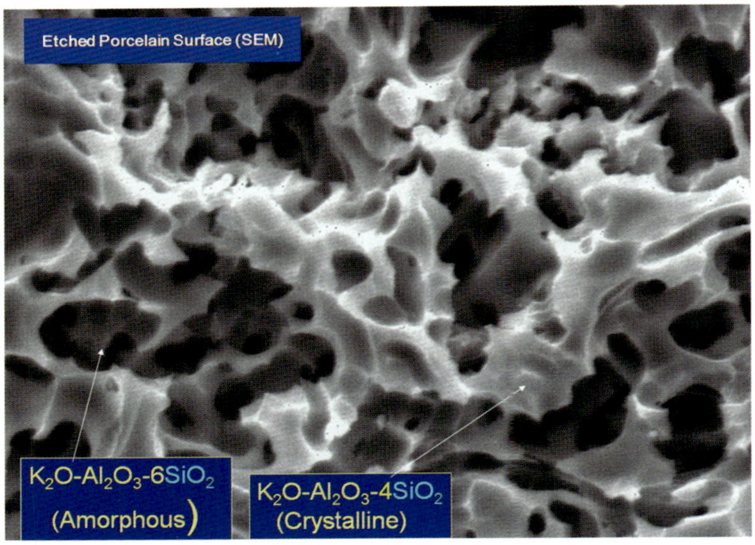

그림 3-235

porcelain dentin위에 50 ㎛ sand blasting한 후 porcelain etchant 이용하여 etching(9.5% or 4%)한다.
이와 같이 etching하는 이유는 porcelain dentin 표면에 미세한 기계적 유지를 얻어 resin의 결합력을 얻고자 함이다.
porcelain dentin에 함유되어 있는 백류석(leucite)에는 amorphous와 crystalline 성분이 함유되어 있으며, 불산용액에 amorphous는 용해되지만 crystalline은 용해가 안되므로 전자현미경 사진처럼 Porcelain dentin 표면에 미세한 유지력을 얻는다.
porcelain dentin의 etching된 면은 hydrophilic(친수성)이므로 이 위에 porcelain primer(silane)를 얇게 잘 도포할 수 있다
porcelain primer(silane)가 마르게 되면 hydrophobic(소수성)상태로 수분흡수를 줄여서 접착력이 강화된다.

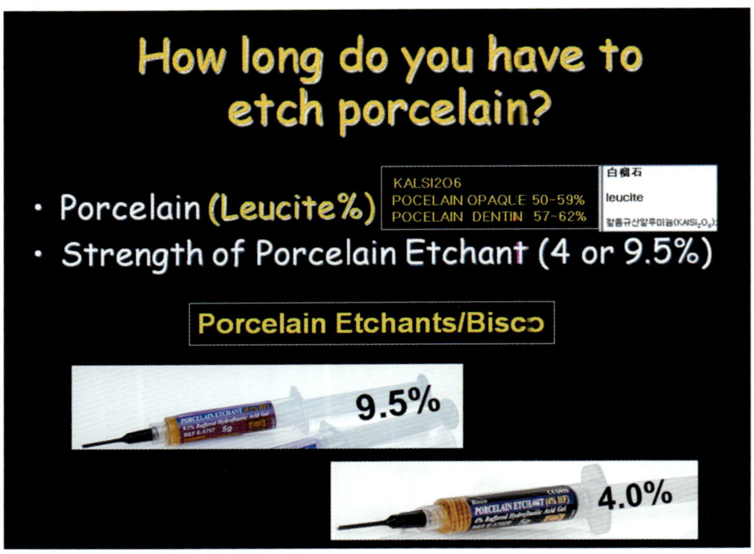

그림 3-236

porcelain etchant는 9.5%와 4.0%가 있으며, 9.5%는 1분 20초정도, 4.0%는 5분간 etching한 후 steam cleaner나 ultra sonic cleaner를 이용하여 porcelain etchant를 깨끗이 세척한다(Rinse).

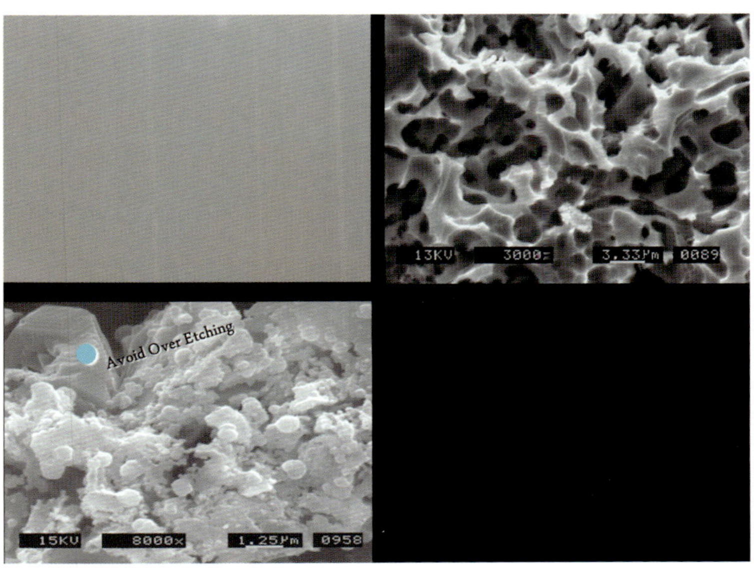

그림 3-237

좌측 사진은 porcelain dentin면의 sand blasting 하지 않은 상태이며, 우측 사진은 porcelain dentin면을 sand blasting한 후 etching된 상태이다. 좌측하단의 사진은 over etching하면 안된다. 그 이유는 사진에서와 같이 결정체 형성으로 resin의 bonding력이 저하되기 때문이다.

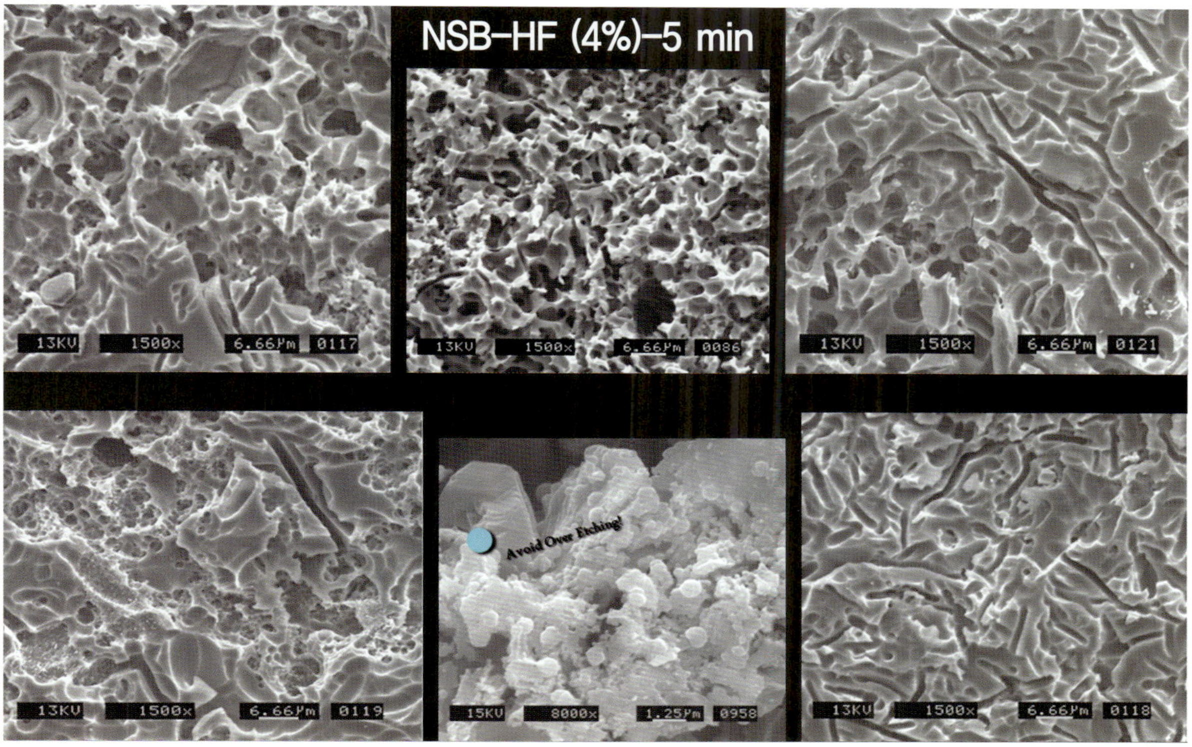

그림 3-238 백류석 (leucite)함량에 따라 다르게 나타나는 etching된 표면상태

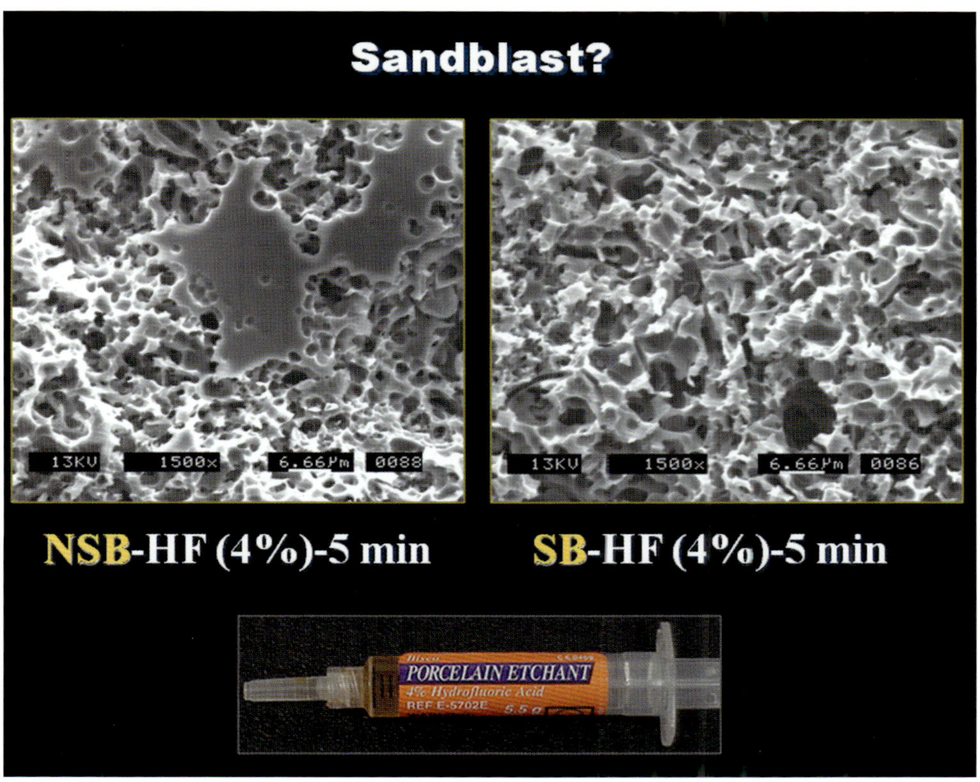

그림 3-239 좌측사진은 sand blasting하지 않고 etching된 상태, 우측사진은 sand blasting 후 etching된 상태이다. 더 높은 효과의 접착 유지력을 얻기 위해서는 반드시 sand blast ng후 etching을 해야 한다.

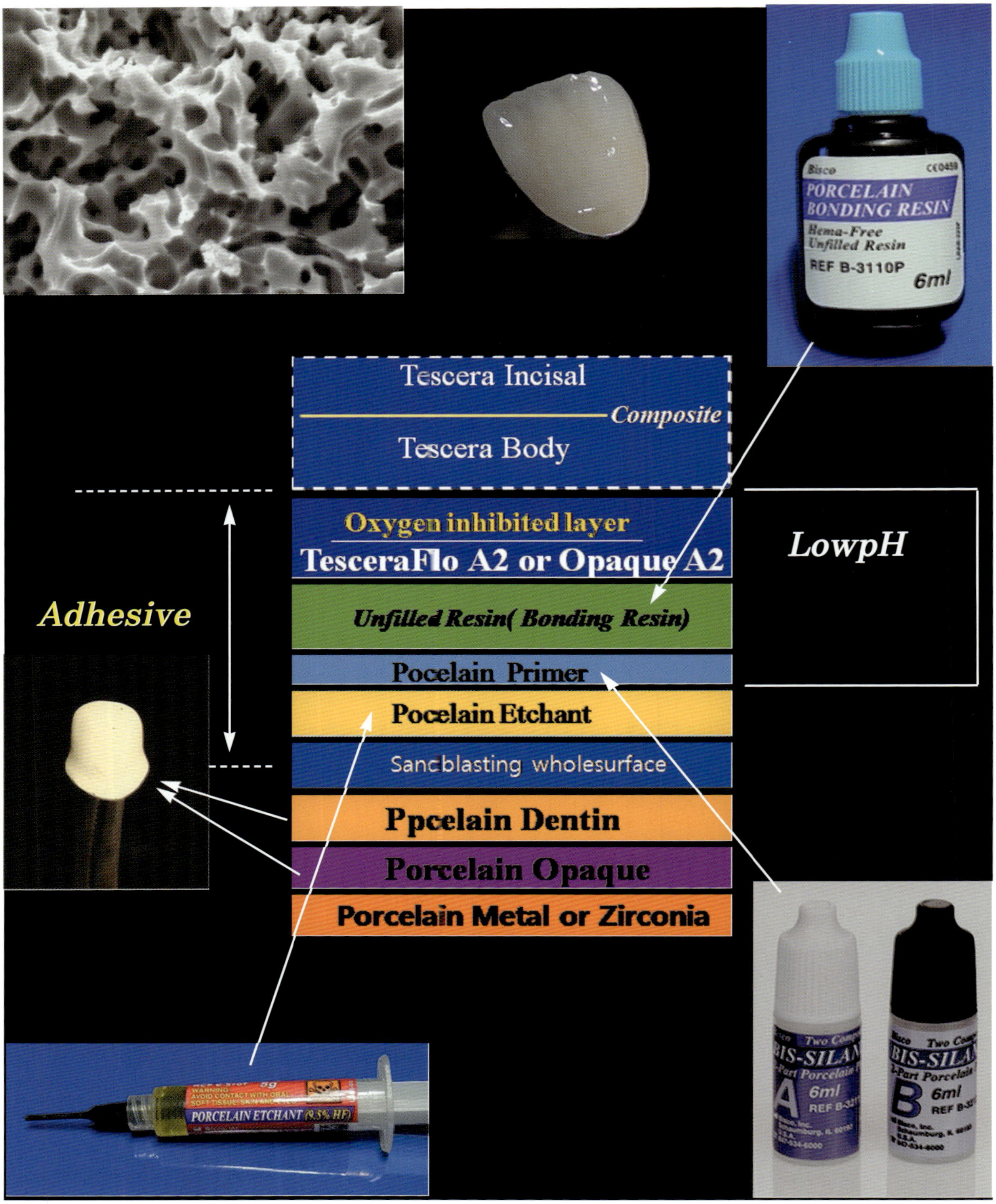

그림 3-240 porcelain metal or zirconia cap

porcelain metal cap 위에 porcelain opaque한 다음 약 0.3 mm 두께로 porcelain dentin을 축성한다. zirconia cap 위에는 zirconia liner한 다음 porcelain dentin을 약 0.3 mm 두께로 축성한다. →전체적인 면을 50 ㎛ aluminum oxide, 약 1bar의 압력으로 sand blasting 한다. →porcelain etchant로 etching한다. etching 후 깨끗이 세척(Rinse)한 후, dry한다. →porcelain primer를 1~2번 얇게 coating 후, 따뜻한 바람(warm air dry)으로 말린다. →bonding resin을 얇게 도포 후, light gun으로 20초 이상 광조사한다. →Tesceraflo A2 or Opaque A2 를 얇게 도포한 후, light gun 으로 20초 이상 광조사 한다. →Tescera body와 Incisal을 축성하여 완성한다.

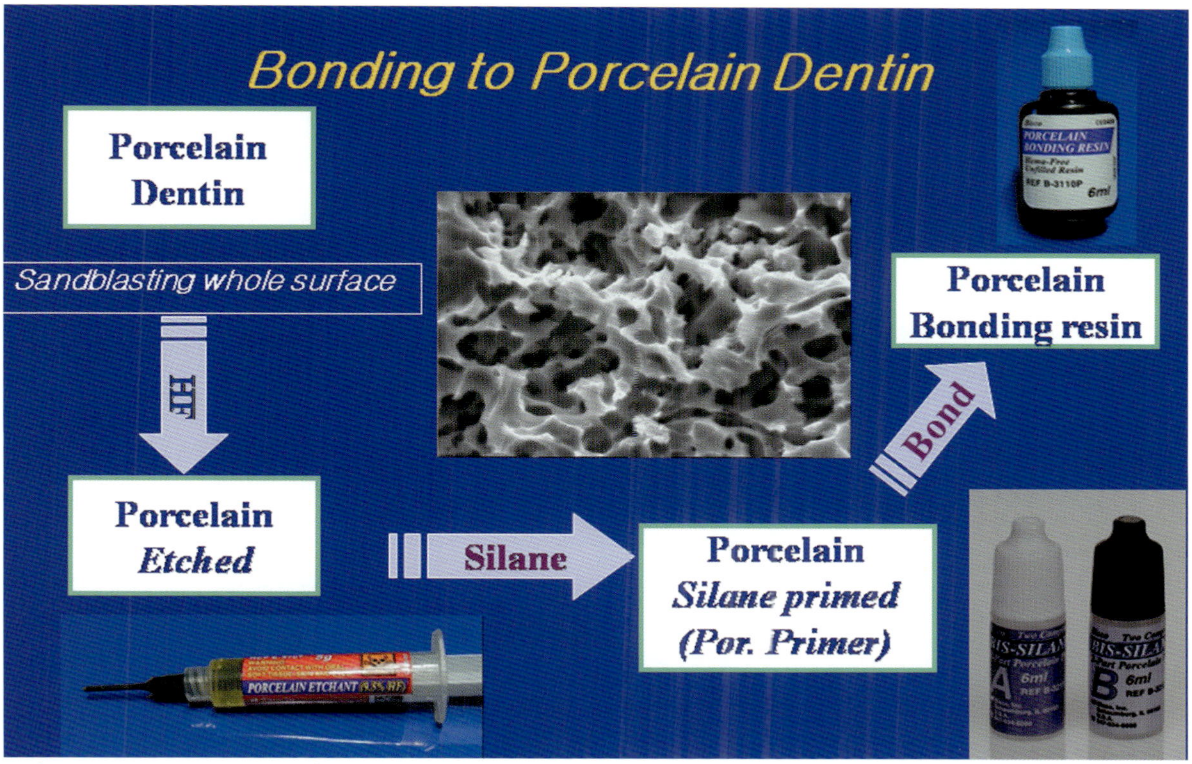

그림 3-241 porcelain dentin 축성후 전체적인 면을 50㎛ aluminum oxide, 약 1bar의 압력으로 sand blasting한다. 이어서 porcelain etchant로 etching한 후, porcelain primer를 1~2번 얇게 coating 한다. 그리고 porcelain bonding resin을 얇게 도포 후 light gun으로 20초 이상 광조사한다.

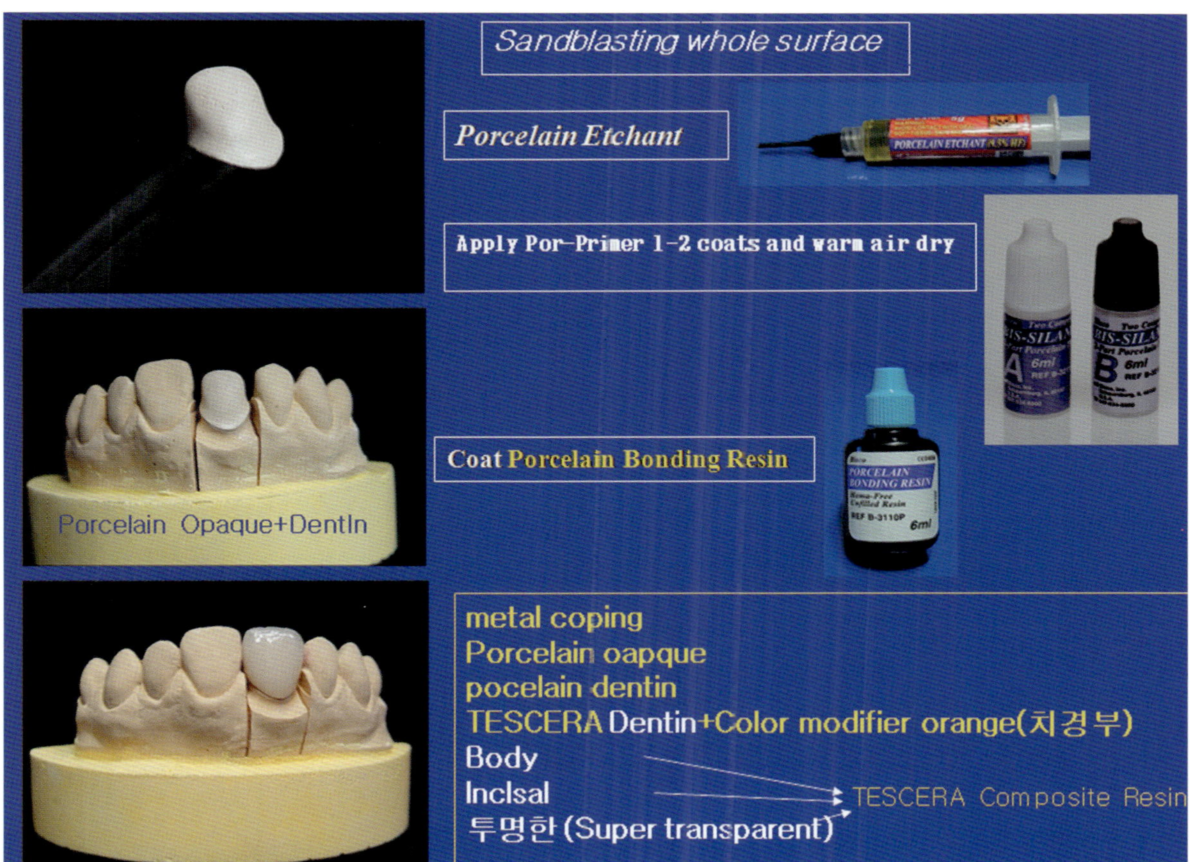

그림 3-242 Bonding to Porcelain Dentin

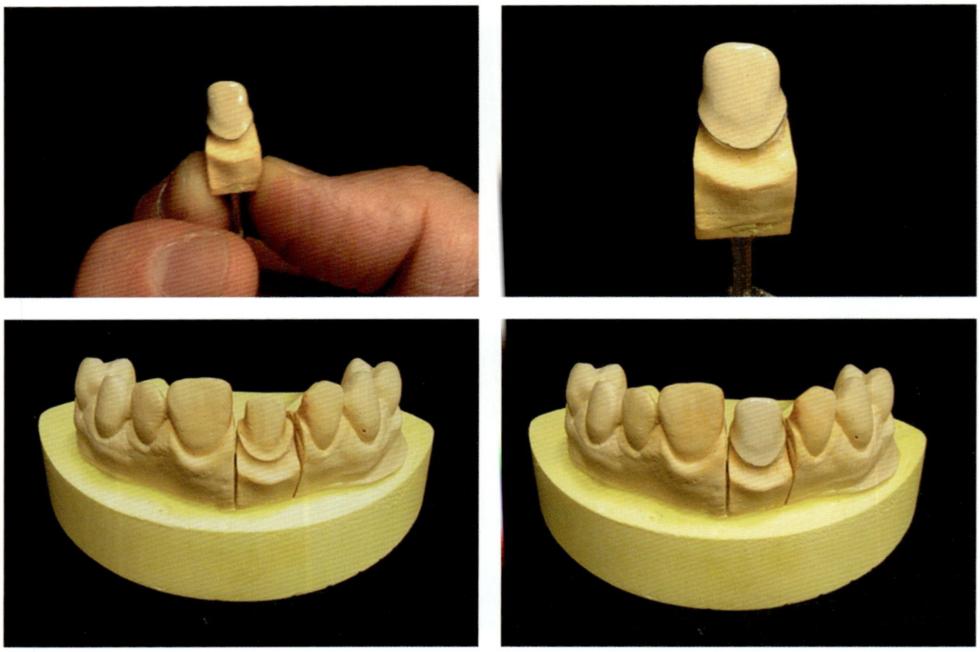

그림 3-243 좌측 상 · 하단 사진은 preparation된 지대치 상태이며, 우측 상 · 하단 사진은 porcelain opaque위에 porcelain wash dentin을 한 상태

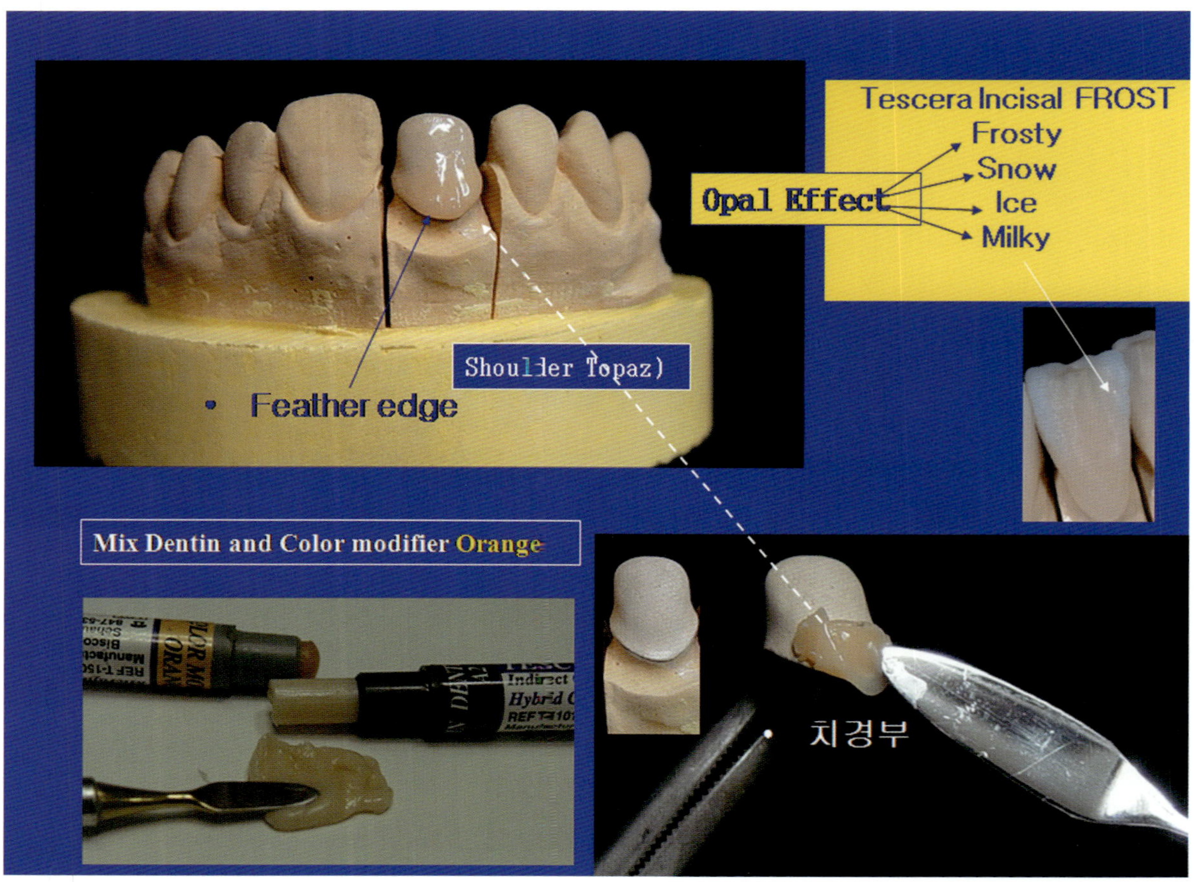

그림 3-244 porcelain dentin 치경부에 dentin + color modifier orange 색을 mix하여 치경부 shade를 맞춘다.

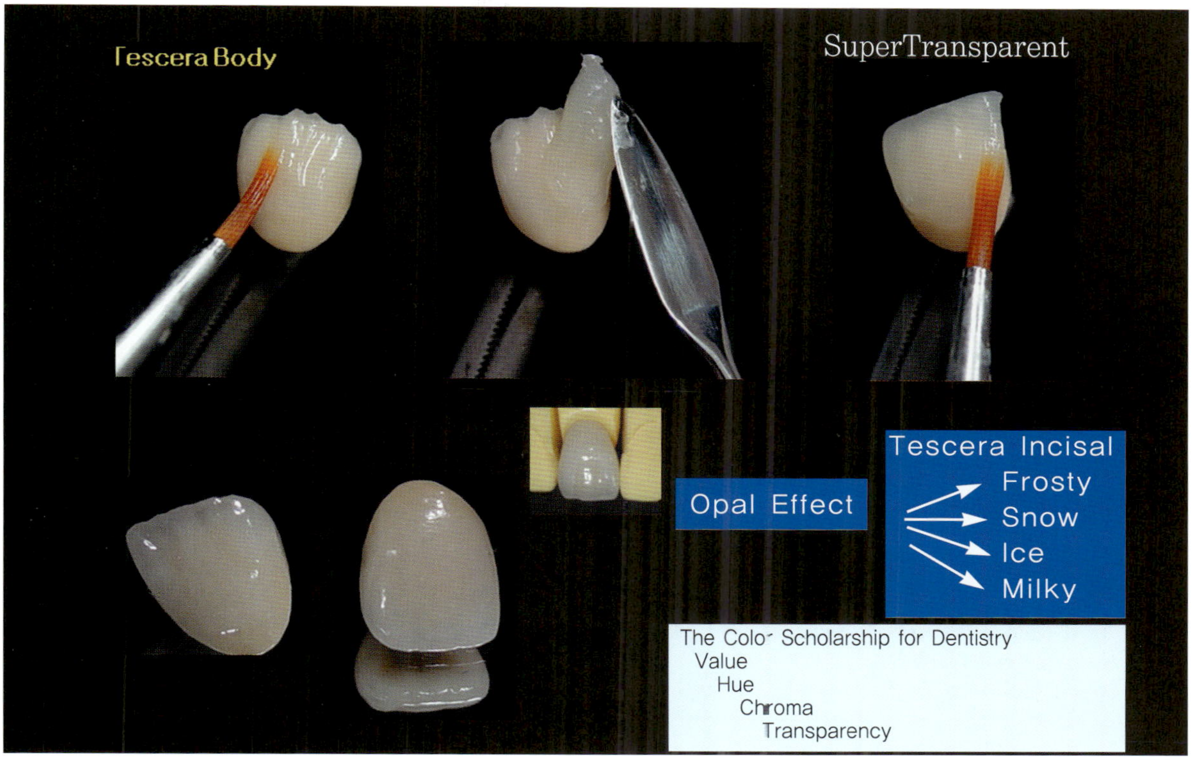

그림 3-245 body~incisal 축성 과정 Ⅰ

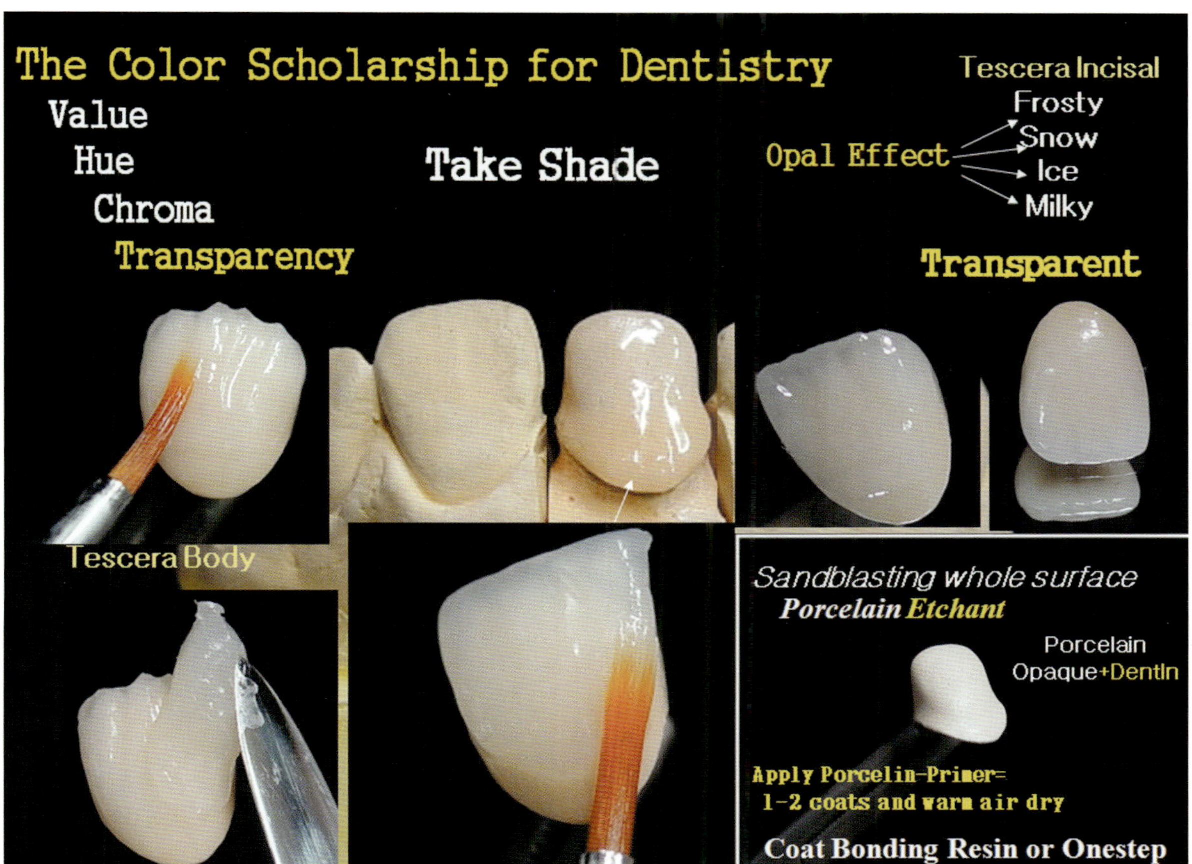

그림 3-246 body~incisal 축성 과정 Ⅱ

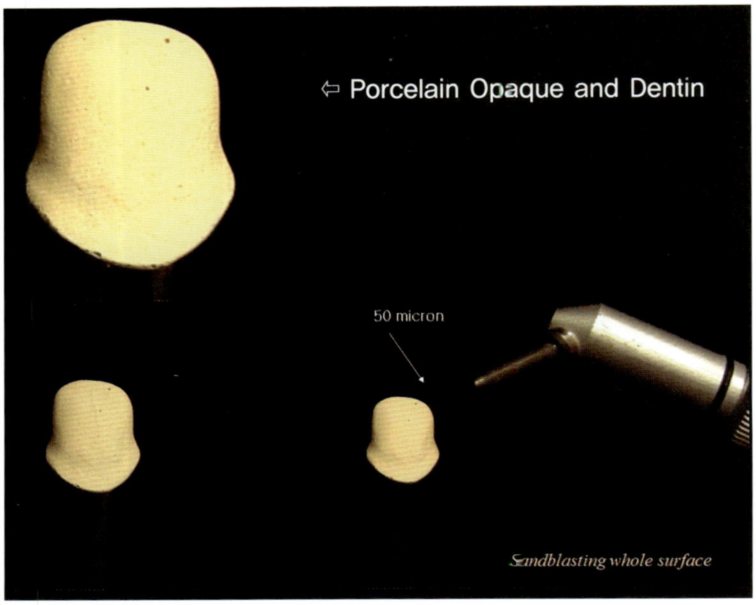

그림 3-247 porcelain opaque과 dentin위에 50 ㎛ aluminium oxide를 이용하여 sand blasting 한다.

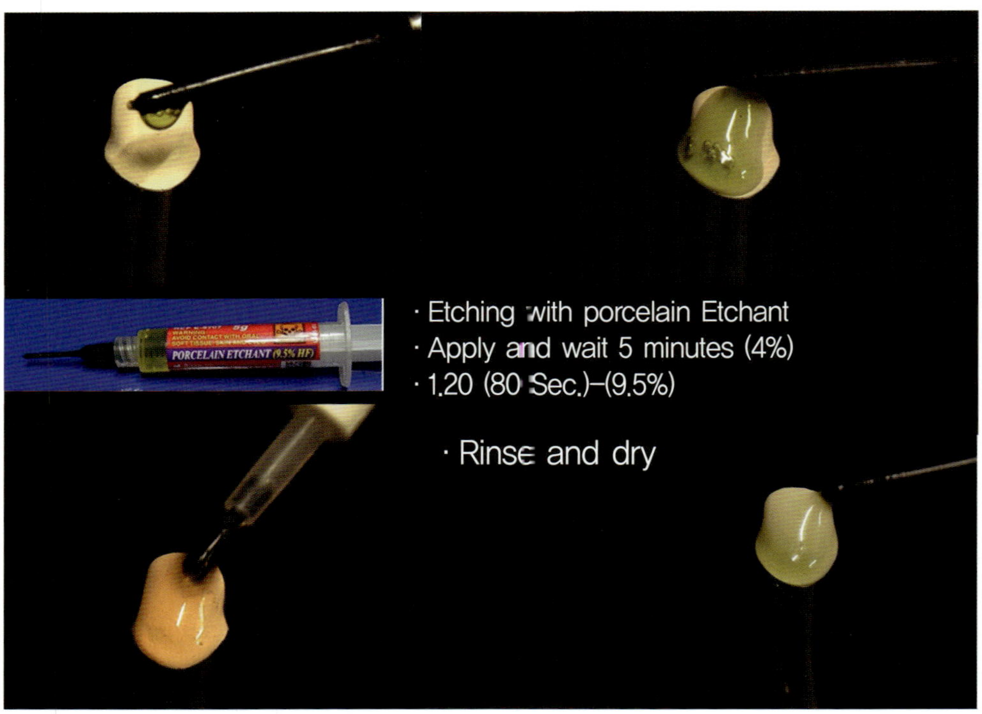
PORCELAIN ETCHANT (9.5% HF)
· Etching with porcelain Etchant
· Apply and wait 5 minutes (4%)
· 1.20 (80 Sec.)-(9.5%)
· Rinse and dry

그림 3-248 porcelain etchant를 이용하여 etching 한다. 이때 etchant 4%는 5분간, 9.5%는 1분 20초간 etching한다. 그 후 steam cleaner나 ultra sonic cleaner를 이용하여 porcelain etchant를 깨끗이 세척한다(Rinse).

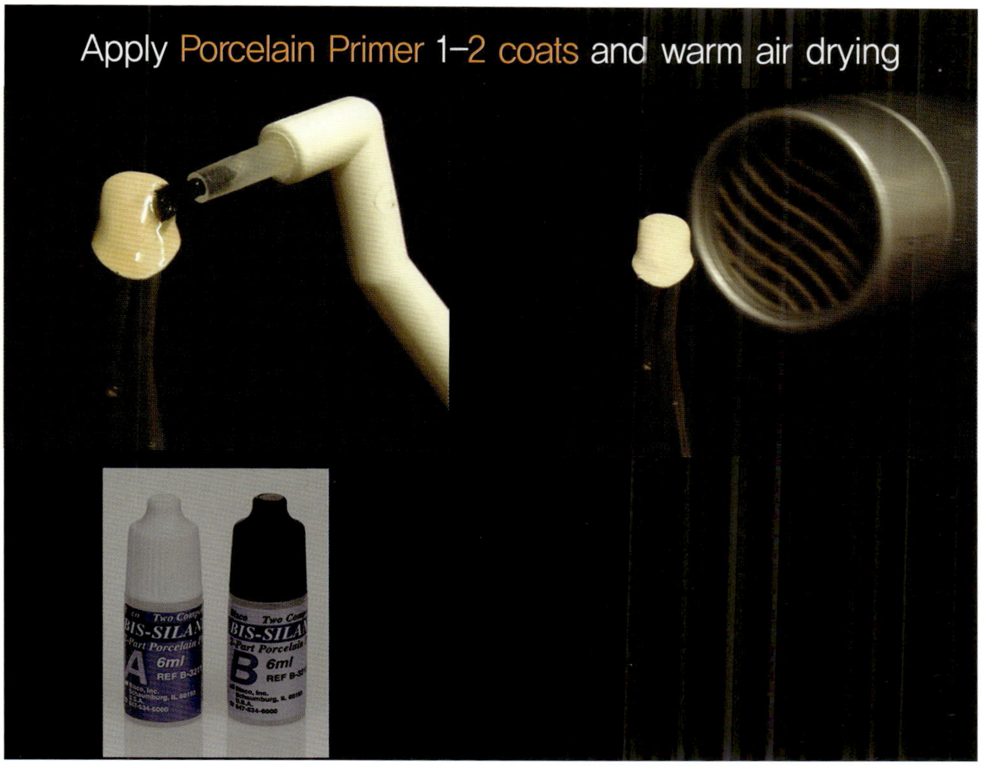

그림 3-249 porcelain primer를 1~2 coating 한 후 따뜻한 바람으로 말린다(warm air dry).

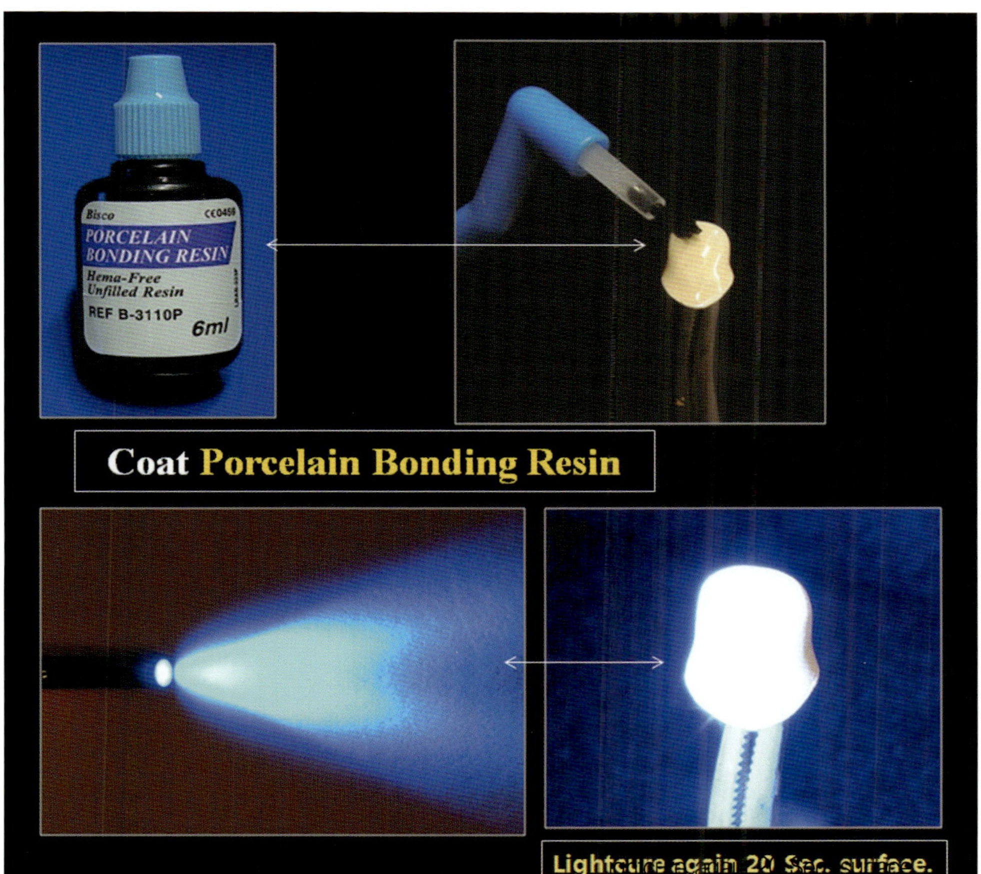

그림 3-250 porcelain bonding resin으로 coating한 다음 light gun을 이용하여 20초 이상 광조사한다.

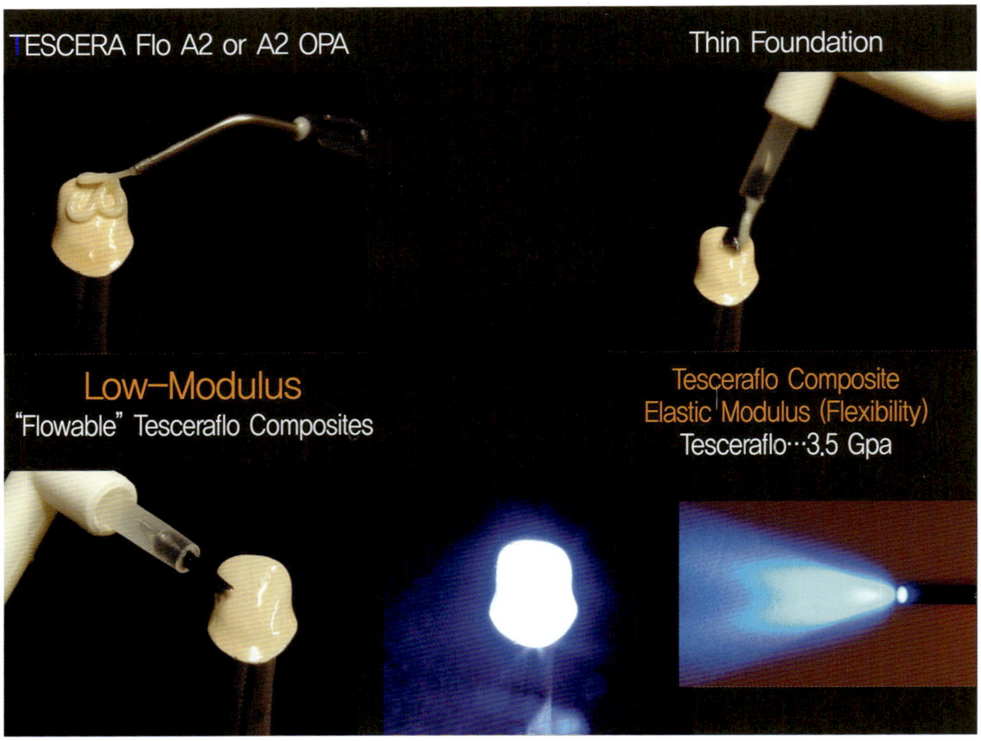

그림 3-251 Tesceraflo A2 or Opaque A2를 얇게 coating한다. 그 후 light gun을 이용하여 20초 이상 광조사 한다. 그 이유는 탄성계수(elastic modulus, flexibility)를 높여서 충격을 완화시키기 위해서이다(완충 지대형성).

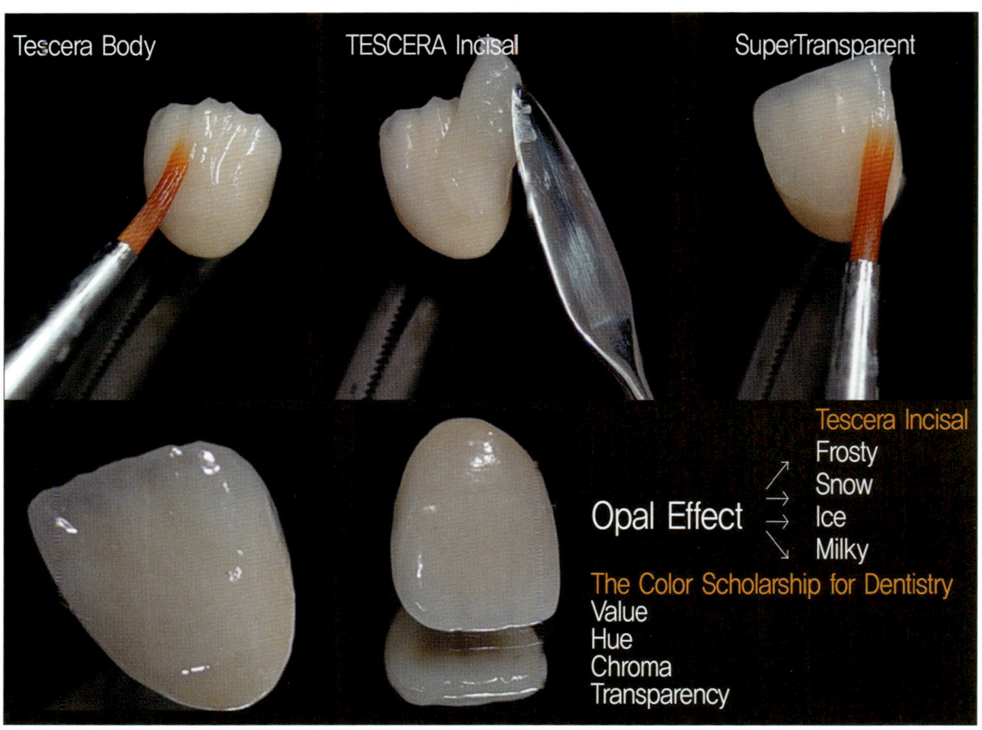

그림 3-252 Tescera build up 완성된 상태

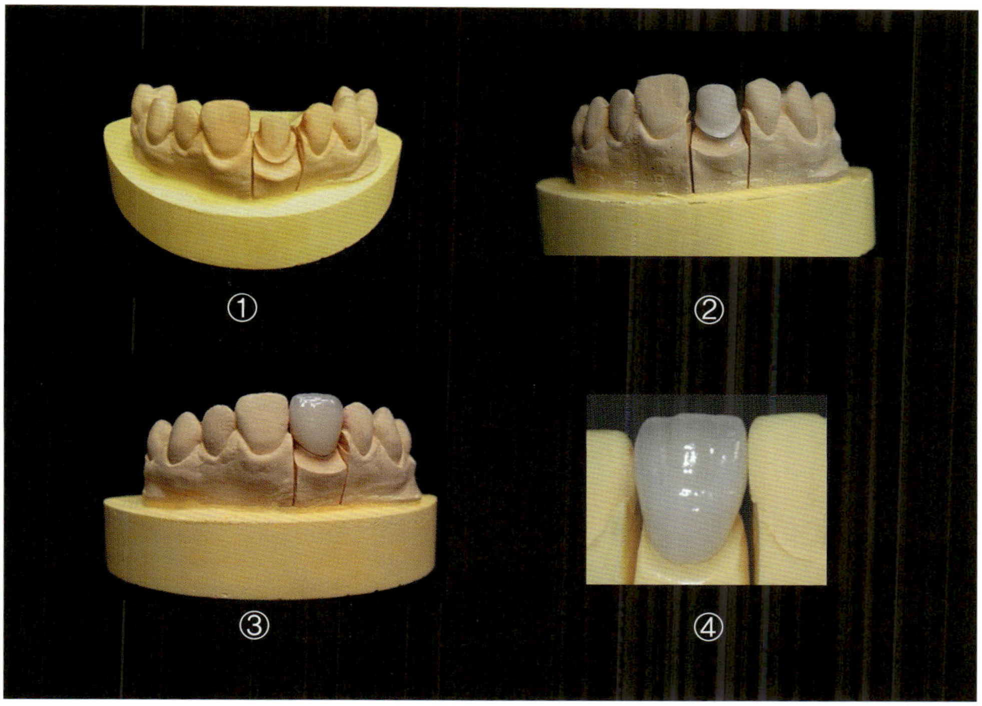

그림 3-253 ① Tescera build up 완성 전의 지대치 모형 ② opaque 후 dentin상태 ③ ④ 완성된 수복물

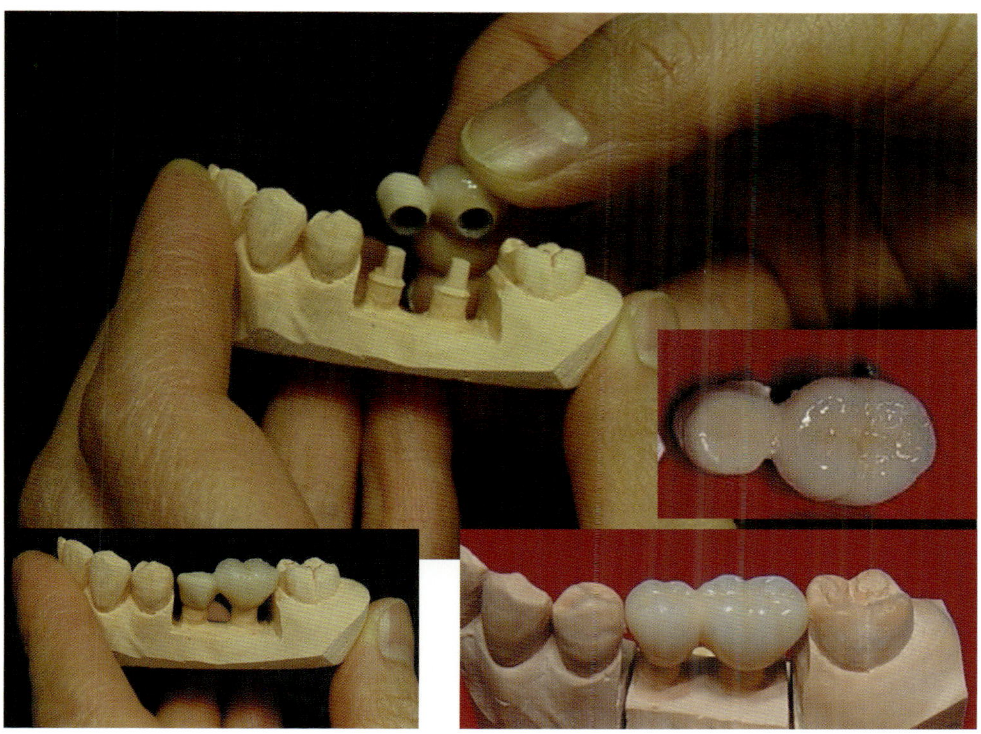

그림 3-254 Implant 상부 구조물에 Tescera build up한 상태

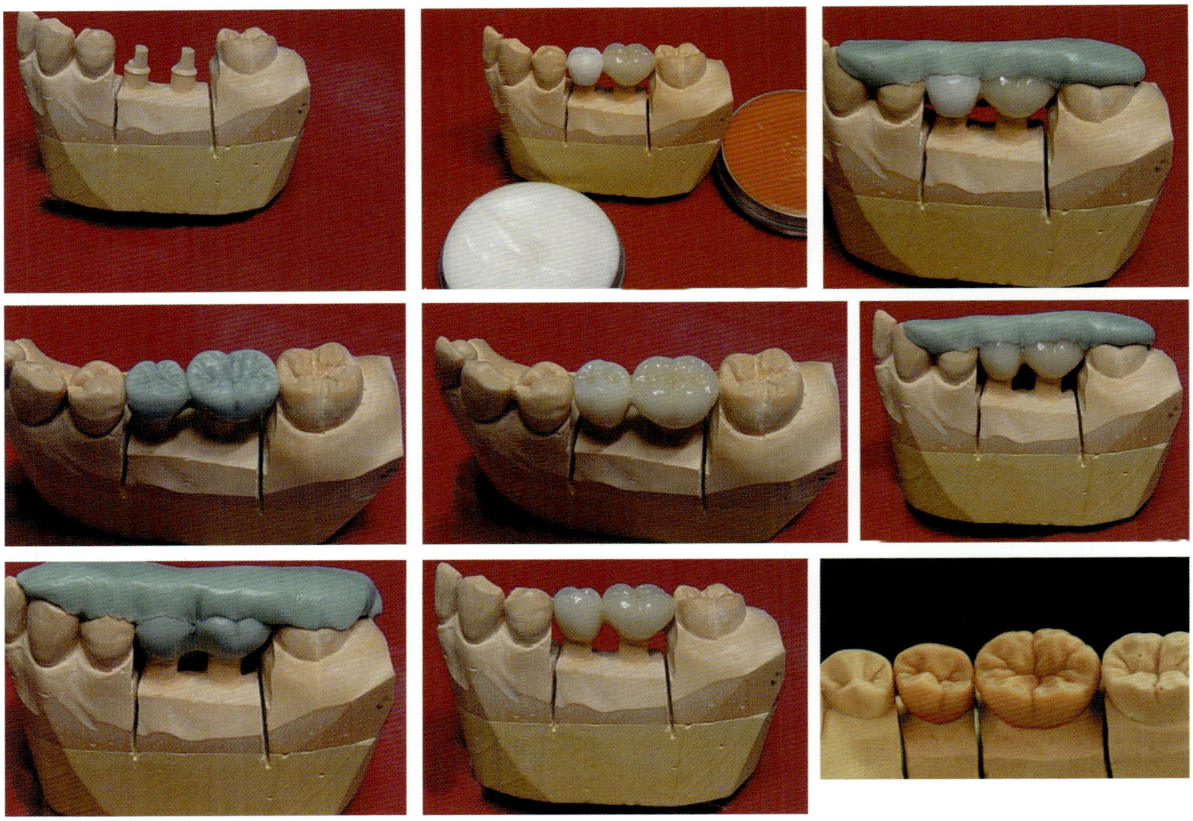

그림 3-255 Implant 상부 구조물에 Tescera composite을 축성하여 완성한 것과 wax up 후 index 채득 상태

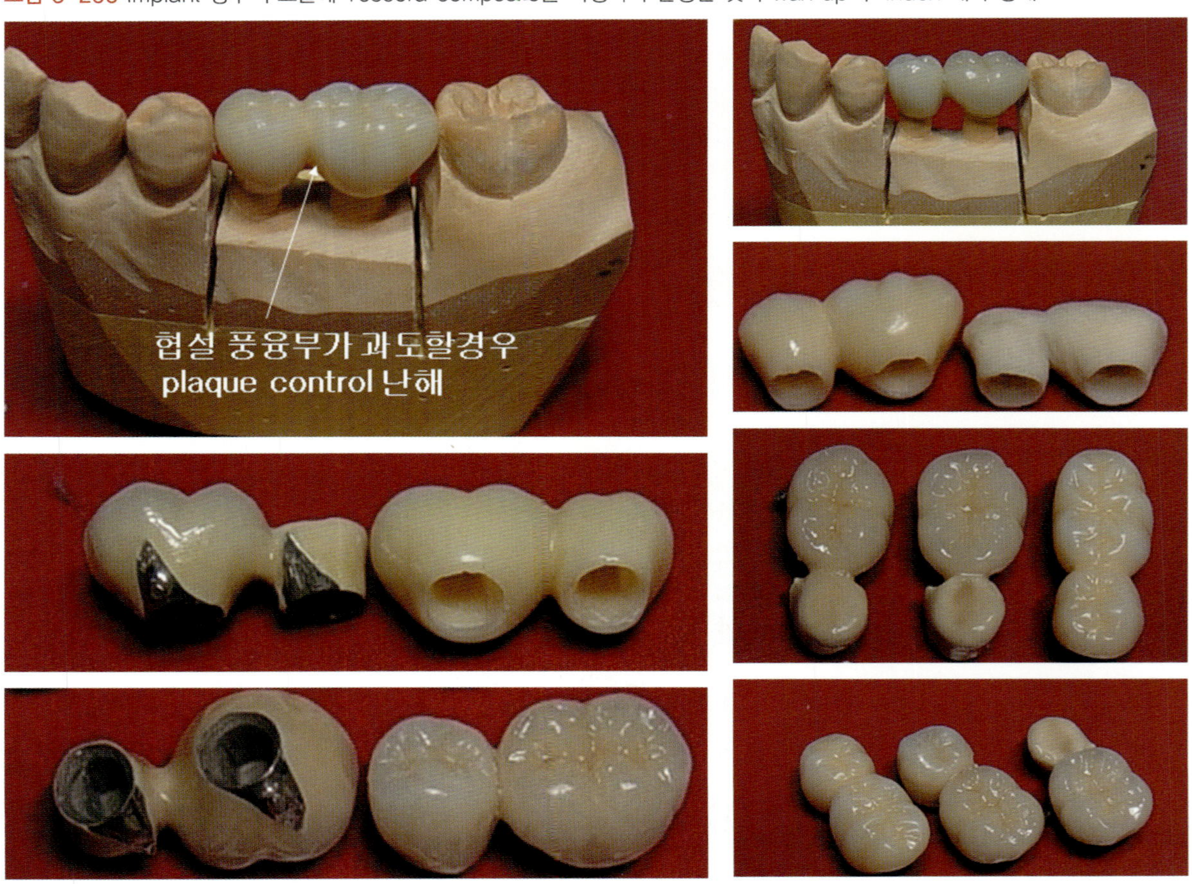

그림 3-256 Implant 상부 구조물에 metal cap 들어간 경으와 들어가지 않는 경우 비교

※ Tescera cylinder(sleeve)를 이용한 Implant 상부구조물 제작과정

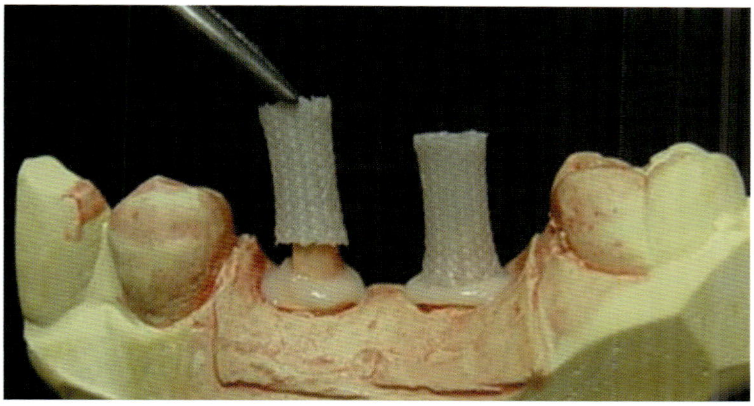

그림 3-257
Implant를 형성하기 위한 지대치(metal or stone)위에 rubber separator(러버분리제)를 도포한다. 그 후 sleeve를 씌운다.

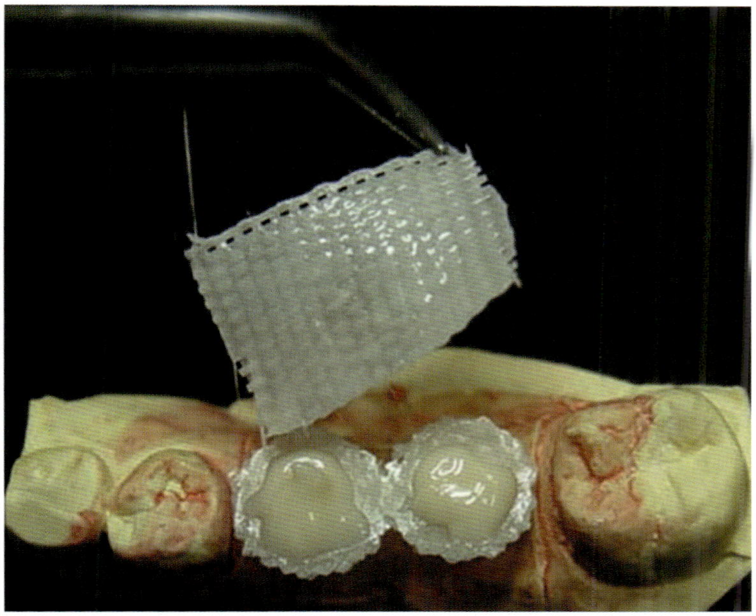

그림 3-258
sleeve를 씌운 후 Tesceraflo가 도포 된 mesh를 이용하여 occlusal table을 만든다(table의 두께는 1.2 mm 정도가 되어야 한다).

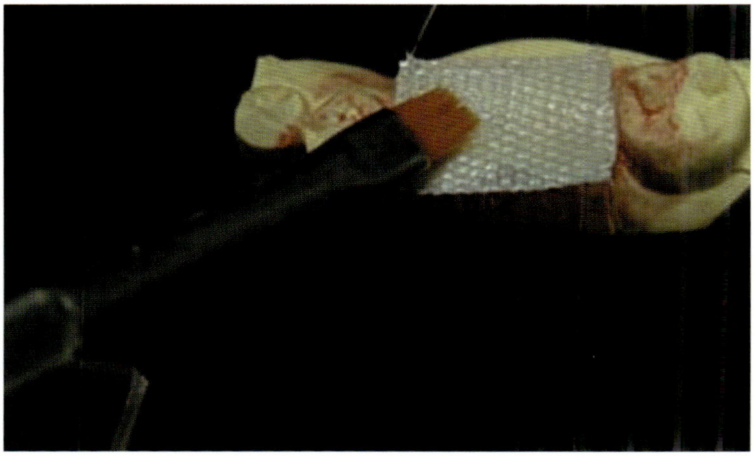

그림 3-259
mesh를 sleeve와 접착되도록 붓으로 압접한다.

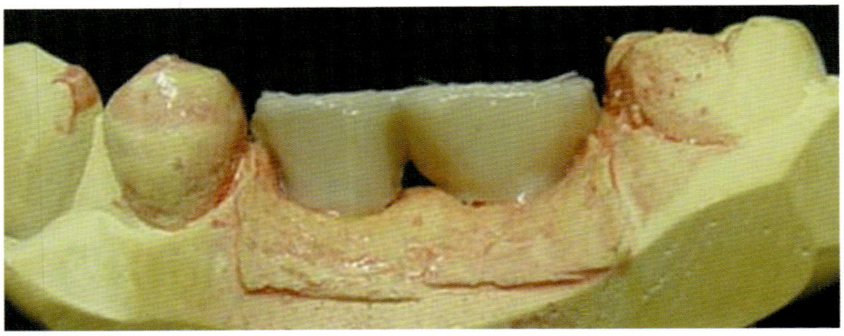

그림 3-260
mesh occlusal table이 trimming된 상태

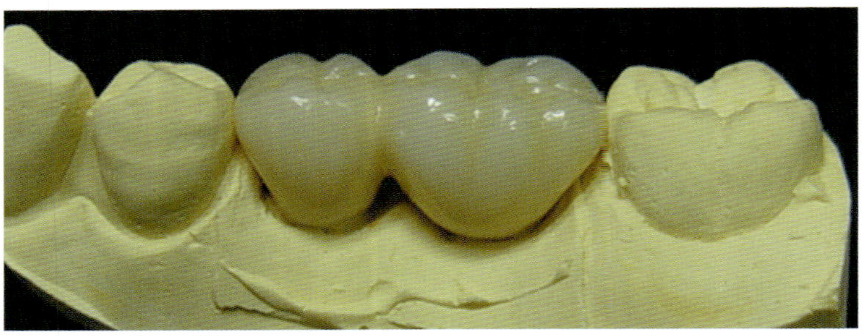

그림 3-261
앞 부분에서와 동일한 방법으로 축성하여 완성된 상태

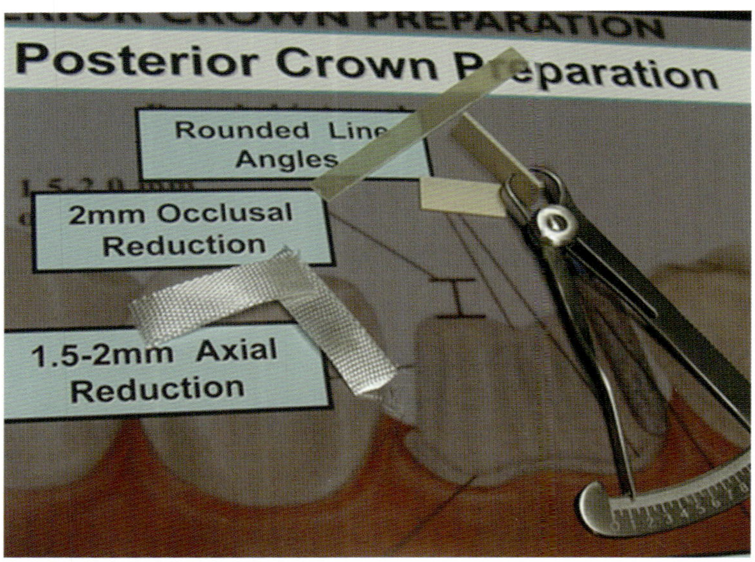

그림 3-262
mesh fiber의 두께 측정

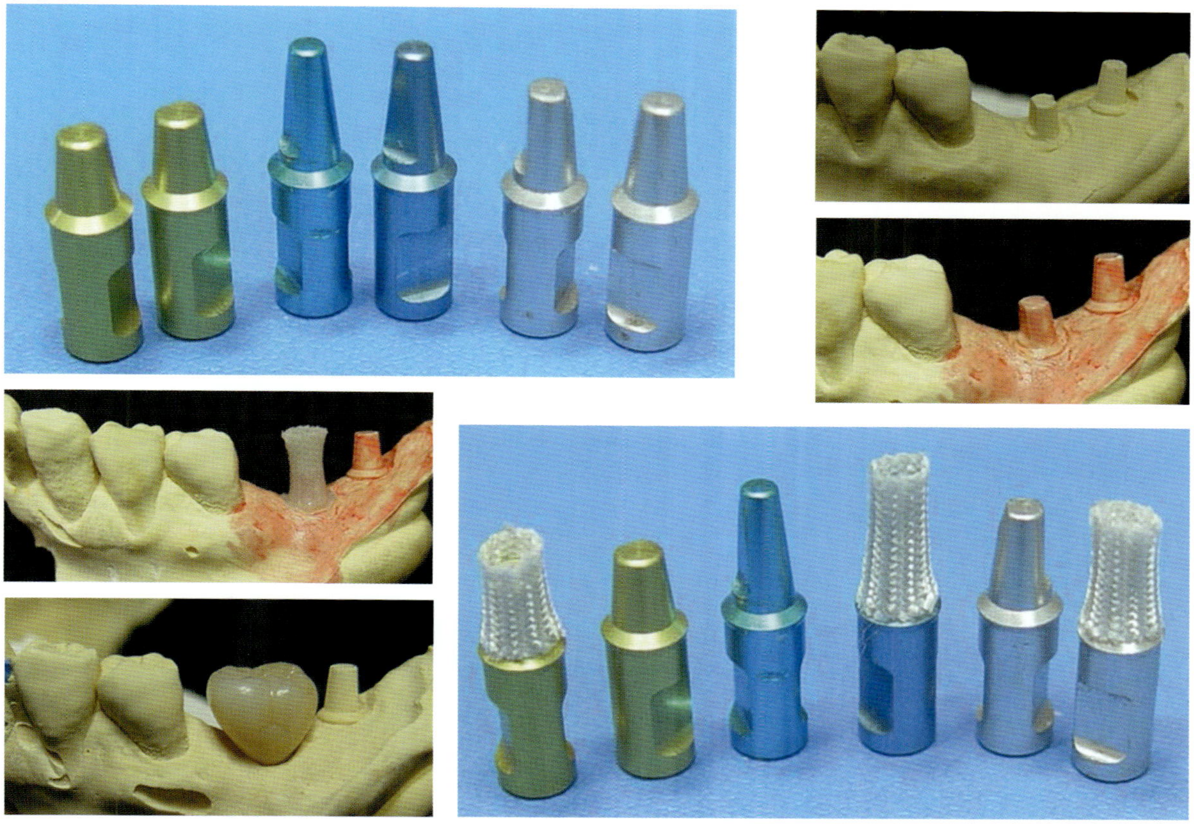

그림 3-263 Tescera cylinder(sleeve)를 이용한 Implant 상부구조물 제작과정
Implant를 형성하기 위한 지대치(metal or stone) 위에 rubber separator를 도포한다. 그리고 sleeve를 씌운 후 mesh를 이용하여 occlusal table을 만든다. 이때 table의 두께는 1.2 mm 정도가 되어야 한다.

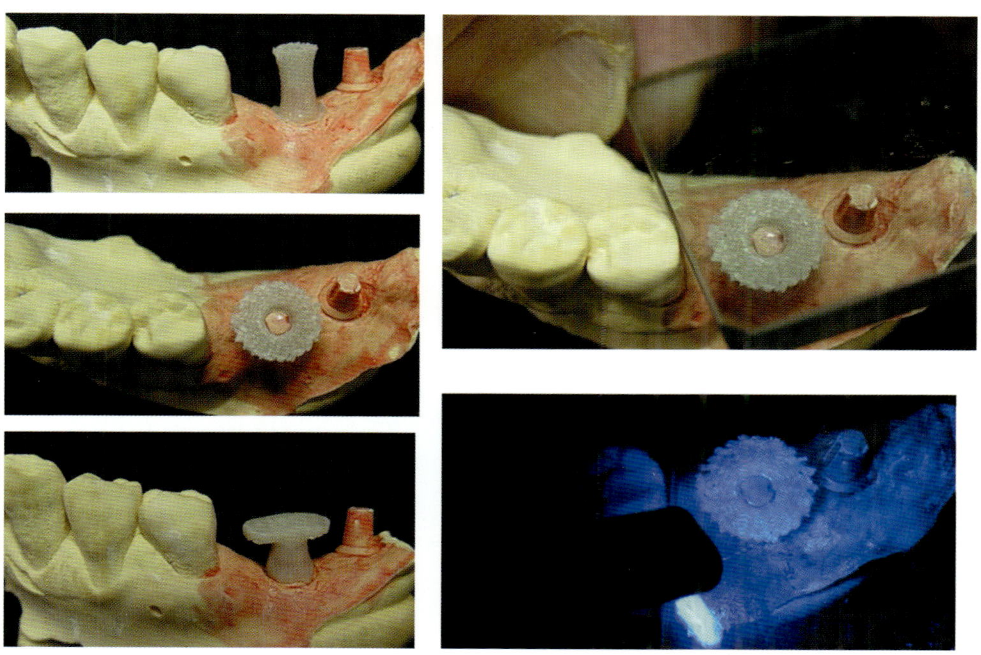

그림 3-264 교합면에 mesh를 올려서 광조사한 다음 occlusal table의 크기에 맞게 조정한다.

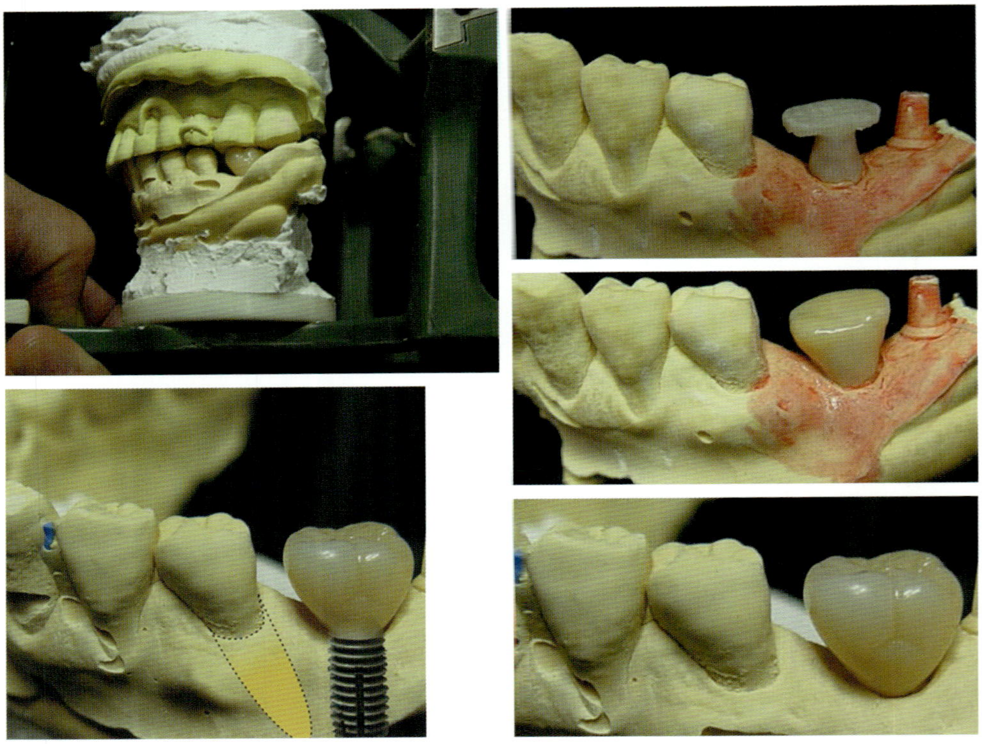

그림 3-265 교합면에 mesh를 올려서 광조사 하고 occlusal table의 크기에 맞게 조정한 뒤에 치관부 협 · 설면에 dentin resin을 축성한다. 그리고 body~incisal 축성 후 완성된 상태이다.

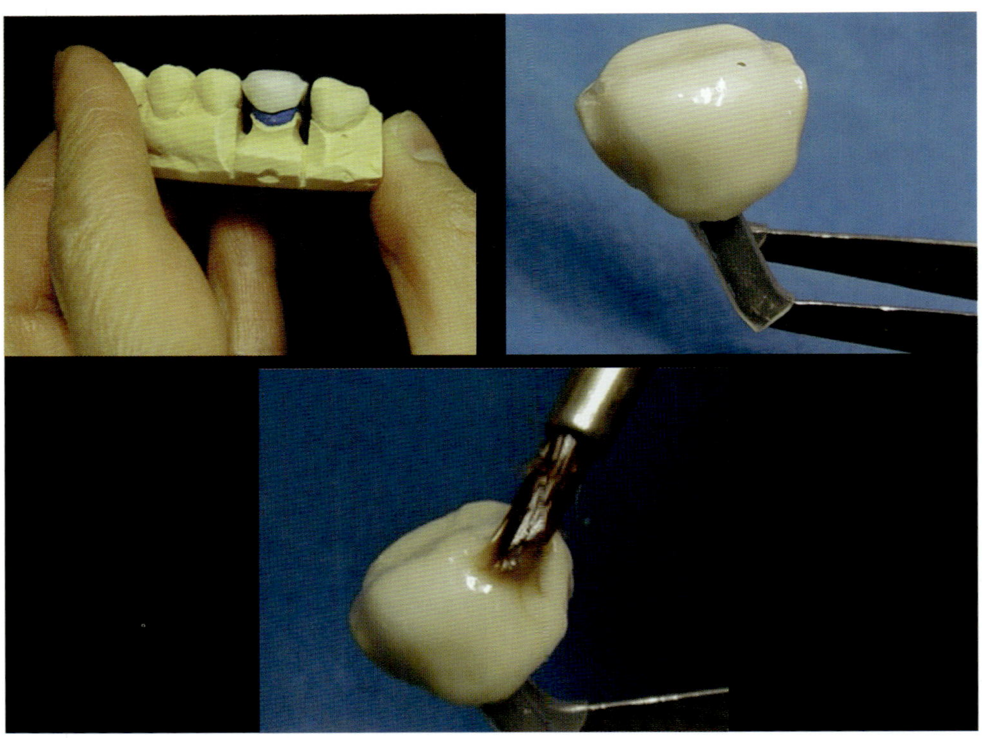

그림 3-266 zirconia core 위에 zirconia liner한 후 약 0.3 mm 정도로 porcelain dentin을 축성한다. 그 다음 sand blasting-etching-primer-bonding resin 과정과 동일하다.

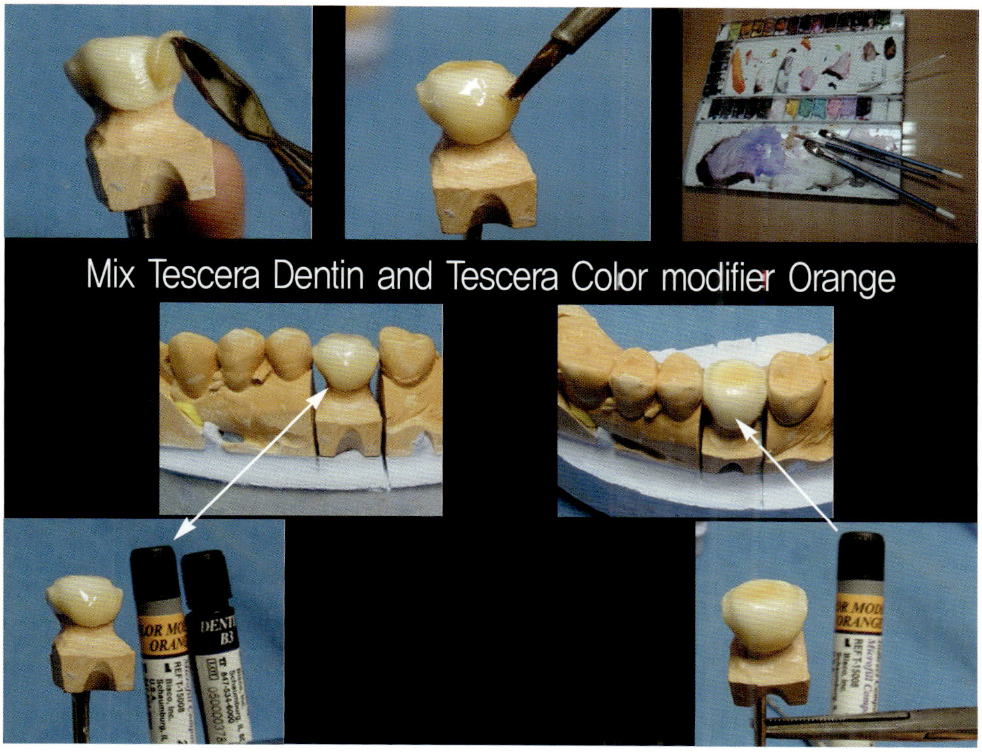

그림 3-267 zirconia core 위에 Tescera composite resin build up system은 앞에서 제작한 porcelain metal cap 위에 제작하는 과정과 동일하다.

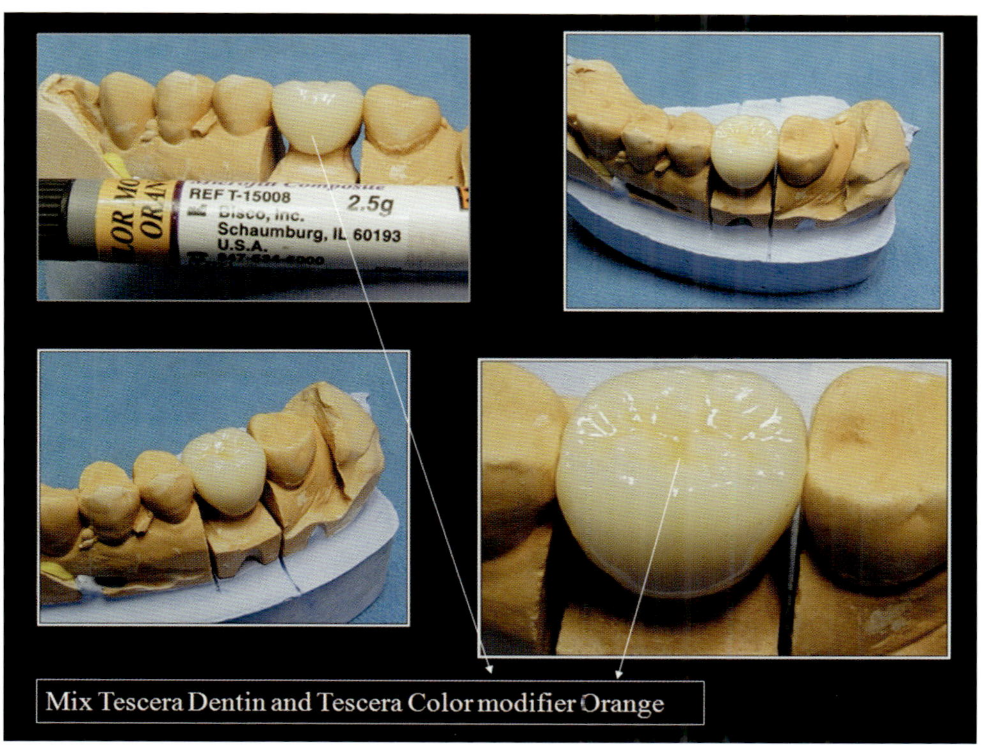

그림 3-268 zirconia core 위에 Tescera composite resin을 축성하여 완성한 상태

제8장 Using Tescera composite Resin on Galvano Crown

Cemented type 임플란트 위에 gold electroforming galvano crown을 형성한다. 그리고 porcelain opaque & dentin을 올린 다음, Tescera composite resin을 축성하여 완성하는 제작과정이다(그림3-269~282).

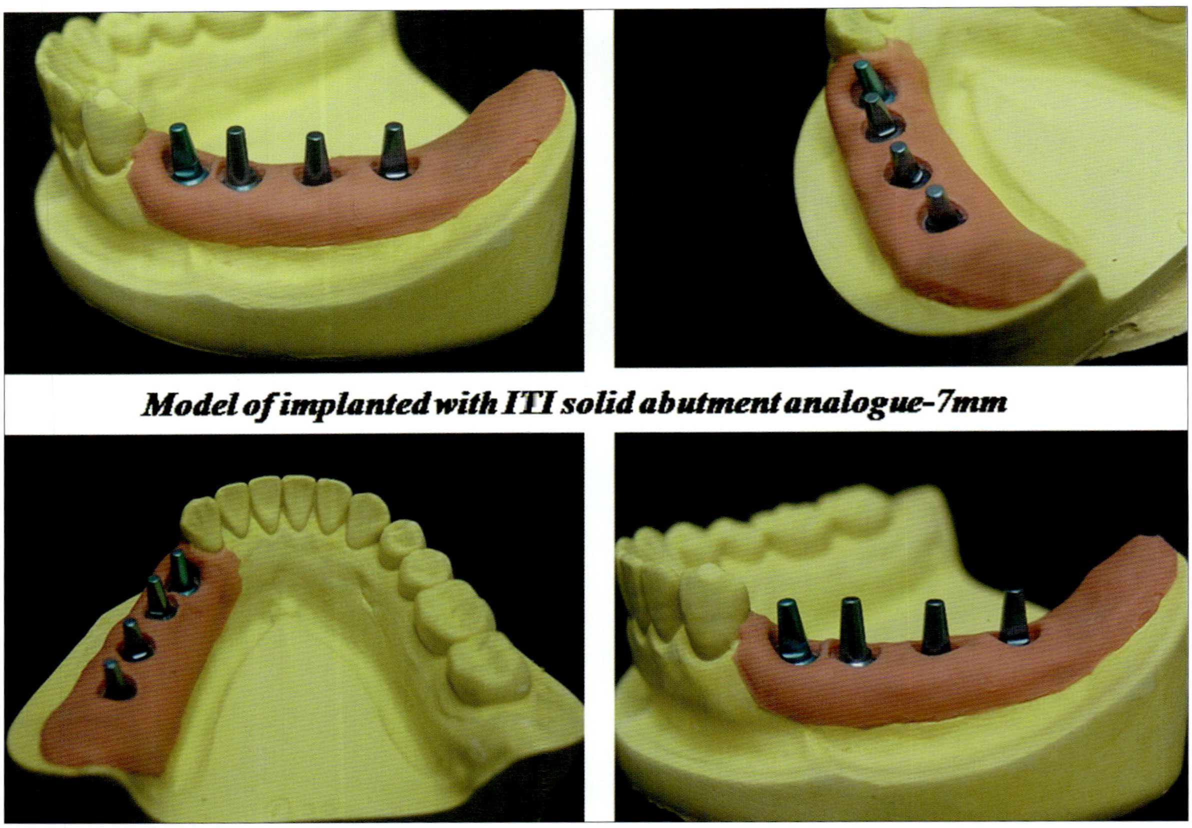

그림 3-269 수복시킬 Implant abutment analogue

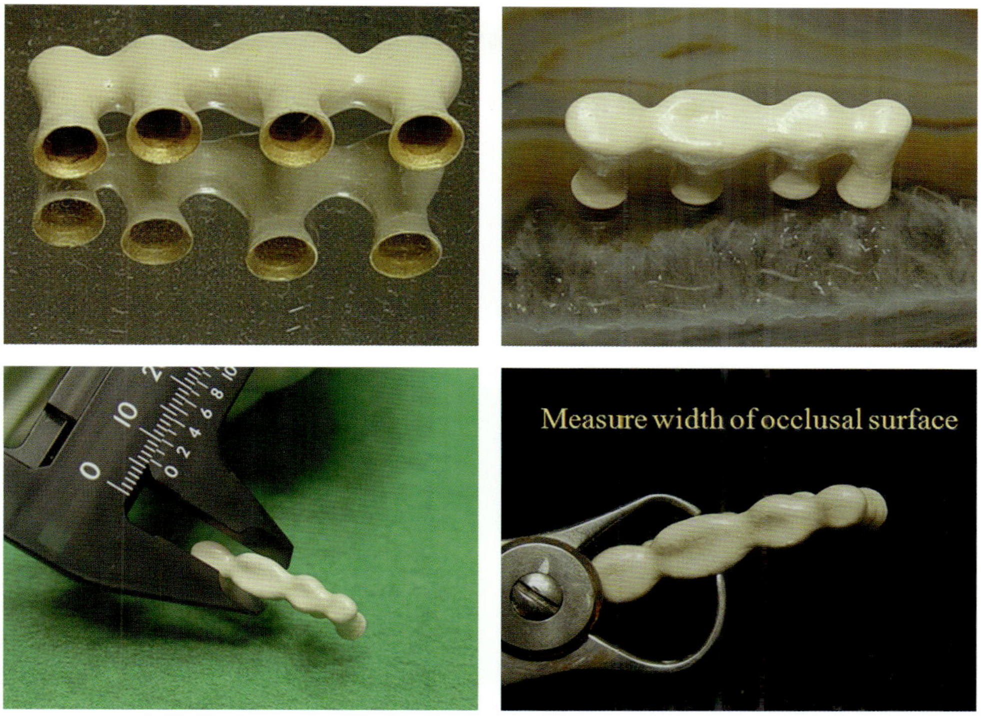

그림 3-270 occlusal metal table 위에 porcelain opaque & dentin 후 교합면의 협 · 설폭을 측정한다. 그 이유는 협 · 설교두간을 table 안으로 넣어서 교합면을 작게 형성하여 교합압을 줄이기 위해서이다.

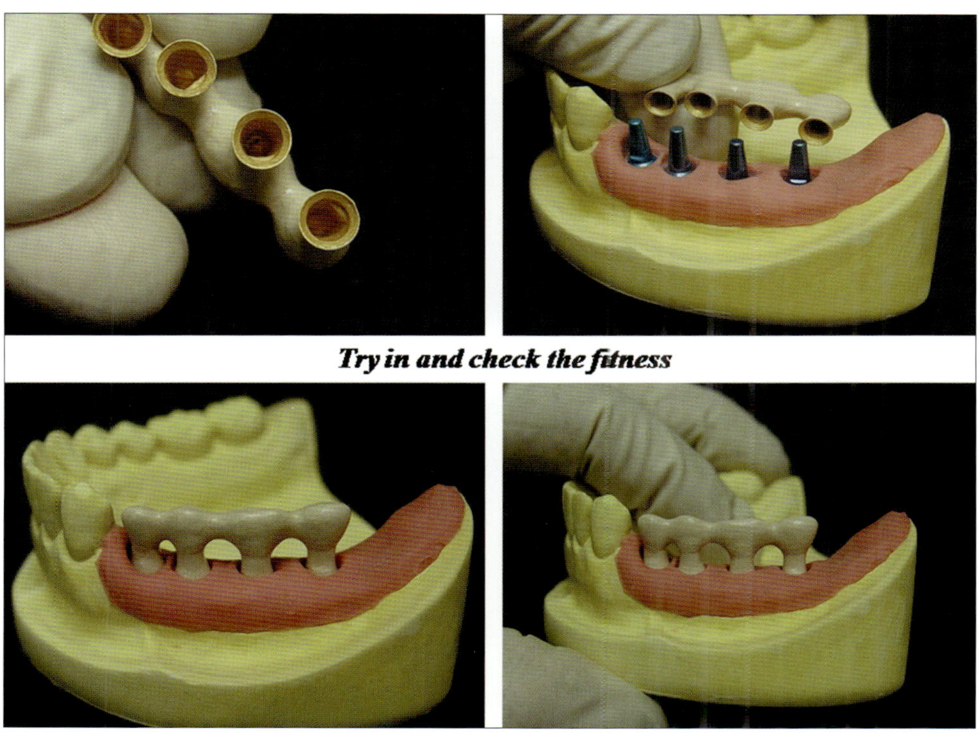

그림 3-271 opaque & dentin 후 지대치에 맞춰본다.

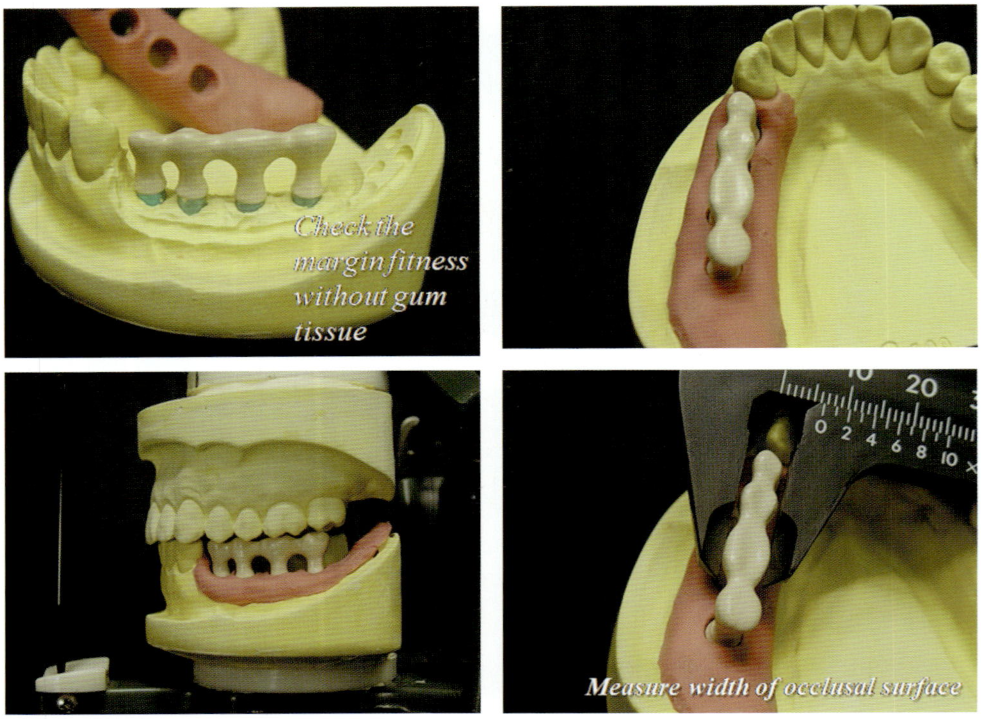

그림 3-272 협 · 설 폭경을 측정한다.

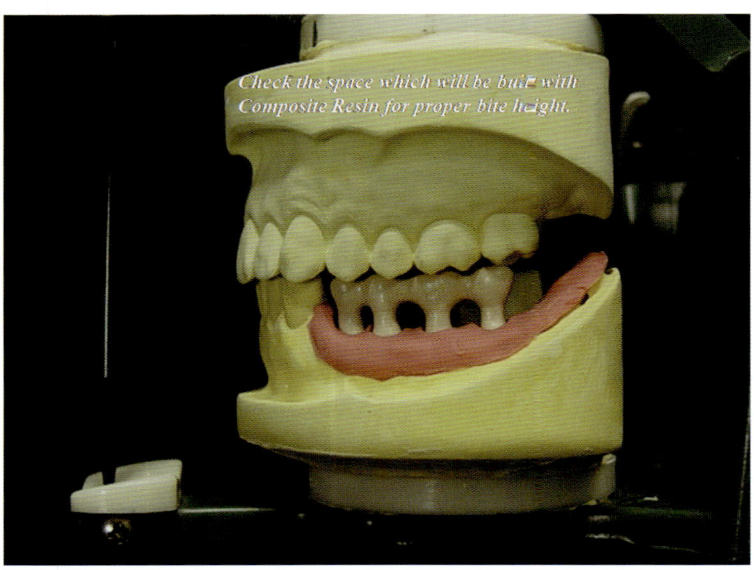

그림 3-273
교합기에서 대합치와의 교합간에 resin 축성할 공간이 충분한가를 확인한다.

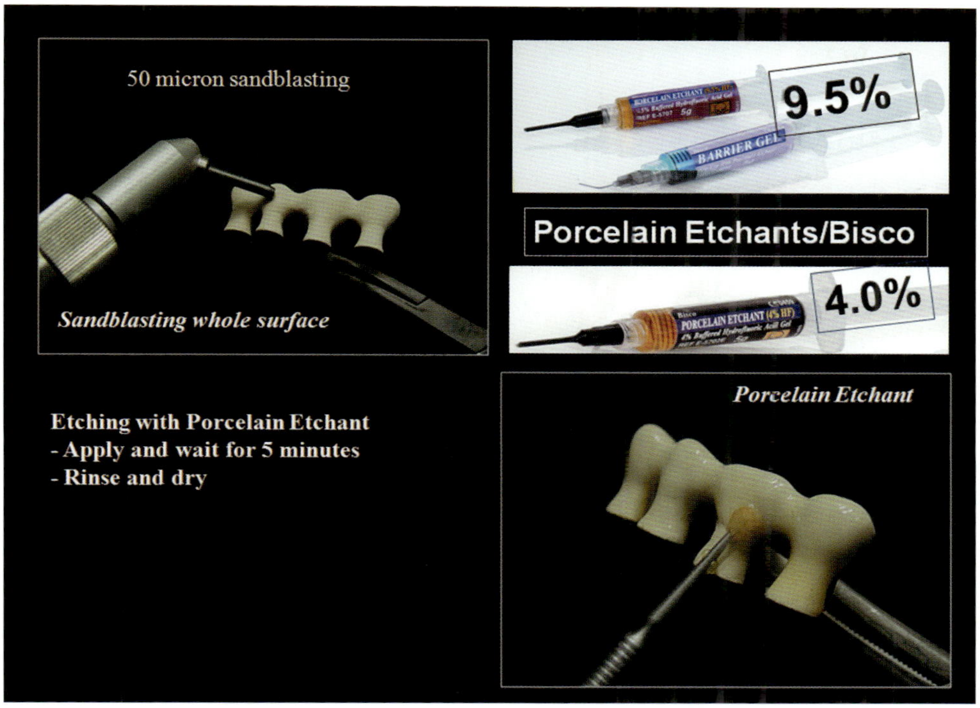

그림 3-274 Opaque & dentin 후 50 ㎛ aluminum oxide로 전체적인 면을 sand blasting 한다. 그리고 porcelain etchant 9.5%와 4.0%를 이용하여 etching한 다음 깨끗이 세척한 다음 dry 시킨다.

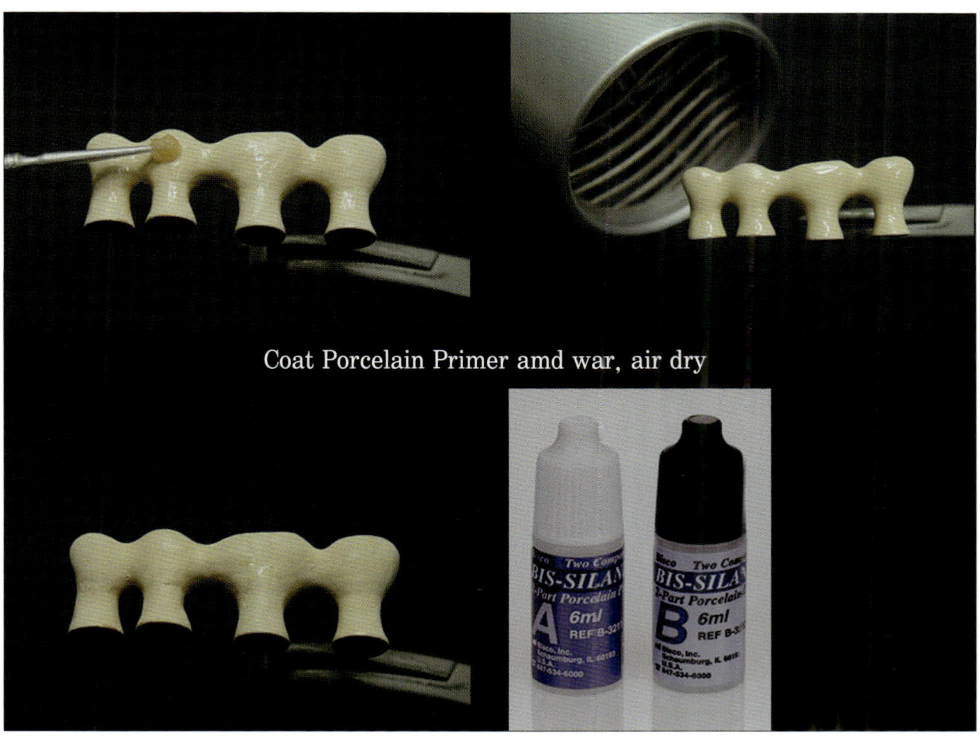

그림 3-275 dry 시킨 다음 porcelain primer A와 B를 같은 양으로 섞어서 붓으로 얇게 한 두번 coating한다. 그 후 따뜻한 바람으로 말린다.

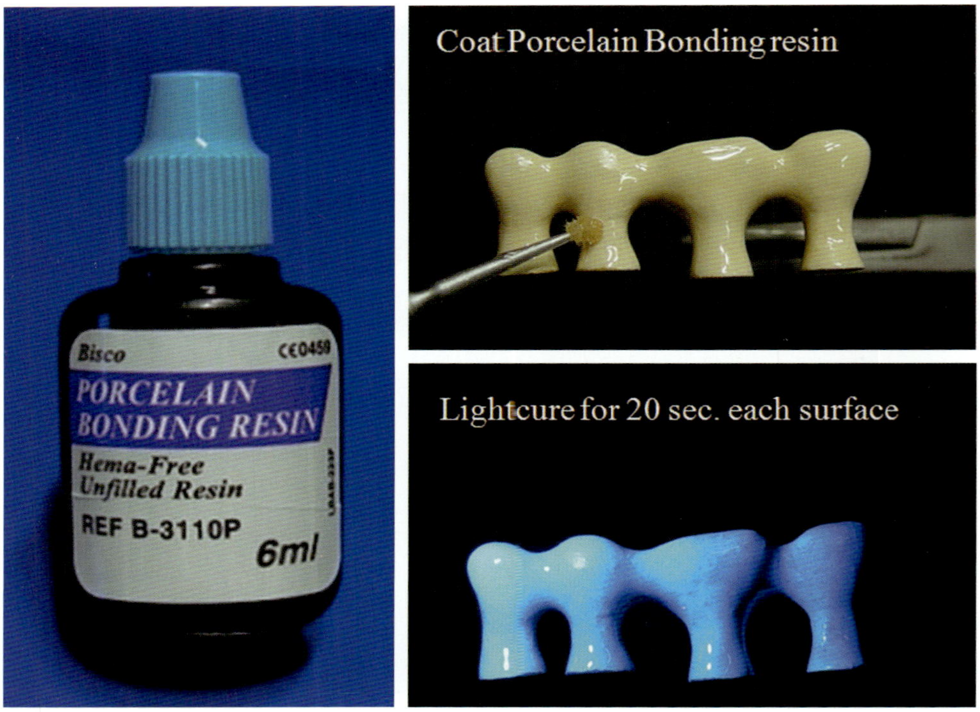

그림 3-276 bonding resin을 붓으로 얇게 바른 후 light gun으로 20초 이상 광조사한다.

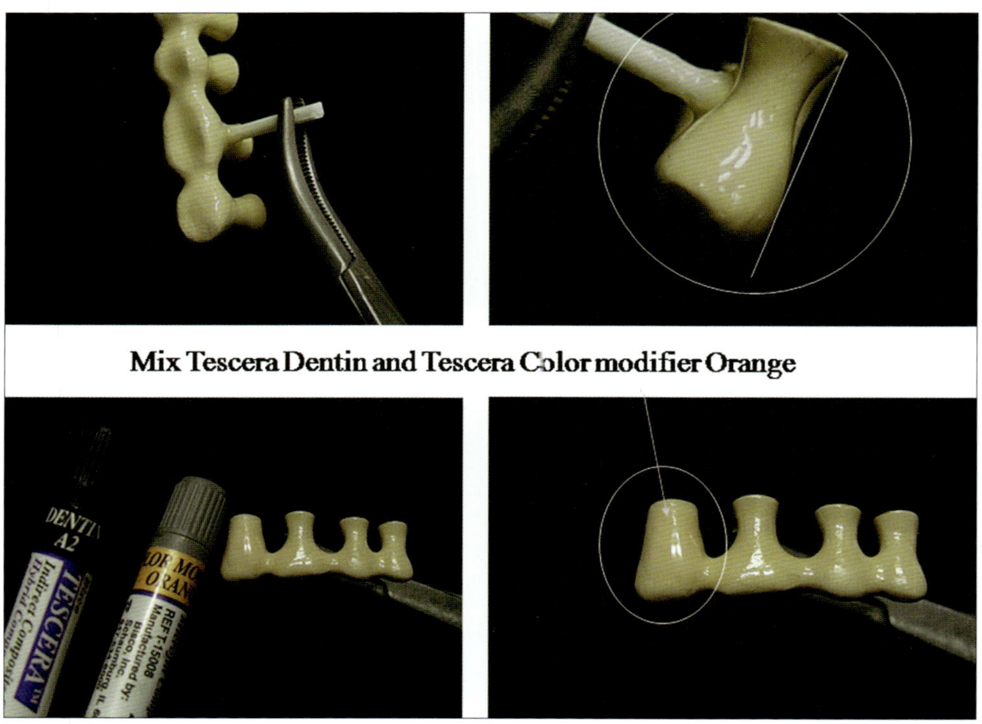

그림 3-277 Tescera dentin과 Tescera color modifier orange를 섞어서 지대치의 dentin 부분을 전체적으로 축성한다.

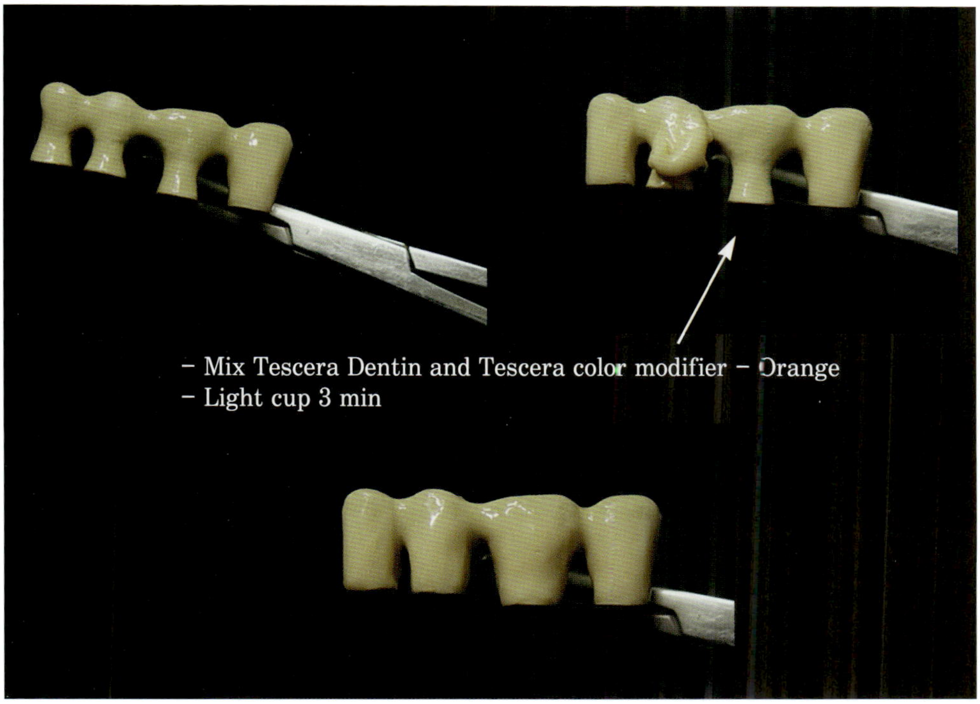

그림 3-278 Tescera dentin과 Tescera color modifier orange를 섞어서 지대치의 dentin 부분을 전체적으로 축성한다. 이때 지대치를 한꺼번에 축성하여 연결시키는 것이 아니라 각각을 따로 축성해야만 수축을 방지할 수 있다.

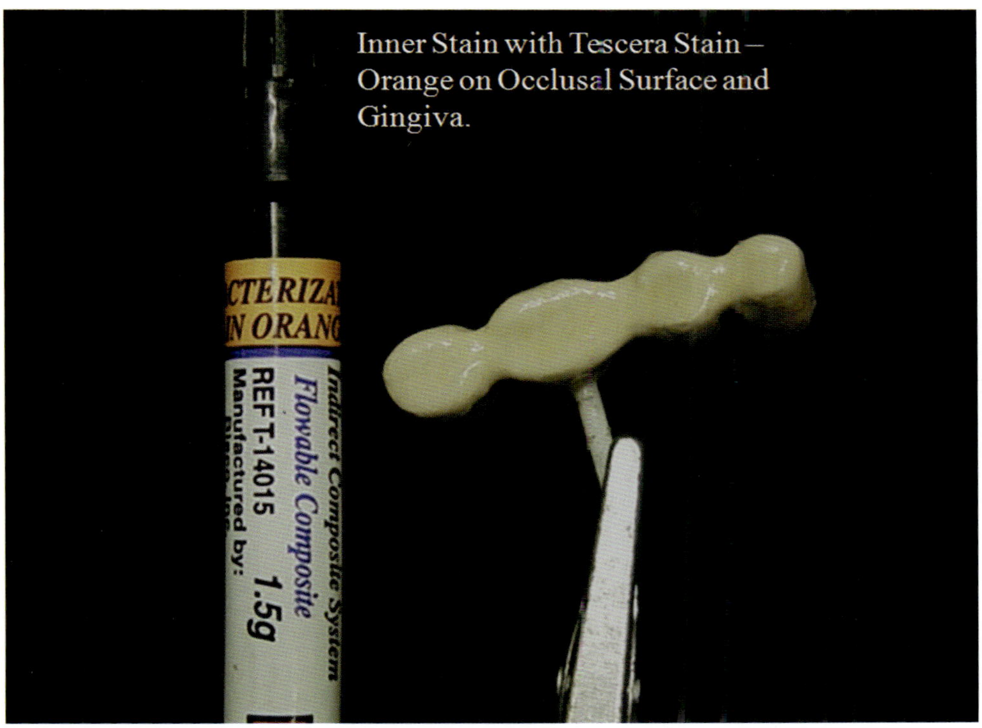

그림 3-279 orange color를 이용한 내부 stain후, light gun을 이용하여 20초 이상 광조사한다.

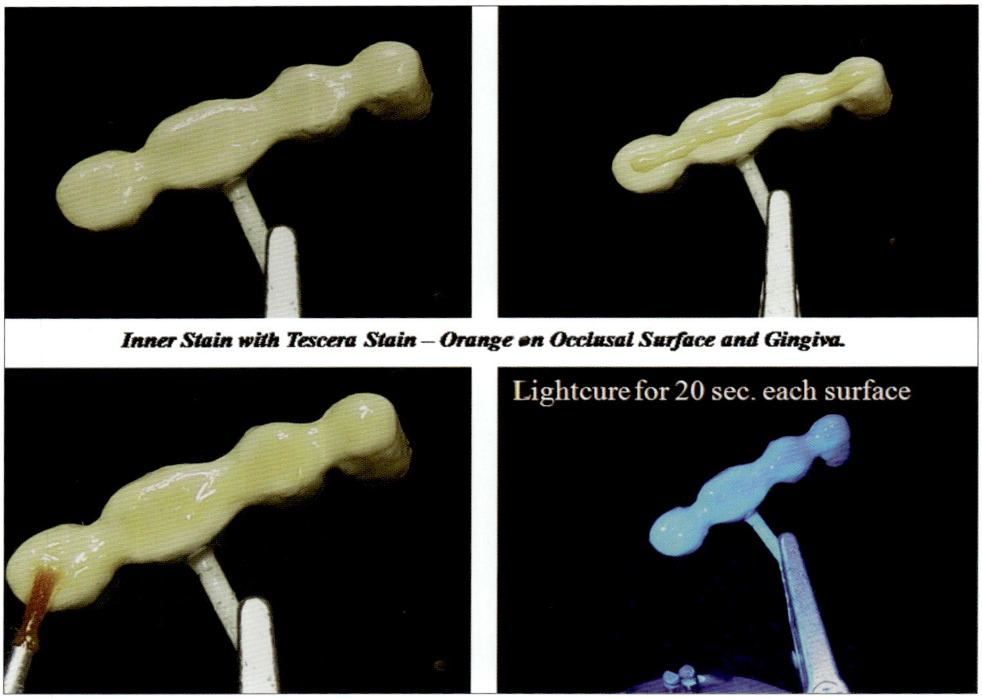

그림 3-280 orange color를 이용한 내부 stain 후 light gun을 이용하여 20초 이상 광조사한다.

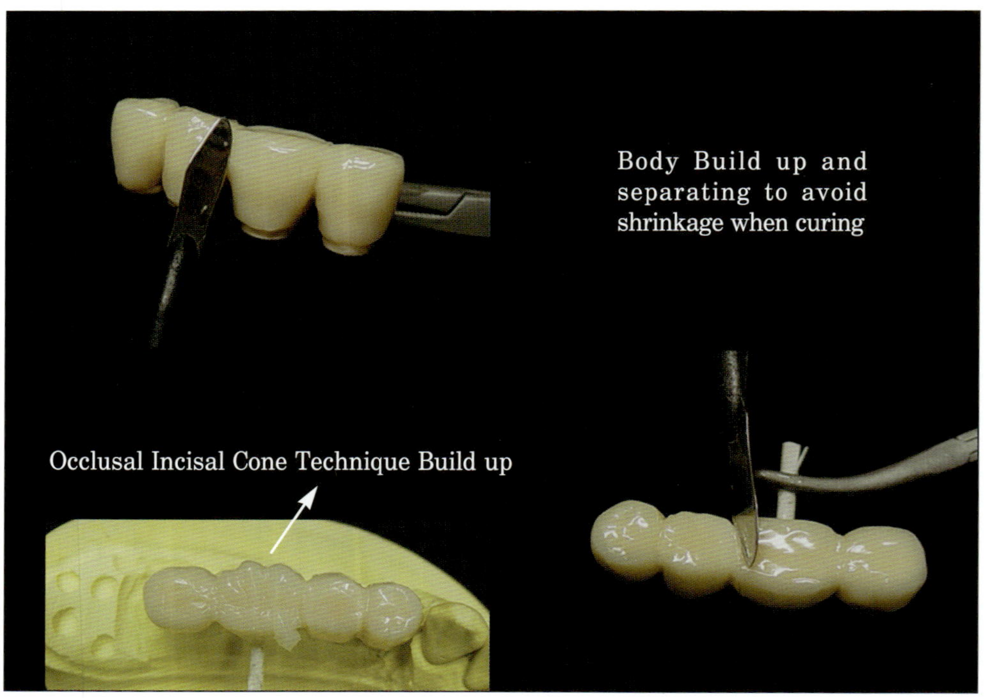

그림 3-281 body~incisal 축성시에도 중합시 수축되는 것을 방지하기 위해서 연결해서 축성하는 것이 아니라 각각 분리시켜서 축성한다.

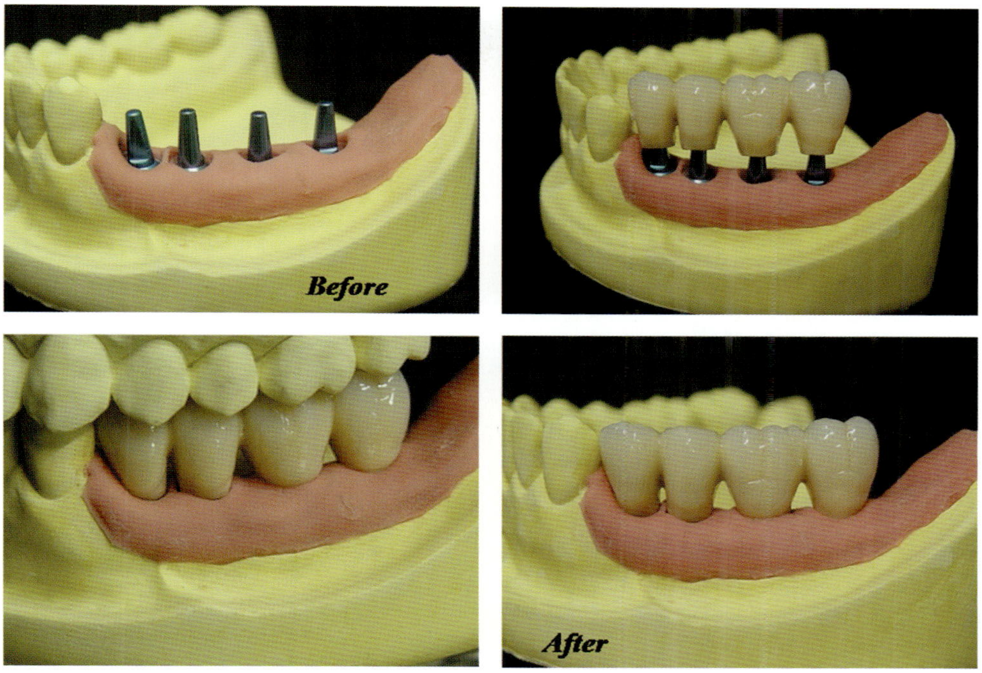

그림 3-282 완성된 상태

제9장 Stainless Steel Crown(Bonding Composite)

Stainless steel crown 위에 composite을 축성하여 완성시키는 수복물 제작과정이다(그림3-283~291).

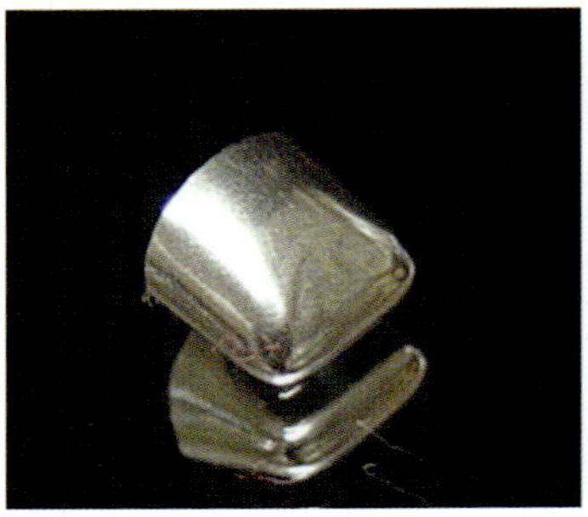

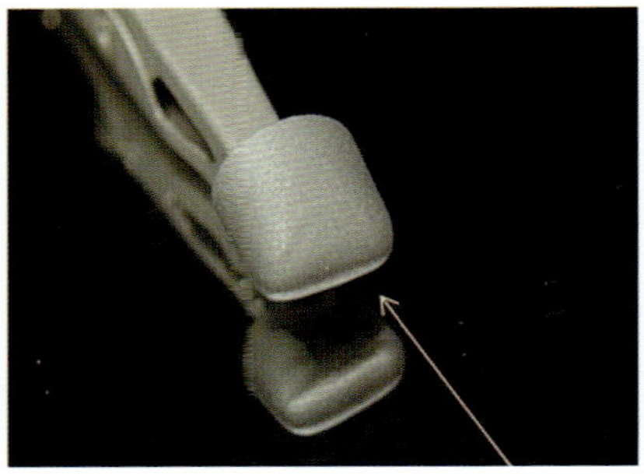

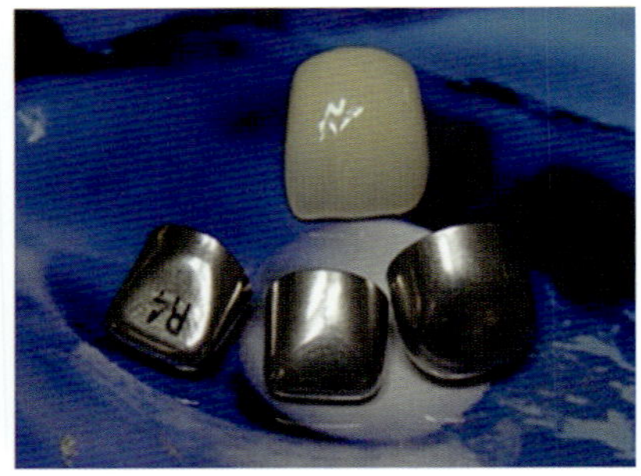

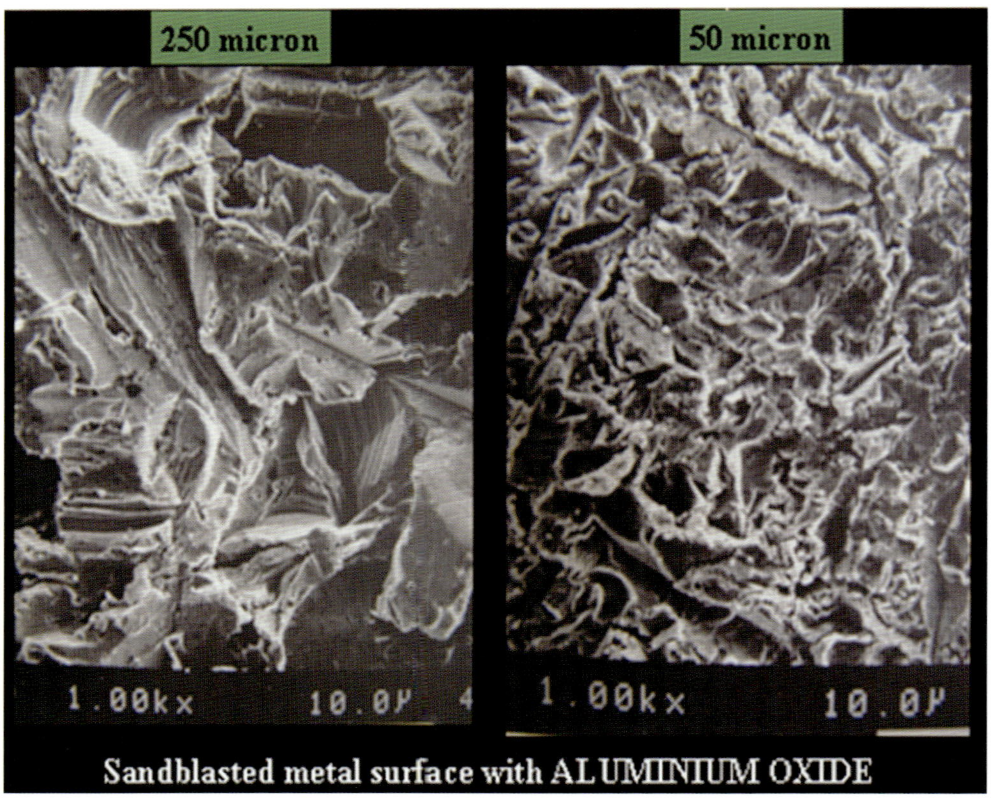

그림 3-283 미리 제작된 stainless steel crown에 50 ㎛ aluminium oxide로 sand blasting한 상태이며, 위의 사진은 250 ㎛, 50 ㎛으로 sand blasting한 전자 현미경상태

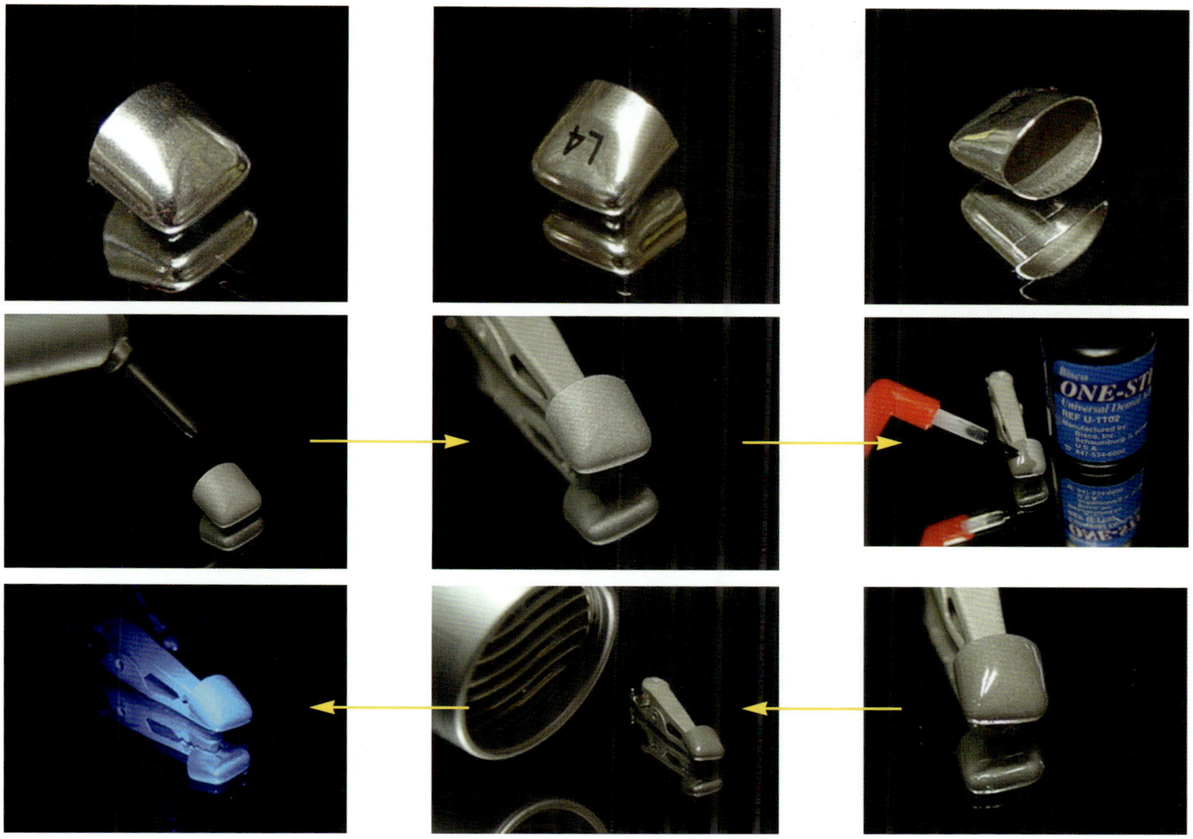

그림 3-284 sand blasting 한 후 one-step coating을 한다. 그 다음 따뜻한 바람에 dry 시킨 후 광조사한다.

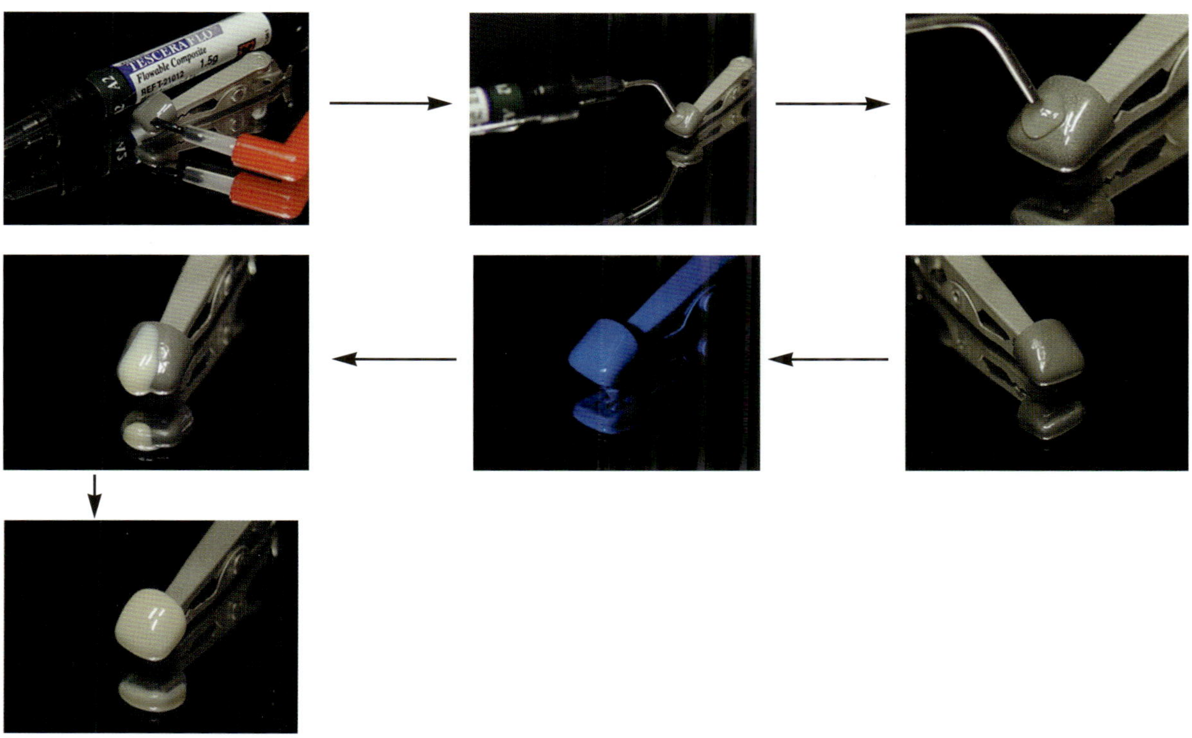

그림 3-285 Tesceraflo로 coating한 다음 light gun으로 광조사 후 opaque된 상태

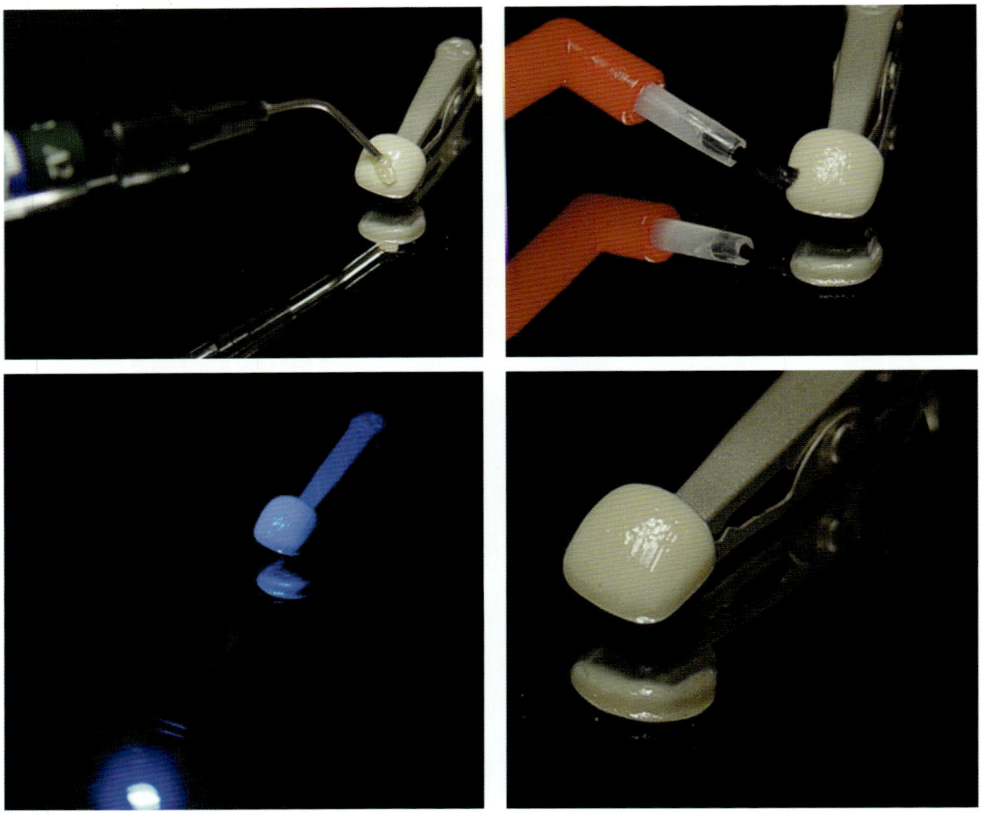

그림 3-286 opaque 후 Tesceraflo로 다시 또 한번 coating하여 light gun으로 20초 이상 광조사한다.

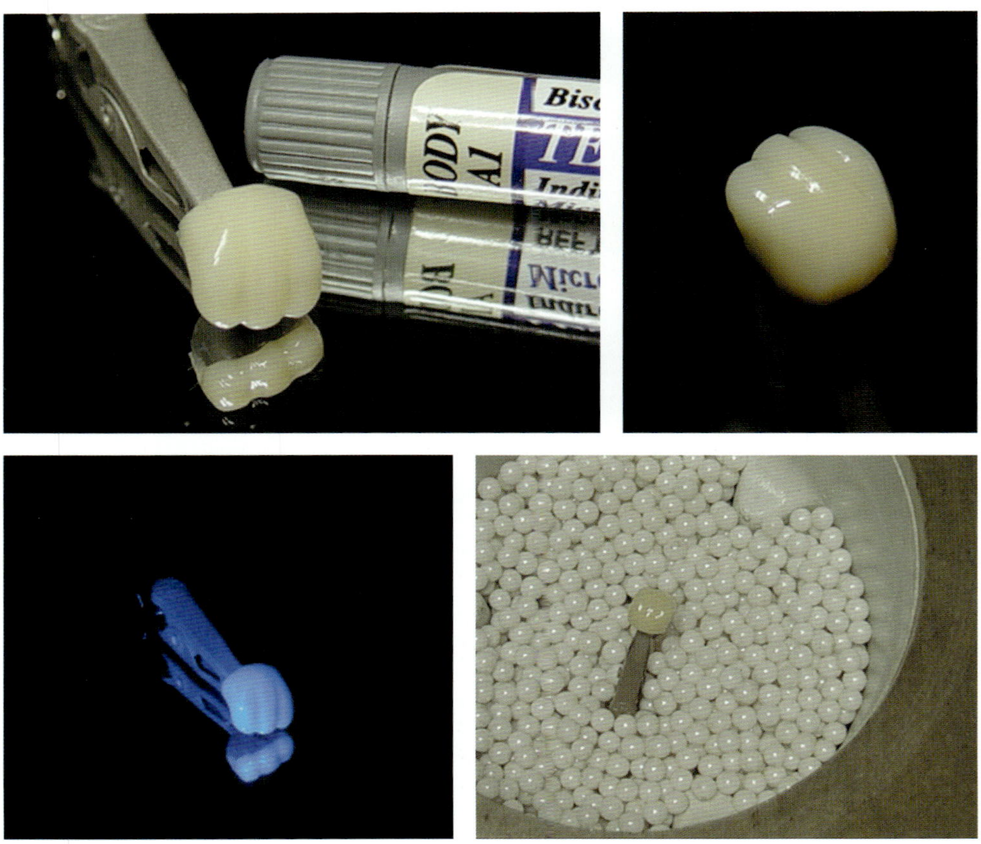

그림 3-287 body build up 후 light cup에 광중합 한 다음 light gun으로 20초 이상 광조사한다.

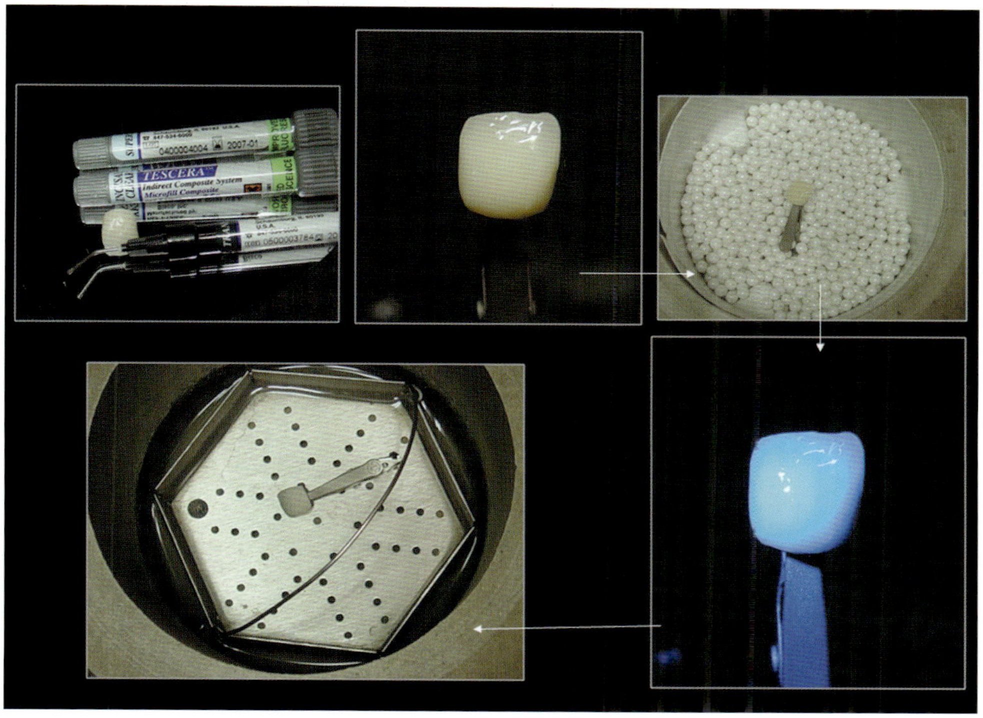

그림 3-288 Incisal을 축성한 후 light cup과 heat cup에 중합한다.

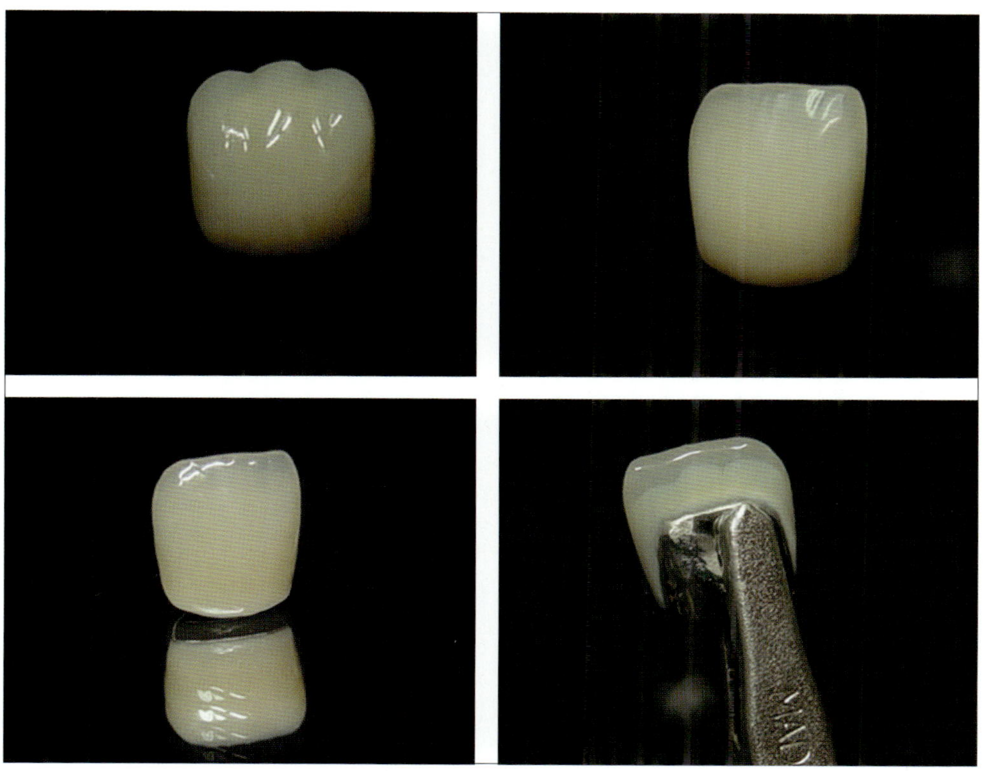
그림 3-289 body와 incisal 축성 후 완성된 상태 비교 (좌측사진 : body 완성, 우측사진 : incisal 완성)

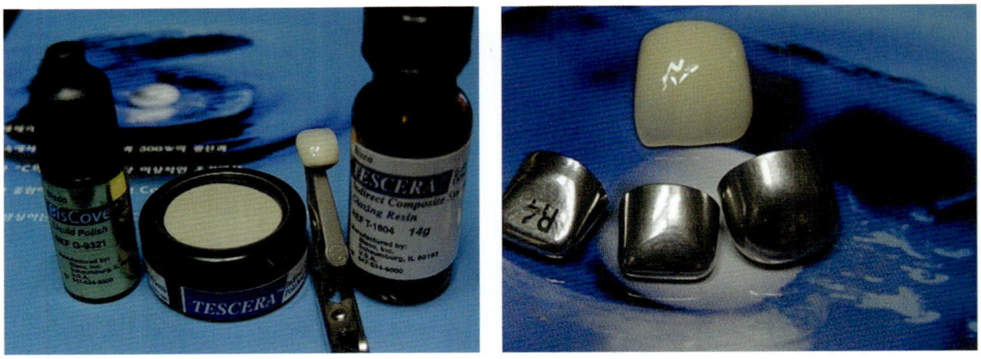

그림 3-290 stainless steel crown 위에 composite resin을 축성하기 전과 축성하여 완성한 상태

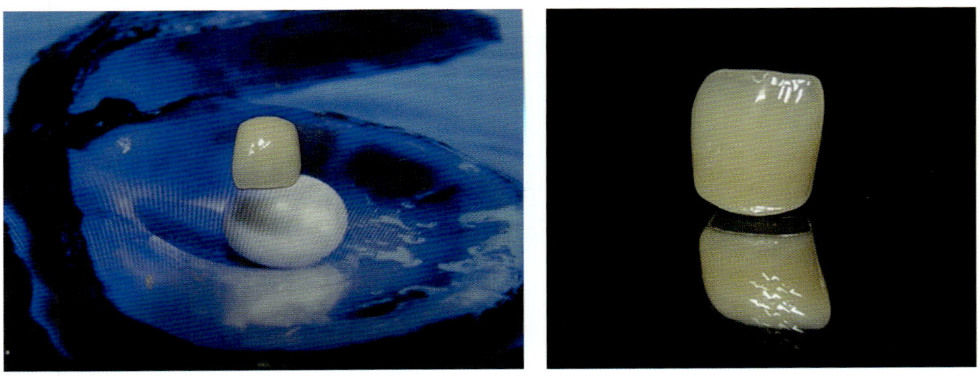

그림 3-291 stainless steel crown 위에 composite resin을 축성하여 완성한 상태

10장 Implant (Metal free) 상부수복물 제작

Implant 상부 구조 위에 porcelain metal이 들어간 경우와 들어가지 않은 경우의 제작 과정이다(그림3-292~301).

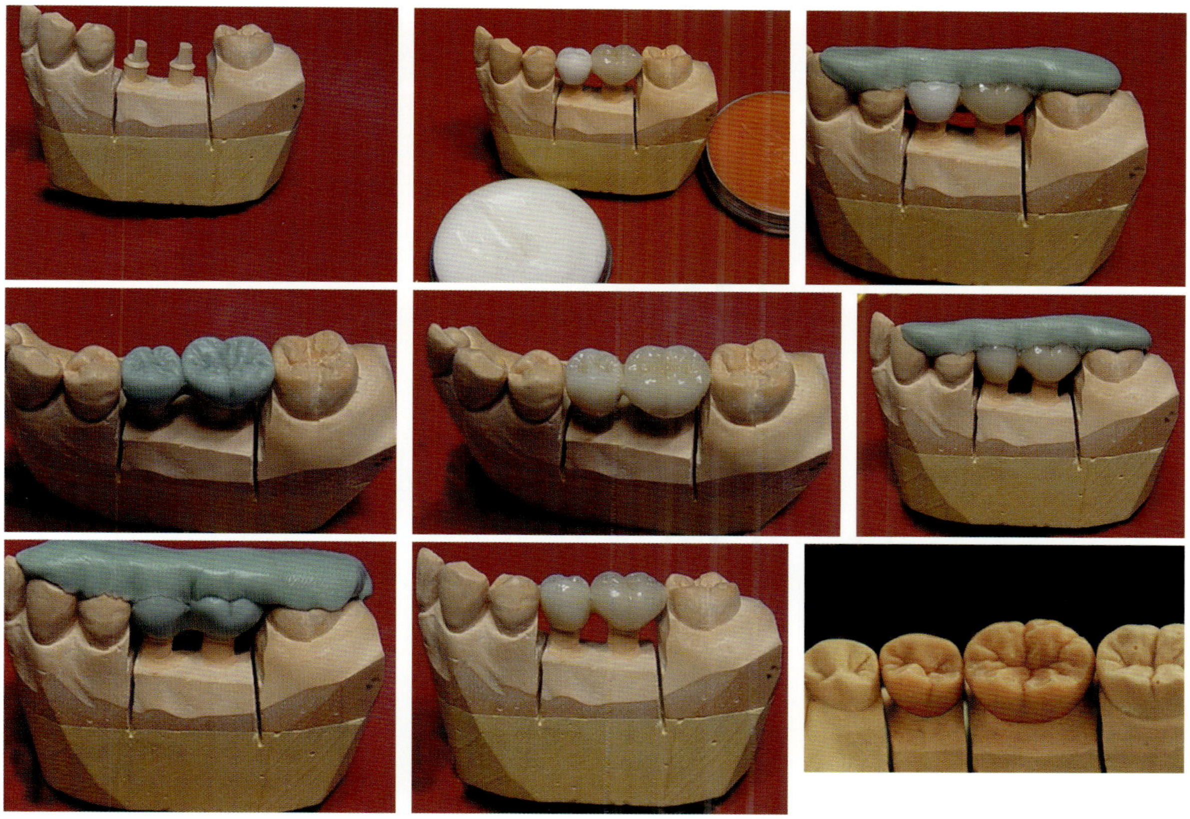

그림 3-292 Implant 상부 구조 수복물 제작과정으로서 full contour wax up 후 index 채득과정과 완성된 implant composite 수복물

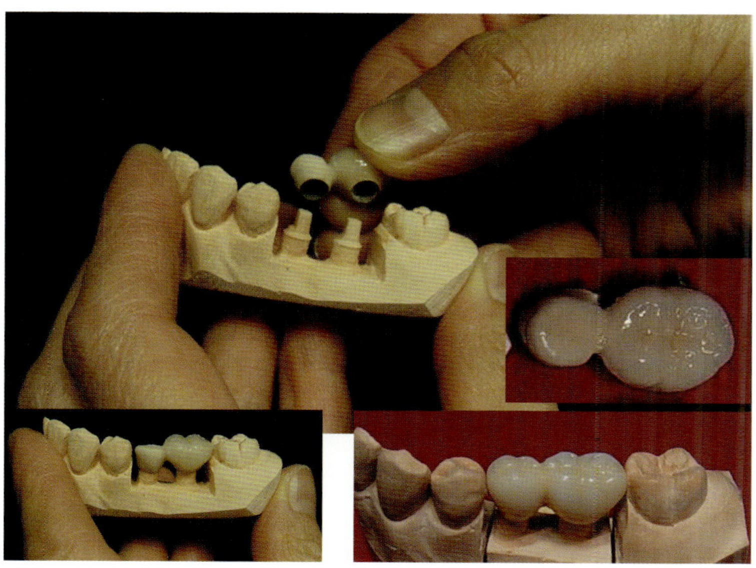

그림 3-293 제 2 소구치 composite 축성 전과 완성된 수복물

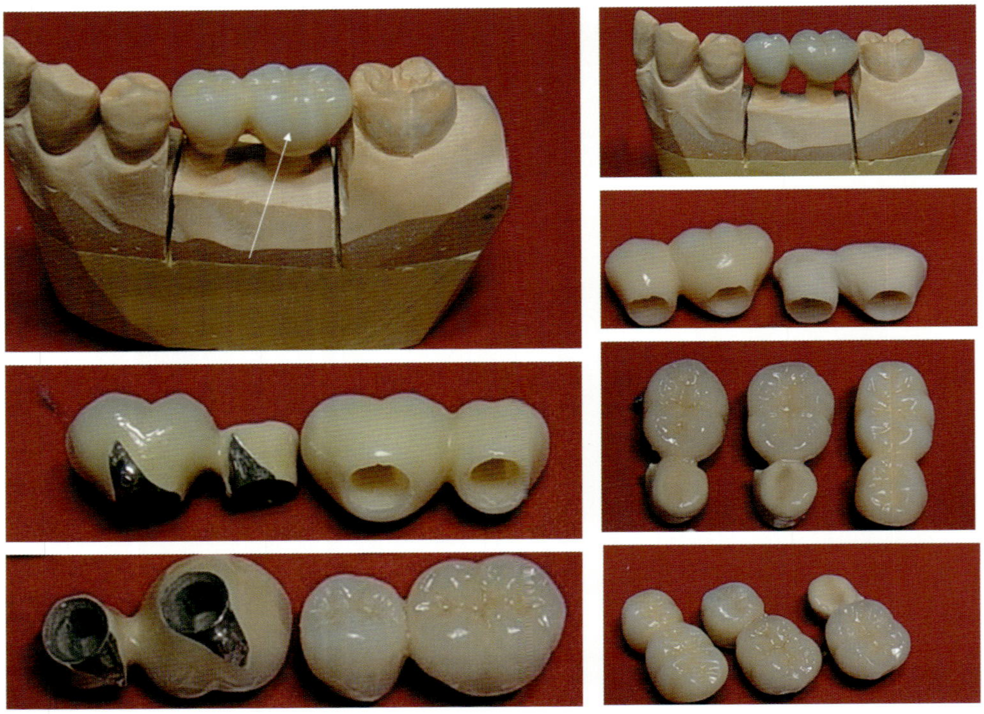

그림 3-294 흰색 화살표가 지시하는 바와 같이 협면 풍륭부가 과도할 경우 plaque control이 어렵다.

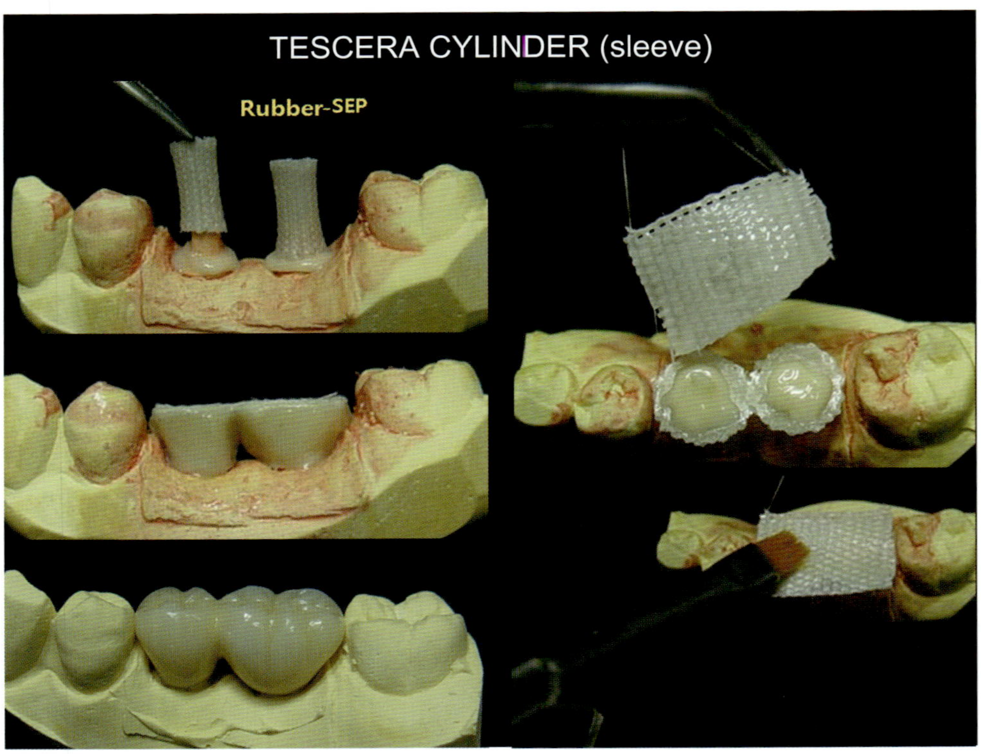

그림 3-295 Tescera cylinder(sleeve)를 이용한 Implant 상부구조물 제작과정

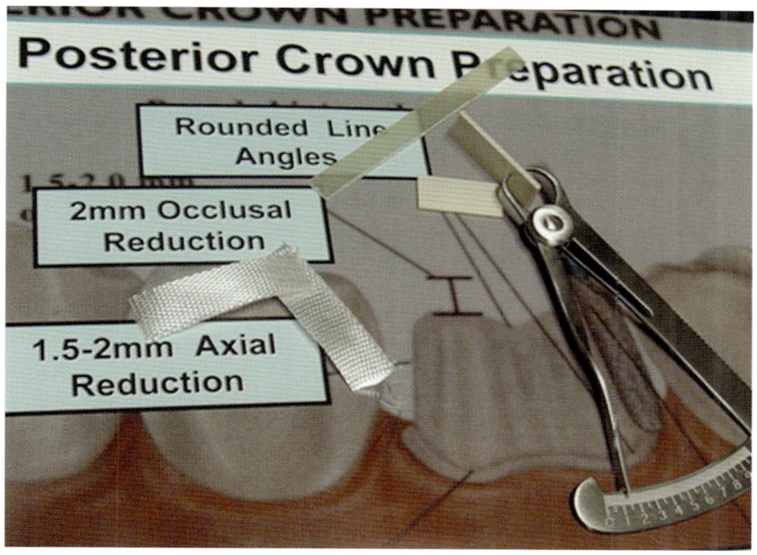

그림 3-296
occlusal table의 두께는 1.2 mm 이상 이어야 한다.

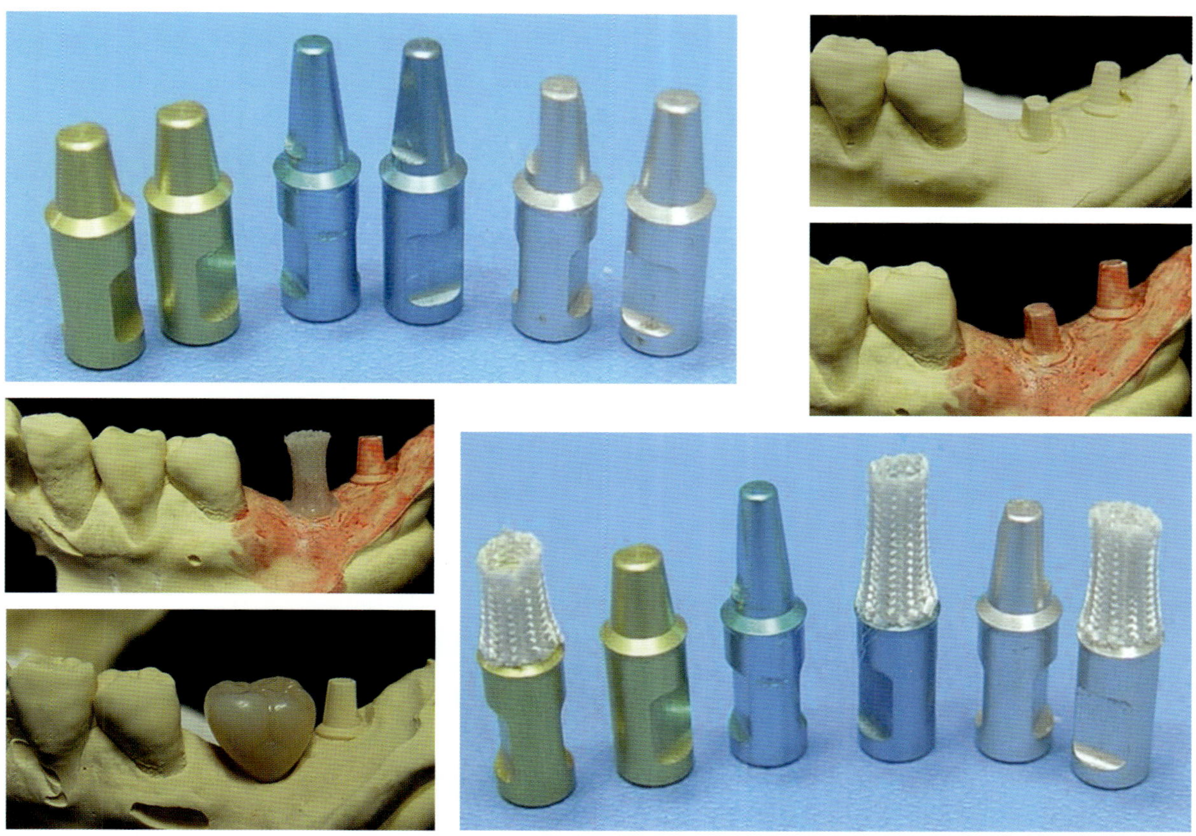

그림 3-297 Implant를 형성하기 위한 지대치(metal or stone)위에 rubber separator를 도포한다. 그 후 sleeve를 씌운 다음 mesh를 이용하여 occlusal table을 만든다. 이때 table의 두께는 1.2 mm 정도가 되어야 한다.

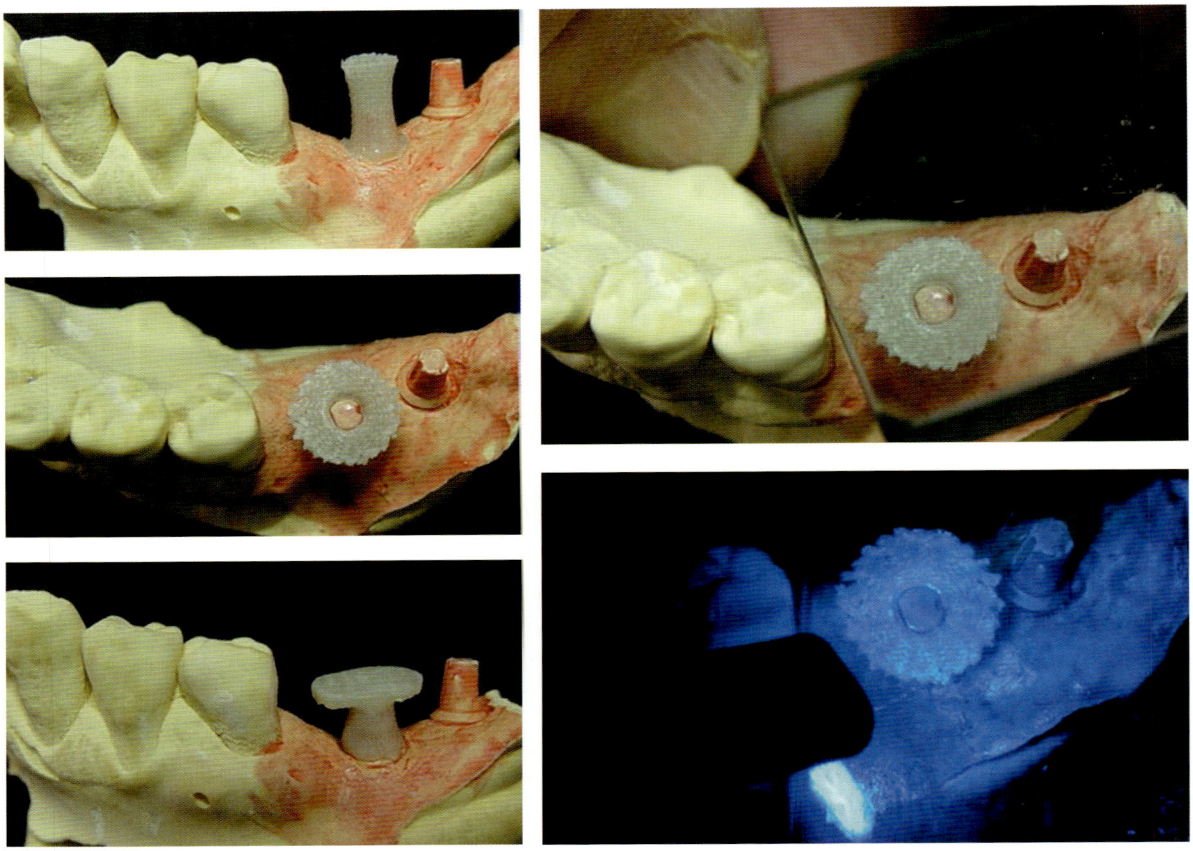

그림 3-298 교합면에 mesh를 올려서 광조사한 후 occlusal table의 크기에 맞게 조정할 때 sleeve를 투명한 플라스틱판으로 눌러서 상부면이 넓게 되게 한다.

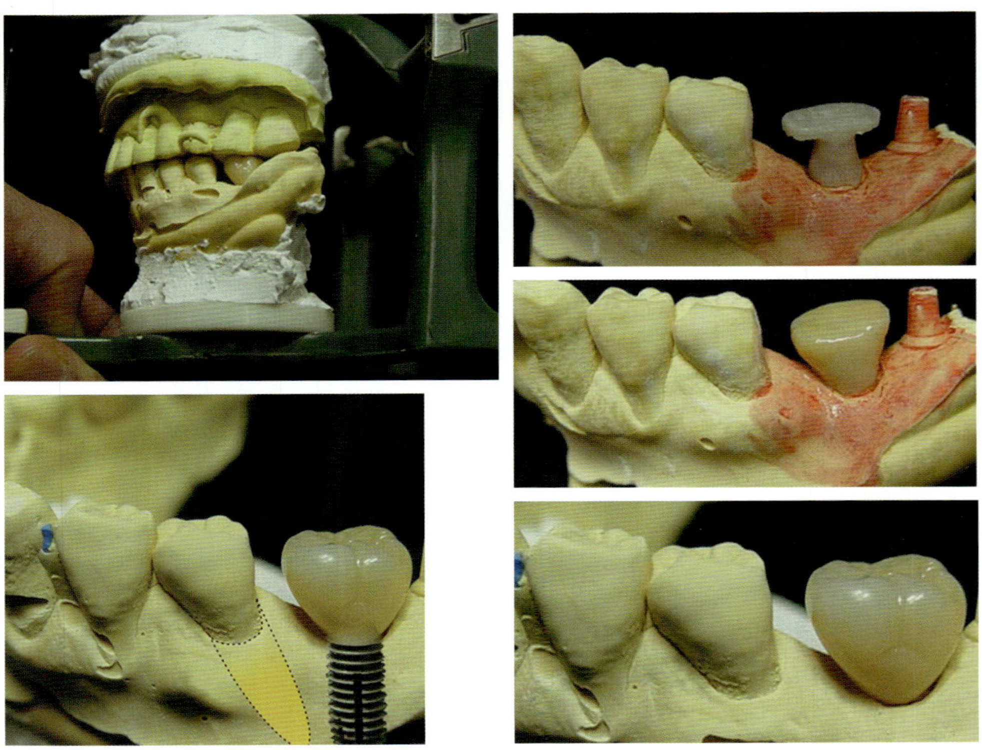

그림 3-299 그 후 dentin resin을 축성한 다음 body~ircisal을 올려서 완성한 상태

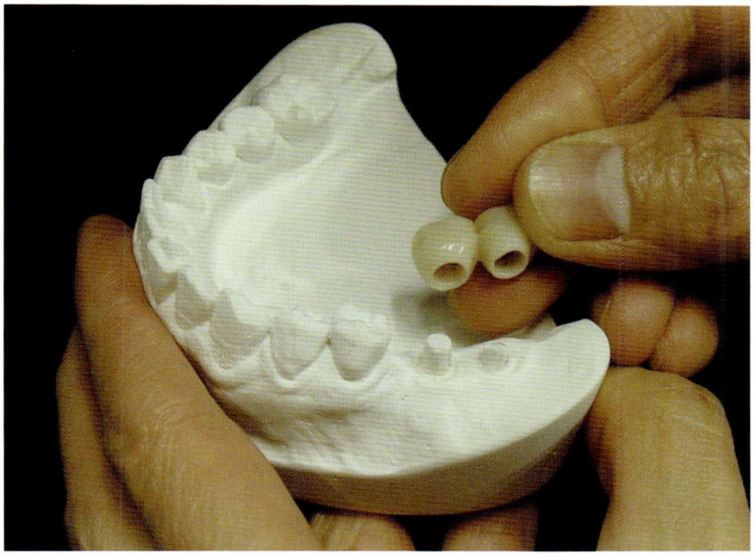

그림 3-300
완성된 상태

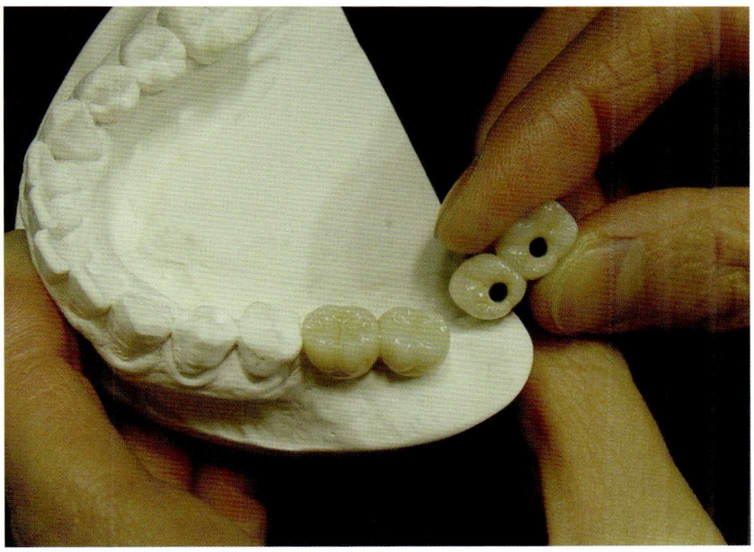

그림 3-301
Implant cement type과 screw type 비교

제11장 Bite Raising and Splint

Splint와 overlay를 이용한 교합거상(bite rasing) 과정이다(그림3-302~315).

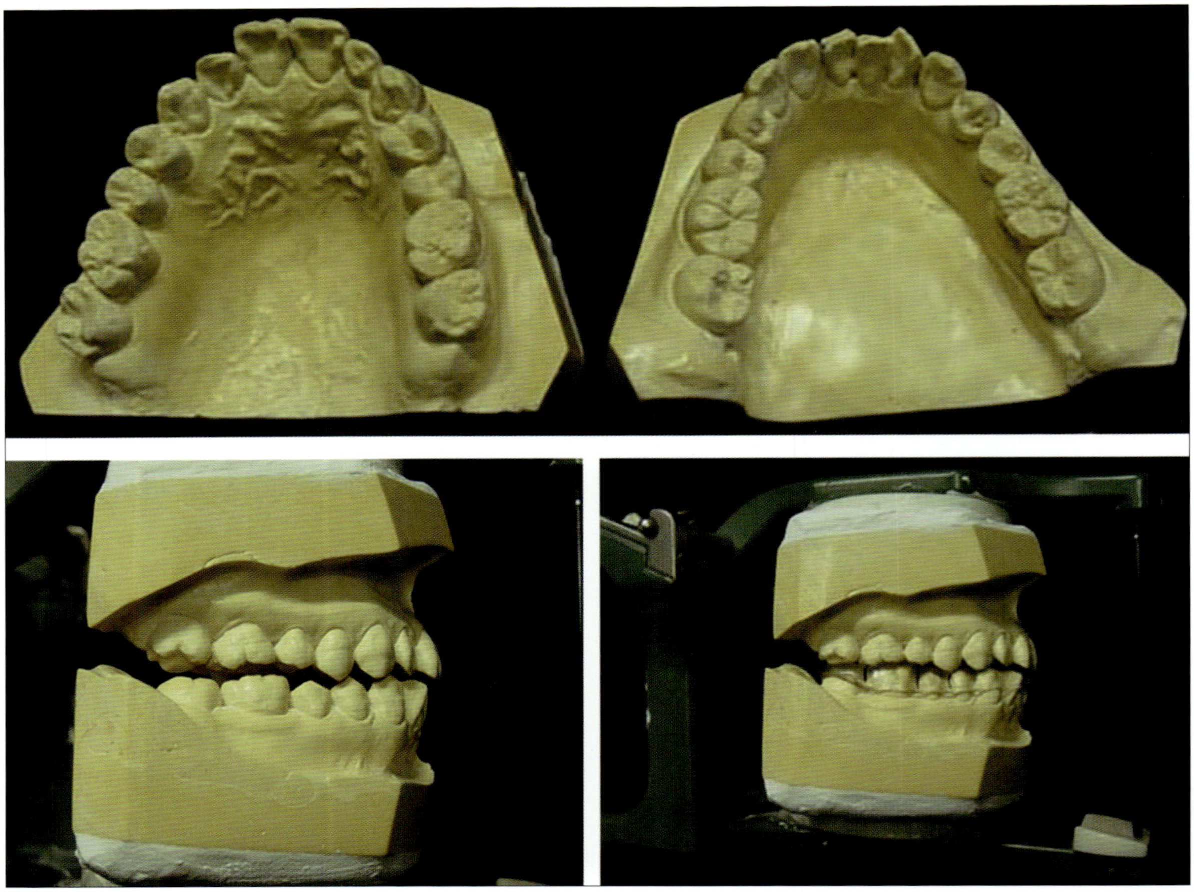

그림 3-302 bite raising and splint

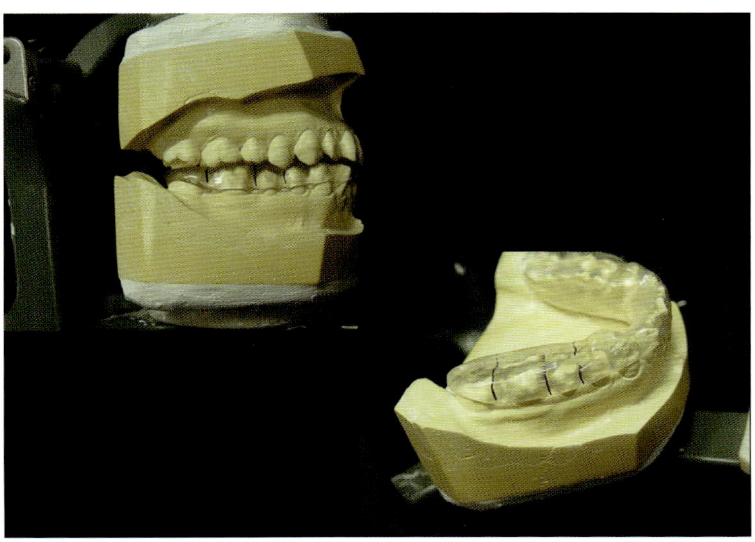

그림 3-303 splint가 장착된 상태

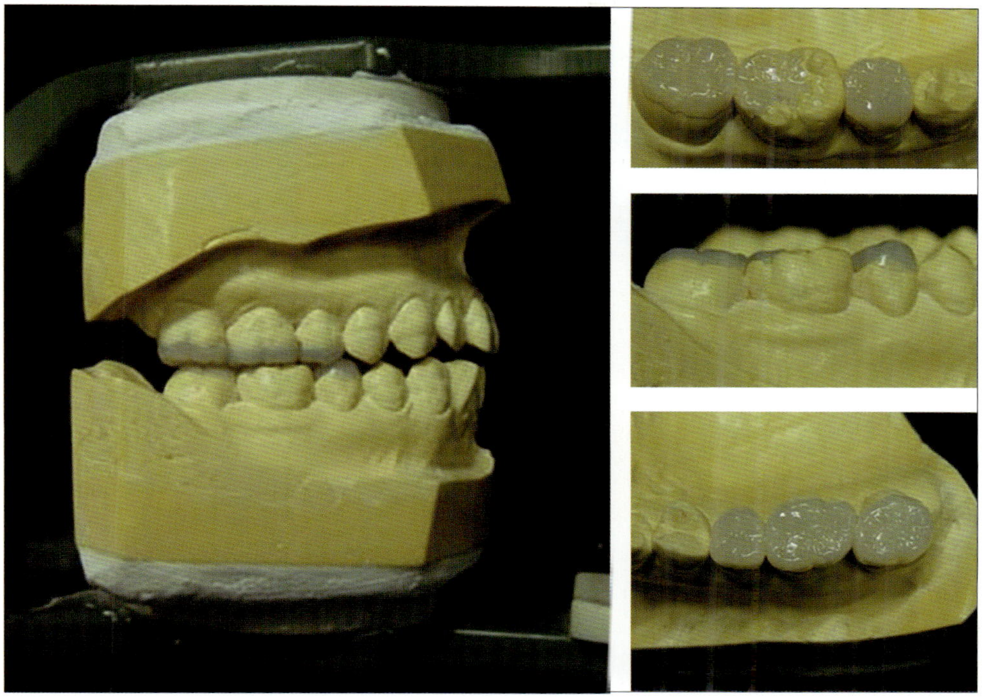

그림 3-304 composite resin을 이용하여 bite raising이 완성된 수복물

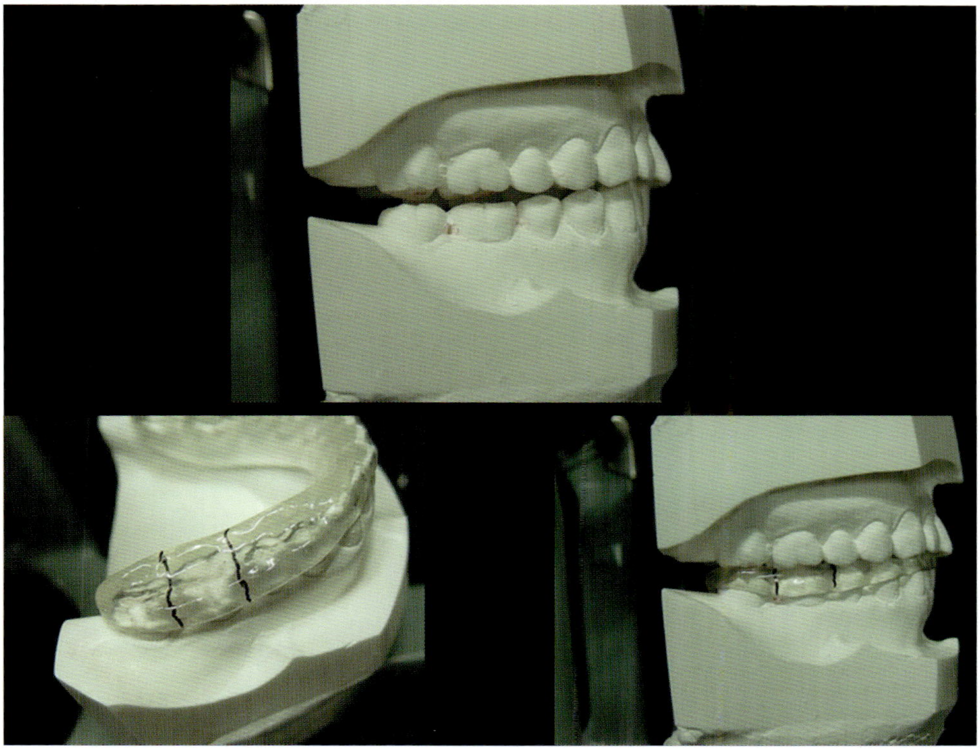

그림 3-305 splint 제작 전 • 후의 모형

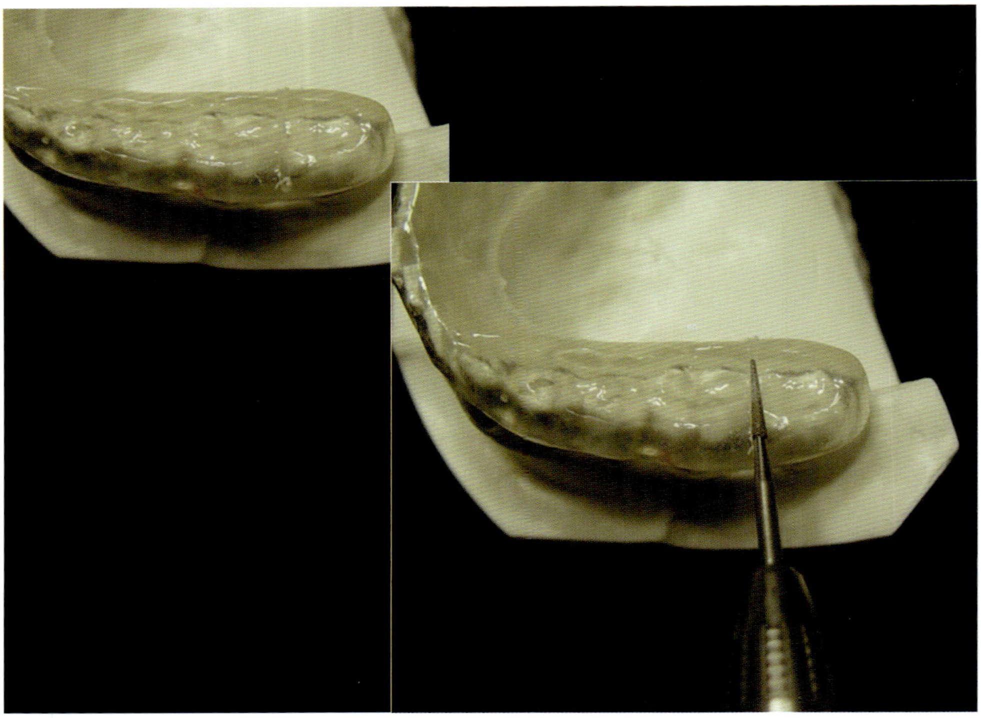

그림 3-306 투명 splint의 하악 좌 · 우측 7번을 diamond point를 이용하여 자른다. 그 이유는 splint의 교합고경과 하악 좌 • 우측 7번 수복물을 일치시키기 위함이다.

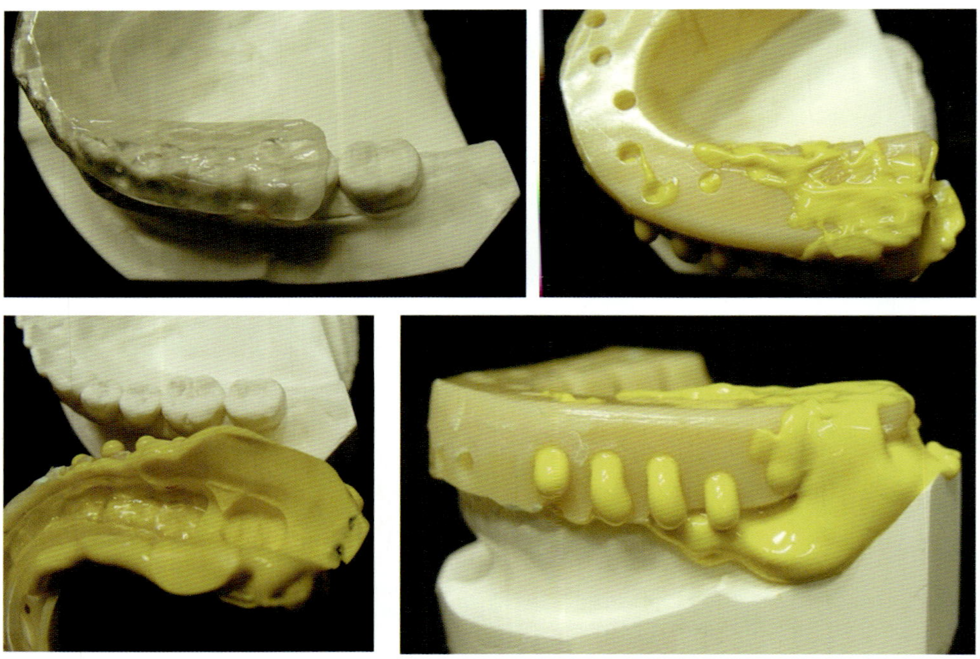

그림 3-307 잘라낸 splint 모형을 인상 채득한다.

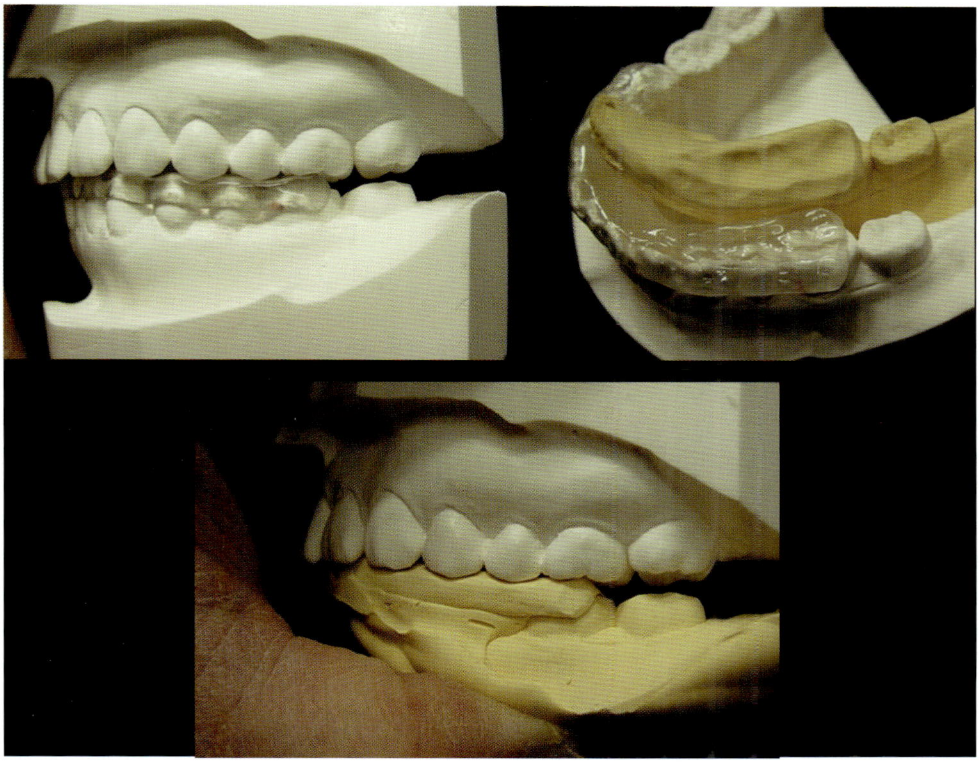

그림 3-308 잘라낸 splint 모형을 인상채득 후 모형재를 부어 대합치와 교합관계를 맞춰 본다.

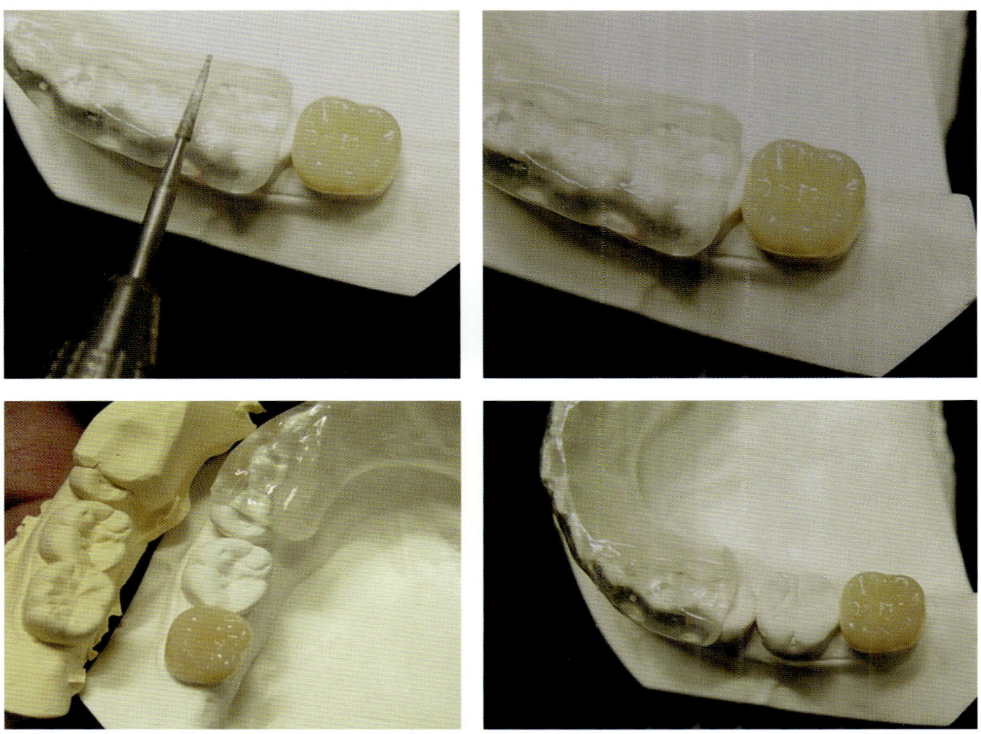

그림 3-309 하악 좌 · 우측 7번 완성 후 하악 좌 · 우측 6번도 같은 방법으로 자른다.

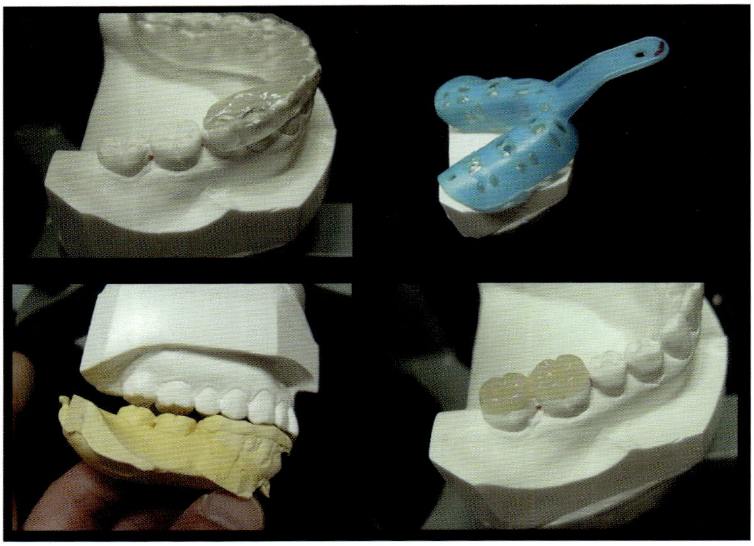

그림 3-310
그 후 인상 채득하여 모형을 제작한다.

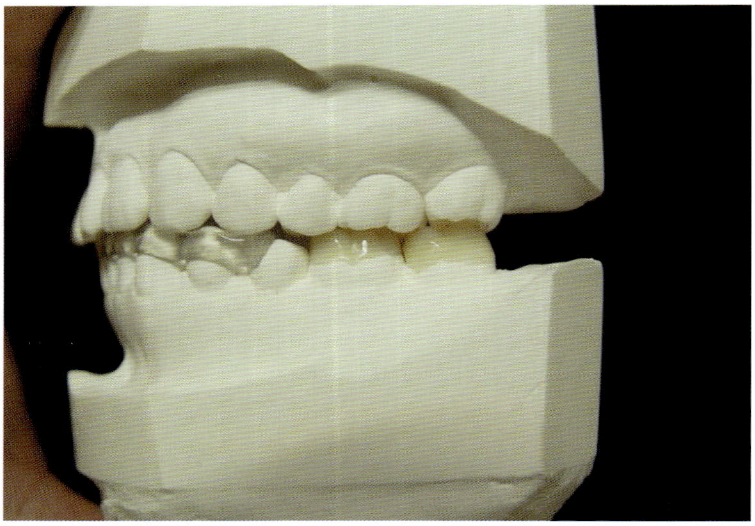

그림 3-311
교합관계를 확인하며 완성한다.

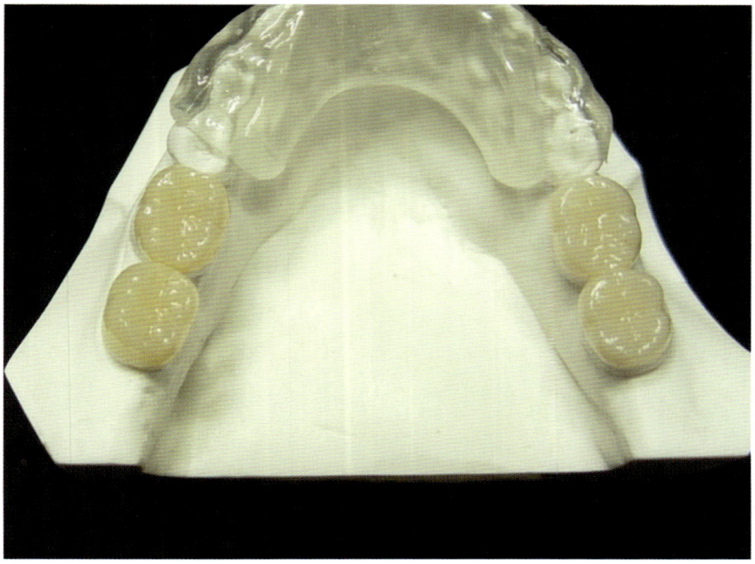

그림 3-312
하악 좌 · 우측 6, 7번이 완성된 상태(overlay)

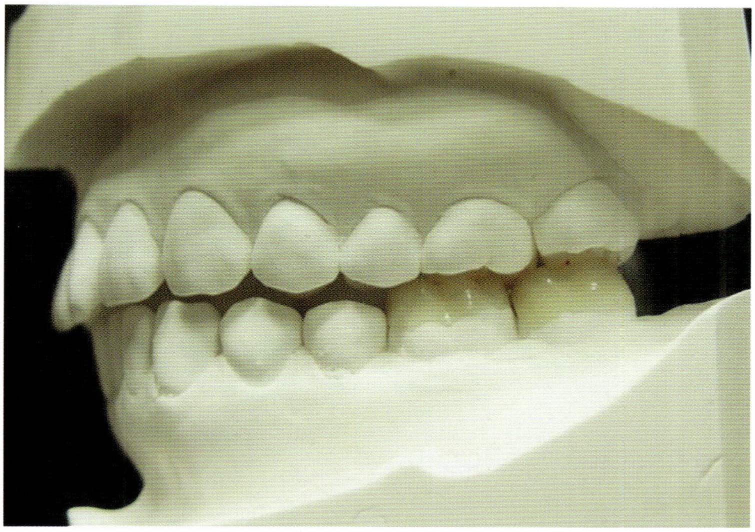

그림 3-313
하악 좌 · 우측 4, 5번 수복 전 모형

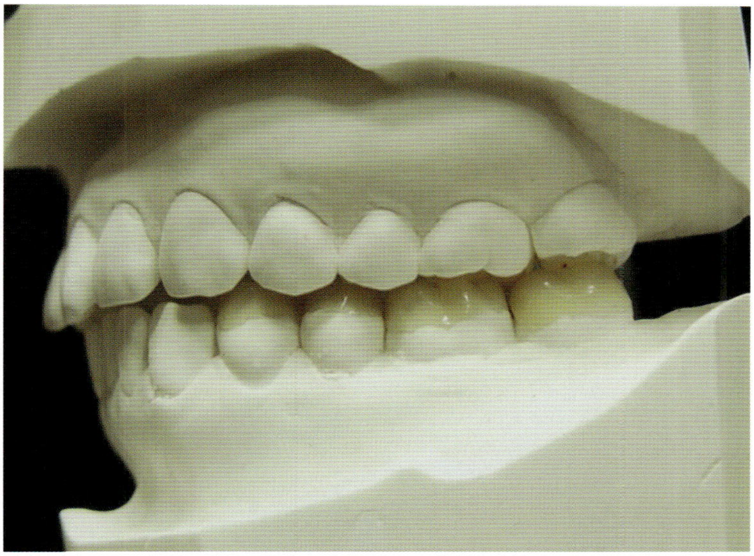

그림 3-314
하악 좌 · 우측 4, 5번 수복 후 모형

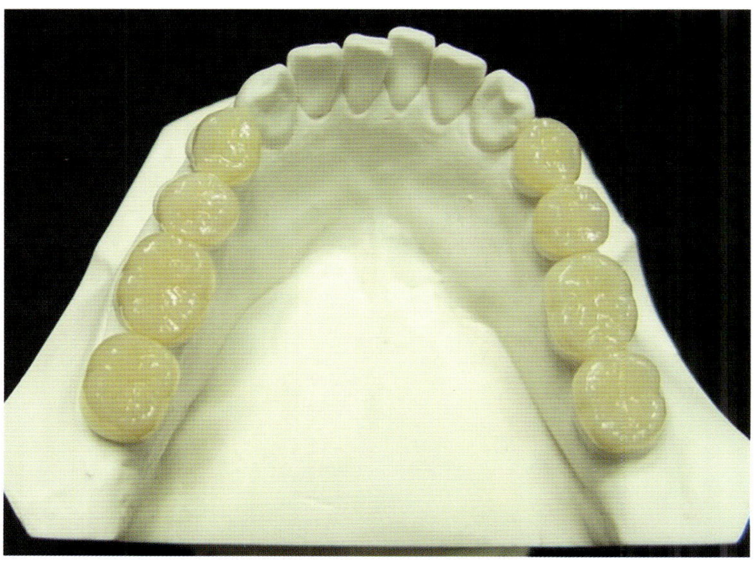

그림 3-315
하악 좌 · 우측 4, 5, 6, 7번 overlay 완성

참고문헌

최경규 : 접착과 심미수복의 임상, 명문출판사, 2009

강동완 외 : 고정성치과보철학, 지성출판사, 2002

고영무 · 김광만 · 김경남 : 치과재료학, 나래출판사, 1998

관교의치기공학교육연구회 : 관교의치기공학, 대학서림, 2008

김세웅 : 다양한 임프란트 보철수복학, 명문출판사, 2006

김영수 외 : 교합의 유지, 명문출판사, 1995

김웅철 외 : 치과도재기공학, 신흥인터내셔날(주), 2003,

박영준 외 : 치과재료학, 참윤퍼블리싱, 2006

손영석 외 : 최신치과 Implant 보철기공, 참윤퍼블리싱, 2006

손향옥 · 이태정 · 송상섭 : 교합과 교합면 형성, 지성출판사, 2008

신상완 · 오세윤 : 교합면 형성법, 명문출판사,1999

신종우 : 고급 심미보철의 세계, 참윤퍼블리싱,2004

우이형 외 : Implant Aesthetics, 나래출판사, 2003

윤창근 · 강동완 : 고정성보철학, 청해사, 1994

양재호 : 고정성치과보철학, 신흥인터내셔날(주), 1998

이동한 외 : 골유착성 임플란트, 신흥인터내셔날(주), 2002

이성복 : Implant-Retained Single Tooth Restorations, 나래출판사, 2003

이선영 · 정헌영 : 고정성치과보철학, 지성출판사, 1995

이종률 · 김경남 : 치과재료학, 한국퀸텐센스출판(주), 1995

임장섭 : Electroforming in Restorative Dentistry, 한국퀸텐센스출판(주), 2005

임주환 외 : 고급고정성보철학1,2 신흥인터내셔날(주), 2000

충전기공학교육연구회 : 최신충전기공학, 명문출판사, 2004

최부병 · 우이형 · 김형섭역 : 최신 고정성보철학, 지성출판사,2003

치과재료과학연구회 : 치과재료학, 대학서림, 2008

치기공재료학연구회 : 치기공재료학, 고문사, 2008

한국치과재료학교수협의회 : 치과재료학, 군자출판사, 2009

황경숙 외 : Crown&Bidge, 명문출판사, 2008

Bowen RL : Dental filling material comprising vinyl-silane treated fused silica and a binder consisting of the reaction product of bisphenol A and glycidyl methacrylate. US Patent 3,006,112,1962 Washington, DC, US Patent and Trademark Office.

Browing WD, Dennison JB. A survey of failure modes in composite resin restorations. Oper Dent, Jul-Aug ; 21(4):160-6,1996.

Burgess JO, Walker RS, Porche CJ, and Rappold AJ: Light curing-An update. Compendium 23(10) : 889-908,2002.

Hansen,E.K.1982. Visible light-cured composite resins: Polymerization contraction, contraction patterns and hygroscopic expansion. Scandinavian Journal of Dental Research 90 : 329-335

Lambrechts P, Braem M, and Vanherle G: Evaluation of clinical performance for posterior composite resins and, dentin adhesives. J Oper Dent 12 : 53,1987

Manhan J Kunzelmann K-H, Chen HY, and Hickel R : Mechanical properties of new composite restorative materials. J Biomed Mater Res (A) 53:353-361,2000.

Uno S, Shimokobe H. Contraction stress and marginal adaptation of composite restorations in dentinal cavity. Dent Mater J. 1994 Jun ; 13(1):19-24

Vanherle G, and Smith DS : Posterior Composite Resin Dental Restorative. Materials. St Paul, MN, Dental Products Division, 3M Co,1985

Wendt SL, Jr, and Leinfeider KF : The clinical evaluation of heat-treated composite resin inlays. J Am Dent Assoc 120 : 177,1990.

Willems G, Lambrechts P, Braem M, and Celis JP : A classification of dental composites according to morphological and mechanical characteristics. Dent Mater 81 : 310-319,1992.

INDEX

국문

영 문

P

Q

R

S

T

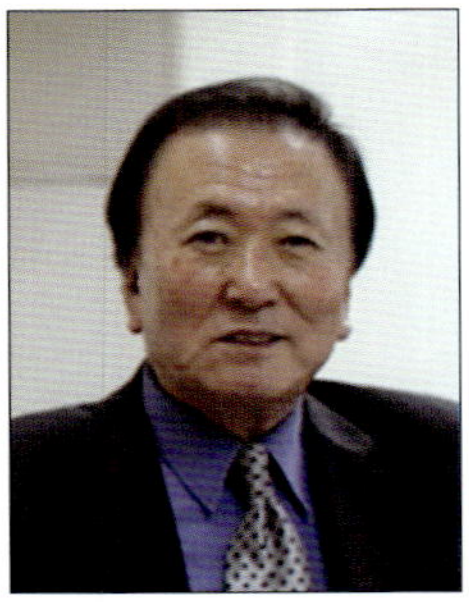

한 동 만

現, 한 치과기공소 대표
비스코 아시아 테세라 instuctor

1993 서울 치과 기공사회 학술대회 연자
2003 경상남도 치과 기공사회 학술대회 연자
2004 서울 치과 기공사회 학술대회 연자
2004 대한 치과 기공사 협회 종합학술대회 연자
2006 서울 치과 기공사회 학술대회 연자
2007 대한 치과 기공사 협회 종합학술대회 연자

1994 서울 치과 기공사회 학술대회 학술상 수상

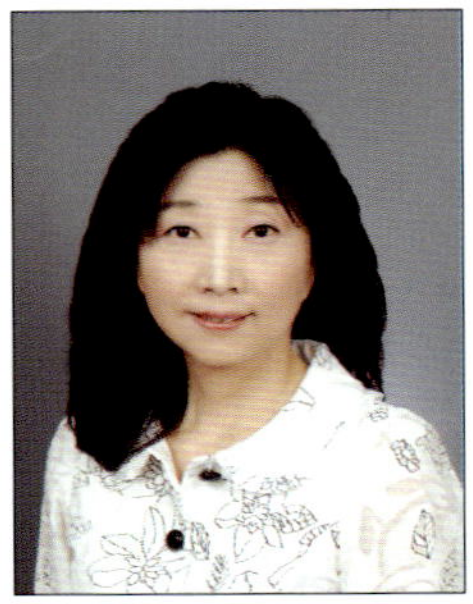

황 경 숙(보건학석사 및 의학박사)

現, 신흥대학 치기공과 교수
한국치과의료연합회 치기공분야 회장

저서, Crown & Bridge(Making Absolute Process in Crown & Bridge)
관교의치기공학
임상크라운 제작법

주요 국제논문(SCI),
Research about Tooth Whitening and Bacteria Sticking Capability with Using Dentifrice Including Nano-Hydroxyapatite, Sodium Metaphosphate(Key Engineering Materials, 2007).
Proposal for the smoking prevalence among dental hygienist and smoking cessation in 2005(AAPD, 2008).
Clinical study about oral environmental improvements using dental-washing solutions including IPMP or GK2(The int J Oral Health, 2009).

연수, 리히텐쉬타인 Ivocla사 I.P.S & B.P.S 연수 및 교합 세미나 수료

응용관교의치기공학

Tescera Composite Resin 수복물을 중심으로

인 쇄	2010년 2월 21일
발 행	2010년 2월 26일
저 자	한 동 만 · 황 경 숙
발 행 인	안 영 택
편 집	장 인 선
발 행 처	**명 문 출 판 사**
등 록	제6-0212호

서울특별시 동대문구 장안동 121-18호
TEL:02)2248-7586, FAX:02)2248-0598
http://www.teethbook.co.kr

ISBN 978-89-87037-85-1 **정가 : 50,000원**